LA CONTRACTILITÉ

DU

MUSCLE VÉSICAL

A L'ÉTAT NORMAL ET A L'ÉTAT PATHOLOGIQUE

CHEZ L'HOMME

—

ÉTUDE CLINIQUE ET EXPÉRIMENTALE

PAR

Le Dr F.-L. GENOUVILLE

ANCIEN INTERNE LAURÉAT DES HOPITAUX DE PARIS
(Accessit des prix de chirurgie et accouchement 1893)
ANCIEN AIDE D'ANATOMIE A LA FACULTÉ DE MÉDECINE DE PARIS

PARIS

ASSELIN ET HOUZEAU

LIBRAIRES DE LA FACULTÉ DE MÉDECINE
Place de l'École-de-Médecine

—

1894

LA CONTRACTILITÉ

DU

MUSCLE VÉSICAL

A L'ÉTAT NORMAL ET A L'ÉTAT PATHOLOGIQUE

CHEZ L'HOMME

8975-95. — CORBEIL. Imprimerie Éd. CRÉTÉ.

LA CONTRACTILITÉ

DU

MUSCLE VÉSICAL

A L'ÉTAT NORMAL ET A L'ÉTAT PATHOLOGIQUE

CHEZ L'HOMME

—

ÉTUDE CLINIQUE ET EXPÉRIMENTALE

PAR

Le Dr F.-L. GENOUVILLE

ANCIEN INTERNE LAURÉAT DES HÔPITAUX DE PARIS
(Accessit des prix de chirurgie et accouchement 1893)
ANCIEN AIDE D'ANATOMIE A LA FACULTÉ DE MÉDECINE DE PARIS

PARIS

ASSELIN ET HOUZEAU

LIBRAIRES DE LA FACULTÉ DE MÉDECINE

Place de l'École-de-Médecine

—

1894

AVANT-PROPOS

Ce travail, qui repose sur 85 observations et 105 expériences, toutes personnelles et inédites, est le résultat des recherches que nous avons poursuivies pendant près de deux ans dans le service de M. le professeur Guyon. Depuis longtemps, notre Maître désirait qu'une étude expérimentale fût entreprise, embrassant l'ensemble des phénomènes de la miction chez l'homme normal et dans les différentes catégories d'urinaires : il pensait en effet qu'un tel travail n'a point encore été fait, et qu'il pourrait utilement contrôler les données acquises par la clinique.

L'observation clinique précède et subordonne les recherches expérimentales, a dit Cl. Bernard (1), et il ajoute : *le véritable problème est dans le malade et la maladie, c'est la première chose qu'il faut connaître.* Or, l'observation clinique rigoureusement et patiemment poursuivie depuis plus de vingt-cinq ans par M. le professeur Guyon et ses élèves est bien près d'avoir révélé tout ce qu'on peut apprendre au lit du malade sur le rôle du muscle vésical dans la miction. Mais l'observation seule ne peut tout voir, et c'est à l'expérience, cette observation provoquée, qu'il appartient d'aller plus avant dans l'étude des phénomènes vitaux et d'interroger la nature.

Quelques travaux de physiologie expérimentale ont déjà contrôlé les résultats de l'observation clinique : Dubois (de Berne), Mosso et Pellacani, Born, Duchastelet, Pierre Delbet ont, par

---

(1) Cl. Bernard, *Leçons de pathologie expérimentale*, Paris, 1872, p. 414.

leurs expériences sur les animaux, sur le cadavre et sur l'homme, confirmé ce que l'observation clinique avait démontré.

Mais la plupart des auteurs que nous venons de citer sont des physiologistes, ou du moins leurs expériences ont eu la physiologie normale pour objectif. Il s'ensuit que la physiologie normale du muscle vésical est aujourd'hui bien établie, grâce aux efforts réunis de la physiologie et de la clinique.

Mais la physiologie pathologique du detrusor, son fonctionnement chez les différents types d'urinaires, ne sont connus que par la clinique. Aucune étude expérimentale n'a été entreprise dans ce but. Aussi M. Guyon désirait-il que cette branche de la physiologie pathologique fût aussi soumise au contrôle de l'expérimentation : il nous a fait l'honneur de nous charger de ce travail.

Guidé par ses conseils bienveillants, nous nous sommes mis à l'œuvre ; si nous avons pu mener ces recherches à bonne fin, c'est grâce aux deux années que nous avons eu le bonheur de passer dans son service, et pendant lesquelles nous avons fait de notre mieux pour nous bien pénétrer de son enseignement. Nous devons aux savantes leçons, aux conseils bienveillants de notre excellent Maître, tout ce qu'il peut y avoir de bon et d'utile dans ce travail. Il ne nous appartient d'en réclamer que les erreurs ; c'est notre droit et notre devoir de le faire.

Avant d'aborder l'étude de notre sujet, nous avons à cœur d'acquitter une dette de reconnaissance envers les Maîtres auxquels nous devons la meilleure partie de notre instruction : nous sommes heureux de cette occasion que nous offre l'usage, et nous serons plus heureux encore si ceux auxquels s'adressent ces remercîments veulent bien y voir autre chose qu'une simple formalité.

Tout d'abord nous adressons à la mémoire de nos deux premiers Maîtres en médecine, MM. les docteurs Desnos et Féréol, un souvenir plein d'affection et de regret.

M. le docteur Mauriac, au début de nos études, a bien voulu nous accueillir pendant quelques mois comme externe provisoire dans son service à l'hôpital du Midi : nous ne savons lequel nous a laissé le meilleur souvenir, de l'homme aimable et bon où du Maître plein d'expérience et de savoir.

M. le professeur agrégé Rendu a bien voulu nous accueillir comme externe : à l'école de ce Maître si instruit et si consciencieux, nous avons acquis une instruction médicale dont nous avons souvent apprécié l'utilité dans le cours même de nos études chirurgicales. Nous conservons à son égard une sincère reconnaissance.

M. le professeur Tillaux avait été notre premier Maître en chirurgie : nous avions largement profité de ses savantes leçons : nous regretterons toujours que les circonstances ne nous aient pas permis d'être de nouveau son élève.

Nous avons aussi passé quelques mois chez M. le professeur agrégé Nicaise, et nous n'avons jamais oublié la bienveillance du Maître, la conscience et l'habileté du chirurgien. Nous gardons de ce trop court séjour un souvenir plein de gratitude.

M. le professeur agrégé Desprès, pendant notre première année d'internat, nous a mis à même d'apprécier la sûreté bien connue de son diagnostic : de la sagacité du clinicien qui nous a instruit, de la bienveillance du Maître qui nous a prodigué des marques d'intérêt, nous conservons le meilleur souvenir.

M. le professeur agrégé Quénu a été pour nous plus qu'un Maître, nous osons presque dire un ami : sans parler des preuves d'affection et de dévouement qu'il nous a données en maintes circonstances, c'est à son inspiration que nous devons notre premier travail, prélude de celui-ci. Enfin nous avons appris à son école qu'une antisepsie rigoureuse peut donner au chirurgien une tranquillité absolue contre l'infection : nous nous efforcerons toujours de conformer notre pratique à son enseignement et à son exemple, et nous conservons pour lui une vive reconnaissance et un sincère attachement.

M. le professeur Le Dentu a bien voulu nous accueillir comme interne dans son beau service de clinique chirurgicale à l'hôpital Necker. L'honneur qu'il nous a fait en nous admettant auprès de lui, nous a permis d'apprécier l'expérience et l'érudition du Professeur, l'habileté du chirurgien, la droiture et la bienveillance du Maître : l'impression que nous avons emportée de cette année trop courte, est toute d'affection, de respect et de reconnaissance.

M. le professeur Guyon n'a cessé de nous prodiguer les témoignages d'affection : tout d'abord, en nous accordant à deux reprises la faveur si recherchée d'être son élève, comme externe et comme interne, il nous a mis à même de profiter deux fois de son incomparable enseignement. A notre premier séjour, nous avions appris en même temps à son école la chirurgie générale et la chirurgie urinaire. Ce premier séjour dans son service nous a permis, dès le début de notre année d'internat, de profiter largement des richesses inépuisables de ce service unique. Enfin, en nous confiant un sujet de travail important que depuis longtemps il désirait voir étudier par un de ses élèves, en nous facilitant nos recherches expérimentales par un appareil spécialement construit pour nous et que nous devons à sa bienveillance, en nous prodiguant les conseils, les exemples, les encouragements avec une bonté vraiment paternelle, sans vouloir rappeler l'affection qu'il nous a toujours témoignée, enfin en nous faisant l'honneur d'accepter la présidence de notre thèse, notre excellent Maître a acquis à notre reconnaissance des titres tels que nous ne saurons jamais nous acquitter envers lui. Nous serons heureux si les efforts que nous avons faits pour accomplir ce travail n'ont pas été stériles, et si nous avons pu, dans la mesure de nos modestes ressources, contribuer un peu à la gloire de son École.

Nous conservons aussi le meilleur souvenir des Maîtres qu'un hasard heureux nous a fait rencontrer comme suppléants dans les services auxquels nous étions attaché : le premier nom que nous ayons à cœur de prononcer est celui de M. le professeur agrégé Albarran, qui, depuis le jour où nous avons été son externe, lorsqu'il était interne médaille d'or, n'a cessé de nous prodiguer ses sages conseils et les preuves de son affection.

MM. les professeurs agrégés Nélaton et Tuffier, M. le Dr Routier, ont contribué dans une large mesure à notre instruction chirurgicale, nous leur adressons ici l'expression de notre bien vive reconnaissance. M. le professeur agrégé Chauffard et M. le Dr de Beurmann ont contribué à notre instruction médicale, nous sommes heureux de leur témoigner ici toute notre gratitude.

Nous devons des remercîments tout particuliers à M. le professeur Pinard, pour l'aimable accueil que nous avons reçu de lui lors de notre stage récent à la clinique Baudelocque : nous ne croyions pas qu'on pût apprendre autant en si peu de temps ; c'est grâce à lui, grâce à M. le professeur agrégé Varnier, que nous avons pu acquérir quelques connaissances en obstétrique, nous les prions de vouloir bien agréer l'expression de notre sincère reconnaissance.

Notre trop court séjour à l'École Pratique nous a néanmoins permis de profiter de l'incomparable enseignement de M. le professeur Farabeuf, qui a toujours été pour nous d'une grande bonté. Nous n'avons jamais oublié qu'à deux reprises, alors que nous étions simple étudiant, il nous a fait l'honneur de nous admettre à travailler dans son laboratoire.

M. le professeur agrégé Poirier, chef des travaux anatomiques, a été pour nous, pendant nos trois années d'adjuvat, un Maître aimable et indulgent : tout récemment il nous donnait des marques de sollicitude dont nous avons été vivement touché.

M. le Dr Laborde a été notre premier Maître en physiologie : admis à suivre dans son laboratoire les préparatifs de ses démonstrations pratiques, nous avons pris auprès de lui le goût des études physiologiques qu'il sait rendre si attrayantes. Nous le prions d'agréer l'expression de notre bien sincère gratitude.

M. le Dr Michaux avait été notre prosecteur à l'École Pratique : nous n'avons jamais oublié dans notre reconnaissance que c'est lui qui nous a appris à aimer l'anatomie.

Enfin à tous nos amis, nos aînés qui nous ont guidé de leurs conseils, internes, chefs de conférences, Legueu, Lyot, Janet, Récamier, Rieffel, Parmentier, L. Wickham, Jonnesco, Hudelo, Hautecœur, Wallich, Bouffe de Saint-Blaise, nous sommes heureux de renouveler ici publiquement le témoignage de notre amitié.

Il nous reste une dernière dette de reconnaissance à acquitter envers nos collaborateurs : notre excellent ami le Dr Denis Courtade, préparateur au Collège de France, nous a fait profiter avec une amitié vraiment touchante, de sa compétence physiologique toute particulière ; c'est à lui que nous devons le manuel opératoire de notre première série d'expériences, c'est sur ses indications que fut construit notre manomètre enregistreur. Dans les cas difficiles, ses conseils ne nous ont jamais manqué : nous lui adressons de tout cœur l'expression de notre vive gratitude et de notre sincère affection.

Nos externes et amis Brin et Macrez, notre ami Yazedjian nous ont aidé dans nos expériences, notre ami Saint-Cène nous a fait largement profiter de sa connaissance de la langue allemande, à tous nous adressons nos sincères remercîments.

M. J. Richard, ingénieur-constructeur, à Paris a exécuté pour nous le manomètre-enregistreur dont nous avons fait usage : nous lui témoignons toute notre reconnaissance pour les efforts qu'il a faits pour construire cet appareil, unique en son genre : nous sommes heureux de rendre justice à la perfection de son manomètre qui, malgré un mécanisme délicat, ne s'est jamais dérangé.

Nos éditeurs et amis, MM. Asselin et Houzeau, savent seuls le travail que leur a donné l'impression de cette thèse. En raison de son importance et des nombreux tracés à intercaler nous savions que la tâche serait rude, et nous avons compté sur leur vieille amitié : nous étions certain qu'elle ne nous ferait point défaut.

INTRODUCTION

Dans un mémoire publié en novembre et décembre 1892, dans les *Annales génito-urinaires* (1), nous avions, sous l'inspiration de notre Maître, M. le professeur agrégé Quénu, cherché à étudier comparativement les organes de la miction dans les deux sexes ; de nos recherches cadavériques entreprises sur cinquante sujets, nous avions tiré cette conclusion que la vessie de la femme est inférieure à celle de l'homme au triple point de vue anatomique, physiologique et clinique, et spécialement au point de vue du poids, de l'épaisseur et de la résistance à la distension de sa tunique musculeuse.

Mais dans ce travail, entrepris exclusivement sur le cadavre, nous n'avions étudié que l'*élasticité* des éléments anatomiques qui composent la paroi vésicale, sans pouvoir faire intervenir, et pour cause, la propriété maîtresse de la musculature vésicale, la *contractilité*. C'est aujourd'hui de cette contractilité (2) que nous avons entrepris l'étude, sur les conseils de notre Maître M. le professeur Guyon. Mais à côté de la contractilité, intimement unie à son fonctionnement, la vessie vivante nous présente à étudier sa *sensibilité*.

Or M. le professeur Guyon a depuis longtemps montré qu'on devait distinguer et différencier, pour la vessie, deux ordres de sen-

(1) Genouville. Du rétrécissement blennorrhagique de l'urèthre chez la femme. Étude comparative des organes de la miction dans les deux sexes, *Annales génito-urinaires*, 1892.

(2) Nous ne signalons que pour mémoire notre travail paru *in Archives de physiologie*, avril 1894, sur *le rôle de la contractilité vésicale dans la miction normale*. Il représente le résumé de nos recherches sur la physiologie normale du detrusor. Dans la première partie de cette thèse, nous développerons les idées que nous avions dû condenser pour cet article. Nous croyons donc inutile d'insister sur ce premier travail.

sibilité : l'une au contact, sensibilité muqueuse, tactile pour ainsi dire, sensibilité proprement dite, se produisant au contact des instruments, surtout métalliques, des corps étrangers, des calculs ; l'autre, à la distension, qu'on pourrait appeler sensibilité musculaire, car elle semble participer à la fois du sens musculaire et de ces sensations mal définies qu'on appelle *besoins*. C'est précisément de la sensibilité à la distension, et de ses rapports étroits avec la contractilité que nous nous occuperons ici : ce travail est une étude surtout expérimentale, mais elle rentre dans le cadre de la pathologie, parce qu'elle a pour principal objet la connaissance de la contractilité vésicale dans les différentes catégories de malades atteints d'affections urinaires.

Nous étudions le rôle du muscle vésical dans la miction ; c'est dire que nous ne nous occupons ici que de la physiologie, et nullement de l'anatomie du detrusor : c'est dire aussi que nous avons scindé l'étude de la miction, et que nous avons volontairement laissé de côté la physiologie de l'appareil sphinctérien vésico-uréthral.

Quant au detrusor, nous avions commencé nos recherches avec le seul désir d'étudier son fonctionnement chez les rétrécis, les prostatiques, les névropathes et les myélitiques. Mais en lisant les monographies parues sur le sujet qui nous occupe, nous avons vu que, chemin faisant, et tout en poursuivant notre étude de la vessie malade, nous pouvions recueillir un certain nombre de faits susceptibles d'éclairer l'histoire de la miction normale, en contrôlant les recherches expérimentales pratiquées par nos devanciers. D'ailleurs, pour étudier le muscle vésical à l'état pathologique, il était nécessaire de bien connaître tout d'abord la vessie normale.

Une dernière remarque au sujet de nos observations et de nos expériences : toutes sont exposées avec grands détails : nous avons cru devoir donner sur chacune d'elles tous les renseignements que nous avions pu recueillir, persuadé que des observations ne peuvent être utiles qu'à deux conditions :

1° Le malade sur lequel on expérimente doit être complètement étudié et décrit au point de vue clinique, de sorte que le lecteur sache exactement sur quel terrain l'expérience a été entreprise;

2° L'expérience, avec tous ses détails, les plus insignifiants en apparence, doit être relatée fidèlement, sans chercher à remplacer les faits par leur interprétation.

Ces deux conditions sont indispensables en effet pour que le lecteur puisse profiter de l'expérience faite par l'auteur : alors seulement il peut juger, accepter ou discuter en connaissance de cause les conclusions fondées sur ces expériences.

Cette précision et cette fidélité dans les détails de l'expérimentation ont été recommandées par tous les Maîtres.

Tout récemment, M. le professeur Guyon, dans sa leçon d'ouverture sur l'*Esprit clinique*, nous répétait que l'esprit clinique ne doit pas être impatient de découvertes, mais avide de constatations précises. « Les faits que vous réunirez, disait-il, ne seront utilisables que s'ils sont le fruit d'un examen méthodique : ce n'est qu'à cette condition qu'un tableau clinique peut être exact et complet. »

Cl. Bernard, dans ses leçons de *Pathologie expérimentale* (Paris, 1872), recommande « de constater d'abord les faits empiriquement et en eux-mêmes, en fixant aussi exactement que possible leurs conditions d'existence ». Il cite également le mot de *Magendie*, l'expérimentateur le plus empirique qui ait jamais existé : « Quand j'expérimente, je n'ai que des yeux et des oreilles, je n'ai point de cerveau ».

PLAN (1).

Ce travail comprendra deux parties :

I. La première partie comprendra : 1° l'*historique*, au cours duquel nous analysons les principaux travaux parus sur la question qui nous intéresse ; 2° l'*étude de la capacité vésicale sur le cadavre* ; 3° le *manuel opératoire* de nos différentes séries d'expériences ; 4° enfin nous étudierons le *rôle du muscle vésical dans la miction normale*.

(1) Pour plus de détails, voyez la table des matières.

II. Dans la seconde partie nous étudierons le *rôle du muscle vésical* successivement chez les *rétrécis*, les *prostatiques* aux trois périodes, les *névropathes* et les *myélitiques*. Nous terminerons par une *étude d'ensemble sur le fonctionnement du detrusor dans les différents états pathologiques*.

Puis viennent nos *observations* (1) rangées par séries :

1° les normaux, 5 observations ;

2° les rétrécis, 5 observations ;

3° les prostatiques rangés par 1re, 2°, 3e périodes, 18 observations ;

4° les myélitiques, 9 observations ;

5° les névropathes, 39 observations ;

6° les 3 observations dans lesquelles furent étudiées simultanément les pressions vésicales et abdominales.

A côté de ces cinq grandes classes se rangent des catégories moins importantes : ainsi aux rétrécis sont annexés les malades atteints de rétention par cause mécanique (2 obs.); aux prostatiques, les malades atteints de cystite (2 obs.); aux névropathes quelques sujets porteurs d'affections nerveuses telles que l'épilepsie et la chorée (3 obs.).

Pour faciliter la lecture de nos observations, nous avons joint à chacune un tracé graphique exprimant la marche de la pression et de l'envie. L'explication de ces graphiques sera donnée à propos du manuel opératoire de nos expériences (page 29).

Viennent enfin nos *conclusions générales*. En outre, à la fin de chacun des chapitres de notre travail, et pour aider à la lecture, nous avons placé des *conclusions partielles*, sans préjudice des conclusions que nous formulons à la fin. Pour faciliter encore la lecture, nous avons placé en tête de chaque chapitre un *Sommaire* en petit texte.

(1) Nos observations présentent beaucoup de numéros *bis*, en voici la raison : les quatre-vingt-dix expériences pratiquées au manomètre à eau et exprimées en graphiques construits à la main, constituaient un travail complet que nous avions présenté au concours des médailles, comme mémoire manuscrit. En possession de l'appareil enregistreur que nous fit construire M. le professeur Guyon, nous avons reculé devant un travail consistant à changer tous les numéros de nos expériences et observations, craignant des erreurs. Nous avons pensé d'autre part qu'il valait mieux rapprocher chacune des observations de la seconde série des observations similaires de la première, c'est la raison pour laquelle nous avons mis des numéros *bis*.

PREMIÈRE PARTIE

CHAPITRE PREMIER

HISTORIQUE

Étude bibliographique et critique des principaux travaux français et étrangers.

Sommaire. — Guyon, Zambianchi, Jean, Desnos, Geffrier, Tuffier, Launois, Duchastelet, Albarran, Vignard, Janet, Bohdanovicz, Denis Courtade et J.-F. Guyon.

Fr. Franck, Pierre Delbet.

Schatz, Dubois, Hoffmann, Falck, Mosso et Pellacani, Pellacani, Le Gros-Clark, Born, Alex-Peyer, Nawrocki et Skalitschewsky, Von Zeissl.

Avant d'exposer les résultats de nos recherches personnelles, il nous paraît indispensable de passer en revue les principaux travaux français et étrangers qui ont traité notre sujet.

Nous citerons tout d'abord les travaux sortis de l'école de Necker, car ils constituent une longue chaîne ininterrompue, dont le début remonte à vingt-cinq ans : publiés par M. le professeur Guyon et par ses élèves, ils ont élucidé la physiologie du muscle vésical, non seulement au point de vue de la physiologie normale, mais surtout au point de vue pathologique.

L'observation clinique, qui a été la base de ces travaux, a permis, grâce au nombre considérable de malades observés, d'analyser les différents phénomènes de la miction.

Nous nous bornerons à citer les principales publications ayant trait au sujet qui nous intéresse.

En 1876, Zambianchi, dans sa thèse sur l'hypertrophie de la prostate, étudie déjà sous l'inspiration de M. Guyon, les troubles de fonctionnement du muscle vésical dans cette affection.

En 1879, Jean étudie la rétention incomplète d'urine au point de vue anatomique et clinique dans les cas de lésions prostatiques et de rétrécissement de l'urèthre.

En 1881, M. le professeur Guyon publie la première édition de ses

Leçons cliniques, et y expose pour la première fois sa manière de concevoir le fonctionnement de la vessie dans les différentes classes d'urinaires.

En 1882, M. Desnos (1), dans sa thèse inaugurale sur la lithotritie, expérimente sur des chiens, à l'aide du manomètre à mercure, dans le but de déterminer l'action du chloroforme sur la vessie. Il constate ainsi que, si on remplit lentement et doucement la vessie, les contractions sont lentes à se produire ; le choc d'une injection brusque, même d'une très petite quantité de liquide, détermine une contraction immédiate qui se maintient deux ou trois minutes. Il ajoute que l'influence des efforts sur la pression intravésicale est d'autant plus considérable que la vessie est plus distendue. Il étudie surtout l'influence du chloroforme, et voit que la contractilité vésicale ne disparaît qu'à une période avancée de l'anesthésie.

En 1884, M. Guyon (2), dans une leçon clinique, étudie les faux urinaires, et montre la difficulté de la miction coïncidant chez eux avec l'atonie vésicale.

La même année, son interne Geffrier étudiait dans sa thèse les troubles de la miction dans les maladies du système nerveux.

En 1884 également, M. Guyon différenciait nettement, dans une leçon clinique publiée *in Annales génito-urinaires*, les deux modes de sensibilité de la vessie au contact et à la distension, dans l'état physiologique et pathologique : La sensibilité au contact est obtuse, nulle pour un simple contact, ne se montrant que pour des contacts répétés et irritants ; la sensibilité à la tension se produit en même temps que la contraction active du muscle vésical, dont elle semble être une manifestation.

En 1885, M. Guyon publie la seconde édition de ses *Leçons cliniques* et fait une part plus large encore à l'étude des troubles fonctionnels de la miction. Il étudie plus spécialement les prostatiques dans une leçon clinique publiée *in Annales génito-urinaires* 1885.

La même année, thèses de Launois (étude anatomique et clinique de l'appareil urinaire des vieillards), et de Tuffier (du rôle de la congestion dans les maladies des voies urinaires).

En 1886 paraît la thèse de Duchastelet sur la capacité et la tension de la vessie. Dans ce travail, l'auteur étudie le fonctionnement du muscle vésical au moyen d'expériences manométriques : l'appareil employé était un manomètre métallique à cadran, extrêmement sensible, beaucoup plus portatif que tout autre appareil, susceptible d'être transporté facilement et adapté rapidement à toutes les sondes.

C'est ainsi que Duchastelet put faire des constatations très intéressantes

(1) Desnos, Th. Paris, 1882.
(2) *Semaine médicale*, 1884.

au cours de lithotrities pratiquées par M. Guyon. Le grand mérite de Duchastelet est d'avoir toujours donné *in extenso* l'observation du malade sur lequel il expérimentait, et d'avoir décrit avec détails ses expériences, deux conditions sur lesquelles nous avons insisté au début de ce travail.

Ces expériences ont été faites sur l'homme, sur la femme et sur le cadavre : sur l'homme, il a étudié la capacité et la pression dans leurs rapports avec le besoin d'uriner ; il conclut que l'envie d'uriner survient en moyenne à la pression 25 ou 35, avec une quantité de liquide variable entre 125 et 250 grammes. Sur le cadavre, il étudie la rupture et se préoccupe non seulement de la quantité, mais surtout de la pression sous laquelle cet accident se produit. Grâce à ses observations détaillées et consciencieusement observées, ce travail est un document important pour nous dans l'histoire physiologique du muscle vésical. C'est même le seul travail qui comprenne des expériences sur des urinaires, étudiant ainsi la physiologie pathologique de la miction.

En 1887, M. le professeur Guyon fait à l'Académie des Sciences (14 mars) une communication sur la physiologie de la vessie et il arrive aux conclusions suivantes :

1° A l'état physiologique, le besoin d'uriner ne se produit que sous l'influence de la tension des parois de la vessie ;

2° La contraction du muscle vésical précède invariablement la manifestation de ce besoin, qui n'est perçu que lorsque cette contraction est portée à un certain degré ;

3° Le besoin d'uriner ne dépend pas de la mise en action d'une sensibilité en quelque sorte élective ayant un centre spécial dans un point déterminé du col ou du corps ; cette sensation a son siège dans la totalité de l'organe.

On trouve encore, dans ce travail, plusieurs des lois physiologiques découvertes par M. Guyon, celle-ci par exemple : la vessie n'a pas de capacité anatomique, mais seulement une capacité physiologique proportionnelle à sa sensibilité.

En 1888, M. Guyon publie son *Traité des maladies de la vessie et de la prostate :* il y étudie encore les troubles fonctionnels de la vessie des prostatiques.

En 1889 et en 1890, M. Guyon, dans deux mémoires personnels (1) et dans un troisième publié en collaboration avec M. le professeur agrégé Albarran (2) étudie la rétention d'urine, au point de vue de son anatomie et de sa physiologie pathologiques. Ces travaux

---

(1) Guyon, 1889, Physiologie pathologique de la rétention d'urine. *Annales génito-urinaires.* — 1890, Note sur l'anatomie et la physiologie pathologique de la rétention d'urine. *C. R. de l'Acad. des Sciences.*
(2) Guyon et Albarran, *Arch. de méd. expér.*, mars 1890.

montrent que, dans les expériences, la vessie commence par se contracter et lutter contre l'obstacle créé par ligature de l'urèthre chez le chien, puis elle perd peu à peu sa contractilité et se laisse distendre. Cliniquement, sous l'influence des obstacles uréthraux ou prostatiques, la contraction est d'abord amoindrie. puis abolie suivant le temps qu'a duré la rétention, et suivant l'état de santé du muscle vésical ainsi distendu.

En 1890, les travaux de Vignard (1) sur la prostatotomie et la prostatectomie puisent, dans la perte de contractilité du muscle vésical, leurs principaux arguments contre l'intervention opératoire chez les prostatiques.

La même année, Janet (2) étudie les troubles psychopathiques de la miction : il montre cliniquement les difficultés que les névropathes éprouvent souvent pour uriner, et il aborde un certain nombre des problèmes que nous nous poserons dans ce travail, sur la capacité de la vessie, l'effort, l'influence de la volonté.

En 1891, M. le professeur Guyon, dans une leçon clinique (3), étudie les rétentions d'urine de cause nerveuse et la neurasthénie vésicale. Il montre que dans cette étude on ne saurait négliger l'examen de la contractilité vésicale : invoquer le spasme de l'urèthre est certainement insuffisant. La participation de la vessie à la production des troubles de la miction semble hors de doute. M. Guyon compare les rétentions post-opératoires ou post-traumatiques aux accidents d'hystéro-traumatisme décrits par Charcot. Ces conclusions s'appuient non seulement sur des observations cliniques poursuivies de longue date, mais sur plusieurs expériences manométriques.

En 1892, Bohdanovicz (4) étudie le muscle vésical au point de vue anatomo-pathologique : il complète les thèses de Jean et de Launois, et met au point la question des altérations anatomiques du muscle vésical, spécialement chez les rétrécis et les prostatiques. La même année, dans un travail paru in *Annales génito-urinaires* (5), nous étudions la capacité vésicale sur le cadavre. Nous donnons plus loin les résultats de nos recherches à cet égard.

En 1893, M. le professeur Guyon, dans une leçon clinique (6) dont il

(1) Vignard, *De la prostatotomie et de la prostatectomie et en particulier de leurs indications*. Th. Paris, 1890. — Des opérations palliatives chez les prostatiques *Annales génito-urinaires*, 1890, p. 649.

(2) Janet, *Des troubles psychopatiques de la miction*. Thèse Paris, 1890.

(3) Guyon, Rétention d'urine de cause nerveuse et neurasthénie vésicale. *Annales génito-urinaires*, 1891.

(4) Bohdanovicz, Th. Paris, 1892. *Contribution à l'étude de la pathologie du muscle vésical.*

(5) Genouville, *Annales génito-urinaires*, 1892. Rétrécissement blennorrhagique de l'urèthre chez la femme; étude comparative des organes de la miction dans les deux sexes.

(6) Guyon, *Annales génito-urinaires*, septembre 1893:

nous fit l'honneur de nous confier la rédaction, étudie les *Neurasthé-niques urinaires*, d'après quarante malades dont nous avions recueilli l'observation. Plus de la moitié de ces observations figurent dans ce travail, les malades ayant été examinés au point de vue de leur contractilité vésicale. M. Guyon insiste sur les troubles de la miction que présente cette catégorie de faux urinaires : nous reviendrons sur cette leçon clinique en étudiant les névropathes.

Quelques mois après, M. le professeur agrégé Albarran (1) étudiait, dans une leçon clinique, les rétrécissements larges de l'urèthre; il montrait combien le rétrécissement large peut gêner la miction, combien il peut passer inaperçu quelquefois, comment enfin il est assez fréquemment la cause des souffrances des névropathes.

En avril 1894, nous publiions, dans les *Archives de physiologie*, un travail sur le rôle de la contractilité vésicale dans la miction normale. Nous n'insisterons point sur ce travail, qui n'est autre que le résumé de la première partie (miction normale) de cette thèse.

En août 1894, Denis Courtade et Jean Félix Guyon (2) ont étudié expérimentalement le reflux du contenu vésical dans les uretères : ce travail nous met en garde contre certaines fautes qu'on pourrait commettre au cours d'un examen manométrique si l'on injectait trop brusquement le liquide dans une vessie contractile.

Enfin tout récemment, en novembre 1894, M. le professeur Guyon (3), dans sa leçon d'ouverture sur l'Esprit clinique, nous a rappelé les sages conseils de Claude Bernard aux observateurs et aux expérimentateurs. Ces conseils, auxquels M. Guyon a pu ajouter ceux que lui permet de donner sa longue expérience clinique et expérimentale, nous ont été plus utiles qu'à tout autre, car dans les retouches de dernière main que nous donnions à ce travail, nous avons essayé de profiter de ces sages avis, rectifiant ici une interprétation trop éloignée des faits, là surveillant avec encore plus de soin les détails de nos expériences.

A côté des travaux de l'École de Necker, nous trouvons peu d'ouvrages à signaler en France :

Dans l'article *Grand Sympathique* du Dictionnaire encyclopédique, M. Fr. Franck (1884) expose magistralement la question de la miction au point de vue purement physiologique, et particulièrement au point de vue de l'innervation.

En 1892, M. le professeur agrégé Delbet publie dans les *Annales génito-urinaires* un intéressant mémoire intitulé : *Quelques recherches anatomiques et expérimentales sur la vessie et l'urèthre*. Il a fait

(1) Albarran, *Annales génito-urinaires*, août 1893, p. 721.
(2) Courtade et J.-F. Guyon, *Annales génito-urinaires*, août 1894.
(3) Guyon, *Annales génito-urinaires*, novembre 1894.

sur deux chiens vivants des expériences sur la pression intravésicale, au moyen d'un manomètre à mercure pourvu d'un cylindre enregistreur : la pression abdominale est également inscrite. M. Delbet pousse l'expérience jusqu'à forcer l'élasticité de la vessie, et d'autres fois sur le cadavre, chez l'homme, il étudie la capacité et la pression auxquelles se fait la rupture. Ces notions sur la distension et sur la rupture nous ont été fort utiles pour éviter des accidents dans nos expériences sur le vivant. Nous parlerons plus tard des premières phases de ses expériences, celles où la vessie commence à se mettre en tension. M. Delbet a tiré de ces expériences des conclusions extrêmement précises, et que nous citerons en étudiant la pression vésicale.

Nous terminerons cet exposé bibliographique par la revue des travaux parus à l'étranger. Supposant qu'ils sont moins connus en France, nous les analyserons avec quelques détails.

Le premier travail paru à l'étranger est celui de Schatz (1), de Leipzig. Cet auteur étudie la pression dans l'abdomen ; il édifie des théories peut-être un peu originales sur la résistance et la puissance des parois abdominales dans leurs différents rôles (effort, respiration). Accessoirement il étudie la pression vésicale, mais au point de vue seulement de la pression abdominale, et sans s'occuper nullement de la miction.

Dubois (2) en 1876, est le premier auteur qui se soit occupé spécialement de recherches manométriques sur la vessie. « A ma connaissance, dit-il, il n'a encore été fait aucune recherche particulière sur la pression vésicale. »

Son manuel opératoire, analogue à celui de Schatz, est le suivant : Au moyen d'une sonde communiquant par un tube de caoutchouc avec un tube de verre droit haut de $1^{m},50$, il sonde un malade qui a de l'urine dans la vessie : il note la pression, puis vide graduellement en notant les pressions décroissantes. Il fait ainsi cinquante-deux expériences, dont quelques-unes sur lui-même.

Mais il s'est fait de la pression vésicale une conception bien curieuse : il ne se préoccupe nullement de la miction, de l'évacuation de la vessie : il cherche la pression vésicale comme on cherche celle du liquide céphalo-rachidien, celle du sang, celle du péricarde ou de la plèvre : la vessie est pour lui une cavité qui a sa pression propre, et, à ce qu'il semble en le lisant, très accessoirement un muscle susceptible de faire varier la pression de son contenu. Il arrive ainsi à dire que « la pression vésicale est à peu près constante, pourvu qu'on fasse les cor-

(1) Schatz, *Archiv. fur Gynaek.* Leipzig, 1872.
(2) Dubois (de Berne), Sur la pression vésicale. *Deutsch. Archiv f. Klinische Medizin*, 1876, 17e vol., p. 148.

rections (1) voulues. » Il a constaté qu'habituellement, chez un homme normal, en décubitus dorsal, et qui a 200 à 500 grammes d'urine dans la vessie, le manomètre montera à + 13 ou + 15 centimètres cubes. Quant aux variations de pressions dues au degré de plénitude de la vessie, elles ne sont pas considérables, comme on pouvait le penser à priori.

La pression vésicale ainsi conçue ne peut être influencée que par les contractions de la vessie ou par la pression abdominale (surtout dans l'ascite).

Dubois a bien vu que la pression abdominale est très sensiblement indépendante de la vésicale. Il pense que la contraction vésicale est de nature réflexe. Mais, comme on peut s'y attendre, par son manuel opératoire consistant en évacuation de la vessie, il n'a pu observer que fort peu de chose : rarement il a observé des contractions. De plus il a fait des expériences, pour ainsi dire dans toutes les directions, chez les normaux, les paraplégiques, dans le météorisme, dans l'ascite, dans la cystocèle vaginale ; il a recherché la pression vésicale, la pression rectale, il a ponctionné des ascites et en a mesuré la pression. Or, il était le premier à aborder ce sujet, et l'on peut dire, tout en rendant justice à son travail, très consciencieux et très intéressant, qu'il a peut-être trop dispersé ses forces dans l'attaque de cette question. Néanmoins, s'il a trop peu examiné d'urinaires (un prostatique et deux rétrécis), il a bien montré la diminution de pression que l'on constate chez les paraplégiques, les tabétiques, les typhiques. A ce titre, son travail fait époque. Nous devons ajouter qu'il a essayé, sans résultat, de produire des contractions vésicales par faradisation.

Hoffmann (2), en 1878, étudie seulement la *capacité* de la vessie chez l'homme et chez la femme, sur le cadavre et sur le vivant. Il trouve, sur deux cents cadavres et sur cent vingt malades, une capacité de 700 grammes chez l'homme vivant et 730 grammes sur le cadavre. Chez la femme 650 et 680.

En 1880, Falck (3) étudie aussi la capacité seule, sur des chiens morts et vivants et sur des nouveau-nés.

En 1883, Mosso et Pellacani (4), dans un travail paru in extenso en italien, et résumé dans les *Archives italiennes de Biologie*, étudient la physiologie du muscle vésical dans un travail extrêmement intéressant.

(1) Corrections tenant à ce fait que le niveau de la symphyse pubienne, seul repère possible en clinique, est invariable, tandis que la partie la plus élevée de la vessie est tantôt à 4 centimètres au-dessous, tantôt à quelques centimètres au-dessus. Dubois a dressé une table des corrections à faire dans ce cas. Nous y reviendrons à propos de notre manuel opératoire, page 31.

(2) Hoffmann, Capacité vésicale. *Corresp. blatt. f. Schweiz. Aerzte*, 15 janv. 1878.

(3) Falck, Contribution à la physiologie de la vessie. *Archiv. f. d. gesammte Physiologie*, t. XIX, 1880, p. 431.

(4) Mosso et Pellacani, *Archiv. ital. de Biologie*, 1882, t. I, p. 123.

Les physiologistes italiens sont les premiers qui aient envisagé la question sous son véritable jour, en se préoccupant avant tout de la pression, et un peu de l'envie d'uriner, laissant au second plan les questions de capacité. Leur appareil était différent de celui de Dubois et de Schatz, et beaucoup plus sensible. C'était un plétysmographe spécialement imaginé pour ces recherches, et consistant en un tube de verre gradué en 100 centimètres cubes, communiquant avec la vessie par l'intermédiaire d'un tube de plomb baignant dans un vase d'eau chauffée constamment à 39°, pour éviter tout refroidissement. Le tube de verre était mobile le long d'une règle graduée. Grâce au tube gradué mobile, ils pouvaient faire varier la pression sans changer la quantité de liquide contenue dans la vessie, ou bien maintenir une pression constante, avec des quantités variables de liquide. C'est là la base de leurs expériences. D'autres fois, grâce à un dispositif légèrement différent ils pouvaient inscrire les pressions trouvées sur un cylindre enregistreur.

Ce travail serait à citer d'un bout à l'autre, car il est plein d'expériences délicates, mais précises. Nous y reviendrons souvent dans le courant de cette étude, et nous nous bornerons ici à signaler les titres des principaux chapitres et les conclusions.

Le chapitre I est consacré à la méthode de recherches et à la description des appareils.

Le chapitre II étudie les mouvements de la vessie, mouvements passifs dus à la respiration, mouvements propres ou contractions dues à des faits psychiques.

Le chapitre III montre que l'augmentation de la pression sanguine et la contraction de la vessie sont deux phénomènes concomitants.

Dans le chapitre IV, ils étudient les différentes formes de contractions et de tonus dans la vessie.

Les chapitres V et VI traitent de l'influence du système nerveux sur la vessie.

Le chapitre VII est consacré au mécanisme de l'émission de l'urine, le VIII à la pression vésicale, le IX à l'influence de la respiration sur les mouvements de la vessie.

Comme conclusions à relever dans ce travail, nous signalerons les suivantes : Tout fait psychique et tout travail mental est toujours accompagné d'une contraction de la vessie. La pression abdominale n'est pas nécessaire pour uriner. La vessie peut se contracter lors même que la pression diminue. La vessie se contracte sous l'influence de la volonté. Le besoin d'uriner se fait toujours sentir sous la même pression, et sous la même pression la vessie peut contenir des volumes de liquide différents. La vessie est un esthésiomètre plus sûr que l'iris lui-même.

Nous ne citons que les principaux axiomes posés par les physiologistes italiens : le travail est rempli d'observations extrêmement précises, documents de grande valeur. Les expériences sont nombreuses, au nombre de 23, elles représentent un travail considérable. Mais ces expériences sont faites pour la moitié sur des animaux, et les autres sur une seule femme. Ce sont uniquement des expériences physiologiques, de physiologie normale extrêmement délicate, expériences entreprises surtout, comme le disent les auteurs au début de leur mémoire, pour étudier le mode de contraction des fibres musculaires lisses. Aussi n'ont-ils employé que de faibles pressions, permettant de mieux saisir les petites contractions. Leur objectif était donc différent du nôtre. Certes, après ce beau travail, il reste peu ou point de recherches à faire sur le fonctionnement de la vessie normale, au point de vue purement physiologique. Aussi, grande eût été notre présomption de vouloir aborder après eux un pareil sujet : c'est sur le terrain purement clinique que nous nous sommes placé, examinant surtout des malades, et à peine quelques normaux pris comme terme de comparaison. Dans nos expériences cliniques, nous avons toujours cherché la confirmation des lois posées par Mosso et Pellacani, et, sauf de légers points de détail, nous l'avons toujours trouvée. Leur travail restera classique et les découvertes qu'il contient peuvent être considérées comme acquises.

Pellacani (1), quelques mois après, étudie l'action physiologique de quelques substances sur les muscles de la vessie de l'homme et des animaux. Nous analyserons cet intéressant mémoire dans le courant de ce travail.

En 1883, Le Gros-Clark (2), en Angleterre, étudie certains points de détail de la miction, entre autres le besoin d'uriner, le mode d'occlusion de la vessie, et surtout la question de savoir si la contraction du muscle vésical est directement soumise à la volonté ; il conclut par l'affirmation, ajoutant que c'est à tort qu'on a voulu fonder sur une différence anatomique, la striation, une différence physiologique dans l'énumération des muscles soumis ou non à la volonté. Mais ce travail est une longue dissertation sans faits, sans expériences, où l'on trouve à peine deux ou trois auteurs cités, et point de bibliographie.

En 1886 paraît le travail de Born (3), de Lausanne, un des plus complets et des plus volumineux qui aient été écrits sur la question qui nous occupe.

(1) Pellacani, *Archiv. ital. Biol.*, 1882, t. II, p. 302.
(2) Le Gros-Clark, Some remarks on the anatomy and physiology of the urinary bladder, and of the sphincter of the rectum. *Journal of Anatomy and Physiol.*, vol. XVII, 1883, p. 441.
(3) Born, Contribution à la critique de l'état actuel de la question des fonctions de la vessie. *Deut. Zeitschrift f. Chirurgie*, 1886, t. XXV, p. 118-192.

Il est divisé en 8 chapitres :

1° Occlusion vésicale sur le cadavre ;

2° Recherches personnelles sur l'occlusion vésicale sur le cadavre ;

3° Occlusion vésicale sur le vivant ;

4° Sensibilité de la vessie ;

5° Motricité de la vessie ;

6° Excitation électrique de la vessie ;

7° Nerfs de la vessie ;

8° Résumé.

Les trois premiers chapitres traitant de l'occlusion vésicale ne nous intéressent point ici. Dans les suivants, Born admet la division de la sensibilité vésicale au contact et à la distention, d'après les travaux de M. le professeur Guyon. Son travail, auquel nous emprunterons de nombreuses citations, étudie avec soin la sensibilité vésicale, le besoin d'uriner avec ses modalités, la tension vésicale, enfin les contractions de la vessie, qui seules, entre les différents agents (pression manuelle, effort abdominal) susceptibles d'augmenter la pression vésicale, concordent invariablement et proportionnellement avec le besoin d'uriner.

Il étudie aussi l'influence de la volonté, les phénomènes qui accompagnent la distension vésicale avec miction par regorgement et termine par l'étude des nerfs de la vessie et du trajet suivi par l'influx nerveux dans le besoin d'uriner. Les tentatives d'électrisation ont échoué.

Ce travail est fort complet et fort intéressant, mais il est fondé sur peu d'observations personnelles : à peine cinq ou six malades ont été examinés, dont un normal seulement, une femme, un rétréci âgé et deux ou trois prostatiques. Il n'y a point, dans ce mémoire, un chapitre *Observations* où les expériences soient rangées : les détails manquent absolument. C'est là le côté faible de ce travail, et ce qui expose l'auteur (p. 156) à prendre pour exemple un vieillard atteint d'hypertrophie prostatique, « cas où la vessie est ordinairement saine ». Par contre, il est extrêmement riche en renseignements bibliographiques, et sa lecture nous a facilité beaucoup de recherches. Comme travail de compilation et de critique, c'est certainement le plus important qui ait paru à l'étranger.

La même année (1886) paraît un mémoire de Schwarz (1) (de Stuttgart), intitulé : Contribution à l'ischurie pendant l'accouchement ou après l'extirpation ou la ponction des grosses tumeurs pelviennes — Remarques sur le mécanisme de l'émission de l'urine en général. Ce travail soutient une opinion qui nous semble bien paradoxale et qui peut se résumer ainsi : le muscle vésical est incapable de se contracter avec assez d'énergie pour effectuer la miction, la tunique musculeuse

(1) Zeitsch. f. Gebur. u. Gynaëk. 1886, tome XII, p. 86 à 109.

de la vessie n'existe que pour permettre des alternatives de distension considérable et de rétraction ; c'est grâce à la pression abdominale, plus ou moins aidée, dans l'effort, par la contraction active des muscles abdominaux, que l'urine est émise; l'abdomen peut être considéré comme une cavité remplie d'eau, et la vessie, siégeant à la partie inférieure et antérieure de cette cavité, est soumise dans la station debout ou assise à la pression mesurée par la hauteur d'eau qui sépare l'appendice xiphoïde du détroit supérieur du bassin (environ 40^{cm}). Dans la position horizontale, la vessie touche à la paroi antérieure, et par conséquent n'est soumise à aucune pression ; dans la position genu-pectorale, la pression à laquelle est soumise la vessie est mesurée par le diamètre antéro-postérieur de l'abdomen à son niveau.

Schwarz a fait quelques expériences : chez des chiens, l'abdomen ouvert, il n'a jamais vu la vessie se contracter autrement que pour laisser *suinter* quelques gouttes d'urine, jamais pour donner naissance à un jet puissant; il a expérimenté simultamément avec deux manomètres, un rectal, un vésical et il a toujours vu les deux colonnes d'eau se mouvoir parallèlement : il en conclut que c'est la pression abdominale, non le muscle vésical qui effectue la miction; il en trouve la preuve dans les rétentions d'urine post-puerpérales et post-opératoires, cas dans lesquels la pression abdominale se trouve brusquement et considérablement diminuée.

Comme on le voit, les idées que défend cet auteur sont en contradiction formelle avec les opinions actuellement admises, et ses expériences même sont en contradiction avec celles de Mosso et Pellacani et des autres physiologistes. Nos conclusions seront également contraires aux siennes.

Les derniers travaux parus en Suisse et en Allemagne se rapportent moins directement à notre sujet :

En 1891, Alex. Peyer (1), de Zurich, étudie les obstacles de la miction et la rétention d'urine.

En 1891, Nawrocki et Skalitschewsky (2) étudient l'excitabilité réflexe de la vessie sur des chats.

En 1892, Von Zeissl(3), fait quelques recherches expérimentales sur l'innervation de la vessie, mais ses recherches, comme celles de Nawrocki et Skalitschewsky, restent limitées au plexus hypogastrique et à la moelle lombaire : elles n'éclairent point la physiologie des contractions soi-disant volontaires de la vessie.

(1) Peyer (de Zurich), *Corresp. blatt. f. Schweiz. Aerzte*, 15 nov. 1891.
(2) Nawrocki et Skalitschewsky, *Pflügger's Archiv*, t. XLIX, p. 141, et *Centralblätt f. med. Wissench.*, 1891, n° 26, 481.
(3) Von Zeissl, traduit *in extenso* in *Annales génito-urinaires*, 1892.

CHAPITRE II

EXPÉRIENCES CADAVÉRIQUES

A. Capacité et tension vésicales sur le cadavre.

La paroi vésicale étant composée de plusieurs couches, et par conséquent de plusieurs tissus, il nous semble indispensable d'analyser, autant que faire se peut, le rôle de chacun d'eux dans la capacité vésicale. Et d'abord deux propriétés principales sont dévolues au réservoir urinaire : élasticité et contractilité. L'élasticité existe seule sur le cadavre ; la contractilité se joint à elle sur le vivant. Nous devons donc étudier d'abord la capacité vésicale du cadavre, avec sa seule élasticité, et nous comprendrons ensuite l'appoint que cette élasticité vient donner, sur le vivant, à la contractilité (1).

Si nous ouvrons les traités classiques, la « capacité vésicale » y est indiquée, mais sans aucune mention de la méthode employée. Tous les auteurs, Beaunis (2), Cruveilhier (3), Sappey (4), Debierre (5), Testut (6), et les Dictionnaires de Jaccoud (Jamin) (7), et de Dechambre (Tourneux et Hermann) (8), s'accordent à trouver 500 à 600 grammes.

(1) Cette étude de l'élasticité sur le cadavre nous sera d'un grand secours pour comprendre l'incontinence des prostatiques distendus.
(2) Beaunis, *Traité de Physiologie.*
(3) Cruveilhier, *Anatomie descriptive.*
(4) Sappey, *Anatomie descriptive.*
(5) Debierre, *Anatomie humaine.*
(6) Testut, *Anatomie humaine*, t. III, p. 872.
(7) Jamin, Art. Vessie du *Dict. de médecine et de chirurgie pratiques.*
(8) Tourneux et Hermann, Art. Vessie (anatomie) du *Dict. encyclopédique.*

Wertheimer, *in Dict. encycl.*, cite Krame, qui a trouvé 200 à 400 grammes, et Barkow, qui trouve 500 à 1375 grammes.

Comment ces mensurations ont-elles été faites, nous n'en savons rien ; les auteurs ne le disent pas, et cependant nous allons voir qu'il serait bien utile, pour apprécier ces chiffres, de connaître la méthode employée, et surtout la pression à laquelle on a opéré.

Cette lacune nous avait frappé, et lorsque, en 1892, nous avons entrepris des recherches comparatives sur les organes de la miction dans les deux sexes (1), sur les conseils de notre excellent maître, M. le professeur agrégé Quénu, nous nous sommes efforcé de trouver une méthode de recherches exacte, précise, et autant que possible, exempte de causes d'erreur. Nous avons laissé de côté les seringues et autres appareils à l'aide desquels l'*observateur remplit* lui-même la vessie, sans pouvoir apprécier sous quelle pression le liquide est injecté. Nous avons voulu laisser la *vessie se remplir et se jauger elle-même*, pour ainsi dire, par un système aussi objectif que possible (2), et dans lequel l'intervention de l'observateur fût à peu près sans influence (3).

(1) Genouville, *Annales des maladies des organes génito-urinaires*, décembre 1892.

(2) M. le professeur Testut, dans son *Anatomie humaine*, t. III, p. 873, nous fait l'honneur de nous citer et d'approuver notre méthode, en faisant pour les expériences cadavériques, en général, des réserves auxquelles nous nous associons en toute sincérité.

(3) A cet effet, nous nous sommes muni d'un matériel des plus simples : un tube de caoutchouc de 0ᵐ,80 environ, auquel nous avons adapté d'un côté un petit entonnoir de verre et de l'autre une sonde d'homme en métal. Un vase gradué complétait cet outillage.

Nous commencions par remplir d'eau une vessie au moyen de notre appareil. Et pour cette opération nous faisions tenir l'entonnoir de telle sorte qu'un indice A, marqué à la partie moyenne de sa portion cylindrique, fût au niveau du plan horizontal mené par la face supérieure de la vessie que nous remplissions. Du vase gradué, rempli de 1 litre d'eau, nous versions dans l'entonnoir jusqu'à ce que le niveau vînt affleurer au point A. La vessie s'était gonflée peu à peu, et nous nous trouvions en présence d'un système de récipients formé par la vessie, la sonde, le tube de caoutchouc et l'entonnoir : ce récipient renfermait alors une quantité d'eau connue par une simple lecture sur le vase gradué. Cette quantité d'eau était la quantité que pouvait contenir la vessie sans aucune pression. En effet, l'indice A étant dans le même plan horizontal que le sommet de la vessie, le liquide contenu dans ce dernier organe était soumis à la simple pression atmosphérique, puisqu'il était au même niveau que le liquide situé à l'indice A, et que, d'autre part, il communiquait avec lui. Or, la pression atmosphérique s'exerçant aussi à la face extérieure de la vessie, il en résultait que les deux pressions se faisaient équilibre et par conséquent que *la vessie n'était nullement soumise à la distension*.

Nous répétions ensuite la même expérience sur ces mêmes vessies, mais cette fois en élevant l'indice A de l'entonnoir à 0ᵐ,20 au-dessus du plan horizontal passant par le sommet de la vessie. Cette fois nous avions bien encore à l'extérieur de la vessie la pression atmosphérique, mais à l'intérieur, le liquide était à la pression de l'atmosphère + 0ᵐ,20 de hauteur d'eau, d'où résultait une différence de pression mesurée par la colonne d'eau de 0ᵐ,20 de hauteur, c'est-à-dire de 1/50ᵉ d'atmosphère environ.

23 hommes (1) furent examinés suivant cette méthode, et nous donnèrent les résultats suivants :

Nᵒˢ		Sans pression.	Avec pression.	Nᵒˢ		Sans pression.	Avec pression.
1	20 ans..........	40 gr.	110	13	50 ans..........	25	
2	28 —	100 —	600	14 (2) 51 —		8 —	20
3	33 —	60 —	150	15 (3) 59 —		50 —	100
4	40 —	50 —	300	16	60 —	15 —	50
5	42 —	100 —		17	60 —	50 —	300
6	43 —	50 —	150	18	60 —	50 —	100
7	45 —	450 —		19	68 —	150 —	600
8	45 —	150		20	75 —	68 —	175
9	48 —	150 —	700	21	âge inconnu (4).	50 —	100
10	49 —	150 —	300	22	âge inconnu....	50	
11	50 —	40 —	70	23	—	360	
12	50 —	125					

En établissant la moyenne, nous arrivâmes aux résultats suivants : la vessie de l'homme, sur le cadavre, présente à la pression atmosphérique, une capacité de 83 gr. 43. A la pression + 20, une capacité de 238 gr. 57.

La capacité sans pression nous semble pouvoir être définie : la véritable capacité anatomique, car c'est, pour ainsi dire, l'unité de capacité. Hâtons-nous d'ajouter que c'est un chiffre qui ne répond à rien, car, sur le vivant, dès qu'il y a quelques grammes de liquide dans la vessie, la pression s'élève au-dessus de zéro. C'est donc une simple curiosité anatomique et rien de plus.

De là devons-nous conclure que l'étude de la capacité vésicale sur le cadavre est inutile et sans intérêt pour le physiologiste ? Loin de nous cette pensée, car notre second chiffre (238 grammes), obtenu à la pression + 20, est très approximativement celui que nous donnerons tout à l'heure comme capacité physiologique moyenne sur le vivant (250 grammes) (5).

(1) Notre travail comportait 50 vessies, 25 hommes et 25 femmes, mais dont 2 nouveau-nés de chaque sexe.

(2) Vessie extrêmement épaisse avec péricystite et colonnes.

(3) Nègre.

(4) Sujets de médecine opératoire, dont le brassard d'identité était parti avec le bras.

(5) C'était par pur hasard que, lors de nos expériences cadavériques, nous avions adopté la pression + 20 et le hasard nous a bien servi en nous conduisant à trouver un chiffre aussi voisin de celui qui concorde avec l'envie d'uriner chez le vivant. N'oublions pas cependant de remarquer : 1° que les cadavres sur lesquels nous avons expérimenté étaient relativement âgés, car sur 23, 15 avaient 48 ans et au delà ; 2° que nous ne savons pas jusqu'à quel point ces sujets étaient normaux ; 3° que les cadavres étant injectés au moyen d'un liquide conservateur, ce liquide avait plus ou moins durci les parois vésicales et leur avait fait perdre une partie de leur extensibilité. Ces réserves sont nécessaires pour expliquer cette contradiction apparente que l'homme vivant, normal, avec sa tonicité et sa contractilité, présente le besoin d'uriner à la pression + 15 avec 250 grammes de liquide, alors que 238 grammes produisent une pression de + 20 sur le cadavre, chez lequel l'élasticité seule est en jeu : cette élasticité a été diminuée par l'injection conservatrice.

Avant nous, Duchastelet (1) avait fait, lui aussi, outre ses expériences sur le vivant, des expériences cadavériques, et lui aussi s'était préoccupé de la pression : sur quatre cadavres d'hommes, pris à la salle d'autopsie de Necker, il a trouvé les chiffres suivants :

Dans trois expériences, à la pression + 25, une capacité de 200 grammes ; sur le quatrième sujet, à la pression + 15, 150 grammes et à + 30, 300 grammes. Ces chiffres sont un peu moins élevés que les nôtres, car on peut calculer qu'à la pression + 20, la capacité de ces quatre sujets serait inférieure à 200 grammes (2).

Retenons ces chiffres sans en tirer actuellement aucune conclusion ; ils nous serviront plus tard, dans la seconde partie de ce travail.

B. Capacité et tension de rupture de la vessie.

En citant les chiffres donnés par les classiques comme capacité vésicale, nous avons rencontré des chiffres élevés : le dernier même, 1375 grammes, donné par Barkow, peut sembler extraordinaire. Mais il faut s'entendre : ce chiffre est certainement beaucoup trop élevé s'il est donné comme capacité de la vessie du cadavre sous une tension moyenne : c'est, au contraire le chiffre assez exact, donné par les auteurs, comme pouvant produire la rupture de la vessie, par injection forcée ; Bouley (3) donne comme moyenne 1300 grammes (entre 850 et 1700). Duchastelet (4), trouve 1180 (entre 1000 et 1600). Delbet (5) donne 1400 à 2200.

Duchastelet s'est préoccupé de la pression sous laquelle pouvait se produire cette rupture : c'est là encore, croyons-nous, le point important, et là, comme dans la recherche des conditions qui produisent l'envie d'uriner, nous pensons que la question de pression prime la question de quantité. Duchastelet a produit la rupture avec une pression minima de 125 centimètres d'eau, deux fois avec 150 centimètres, une fois avec 200, une fois avec 235. Cette question de pression dans la rupture nous semble donner la clef de certaines ruptures inattendues, tel le cas publié par M. le professeur Guyon (6), et son élève Pousson, cas, dans lequel la rupture se fit, *sous le chloroforme*, après injection de 200 grammes seulement.

(1) Duchastelet, Thèse Paris, 1886.
(2) Ces chiffres sont donc passibles des objections que nous faisions tout à l'heure à nos propres chiffres. Les sujets n'avaient point subi l'injection conservatrice, mais la rigidité cadavérique nous semble pouvoir être incriminée dans ce cas.
(3) Bouley, Thèse de Paris, 1883 (taille hypogastrique).
(4) Duchastelet, *loc. cit.*
(5) Pierre Delbet, *loc. cit.*
(6) Guyon, *Annales génito-urinaires*, 1884.

Nous venons de parler de la rupture de la vessie, parce que, nos expériences sur le vivant consistant à remplir la vessie au moyen d'une seringue chargée d'eau boriquée, nous nous étions, au préalable, enquis des limites que nous ne devions pas dépasser. En conséquence, trois conditions nous préoccupaient continuellement dans nos expériences :

1° La *quantité absolue de liquide injecté*, qui n'a jamais dépassé un litre, et encore rarement, seulement chez des malades à vessie distendue et présentant un résidu vésical dépassant 500 à 600 grammes. Chez les autres, nous avons rarement dépassé 700 à 750, bien souvent, nous nous arrêtions à 450. Mais aussi dans les quelques cas de cystite examinés, en particulier l'observation 19, nous n'avons pas dépassé 40 grammes ;

2° La *pression* que donnait le manomètre : dans nos expériences cadavériques publiées l'an dernier (1), nous avions vu que, pour la pression $+ 20$, la vessie était très peu distendue, et par conséquent qu'une pareille pression (indépendamment de toute question de quantité de liquide) devait être absolument innocente. Aussi avons-nous rarement dépassé $+ 20$ à $+ 25$ (2), surtout si nous avions lieu de croire que les parois vésicales fussent malades ;

3° Enfin et surtout l'*état de santé* probable et partant de résistance des parois vésicales. Nous avions soin, aussi, d'injecter sans brusquerie, même quand nous procédions avec rapidité.

Grâce à ces précautions, il n'est pas besoin de le dire, nous n'avons jamais eu le moindre accident.

(1) Genouville, *loc. cit.*

(2) Nous voulons parler ici du tonus, c'est-à-dire du chiffre minimum auquel descendait le manomètre quand la vessie ne se contractait pas (auquel cas la pression eût été, bien entendu, beaucoup plus considérable).

CHAPITRE III

EXPÉRIENCES ET OBSERVATIONS SUR LE VIVANT

Sommaire. — I. Trois séries d'expériences : dans les deux premières, manomètre à eau ; dans la seconde, en outre, recherche de la pression abdominale ; dans la troisième, manomètre enregistreur. — II. Graduation des envies, graphiques des envies ; ils sont construits parallèlement à ceux des pressions. Graphiques des pressions ; ils sont construits pour les deux premières séries, directement inscrits par l'appareil dans la troisième.

A. Manuel opératoire des expériences.

Nos expériences, au nombre de 105, peuvent être rangées dans trois séries différant entre elles par le mode d'investigation ou par l'appareil qui nous servit dans nos recherches (1).

Première série. — Dans une première série, de beaucoup la plus considérable (74 expériences) nous procédions de la manière suivante : Le malade, toujours étendu sur son lit, était sondé, le plus souvent avec une sonde n° 16 à 18 en caoutchouc rouge (sonde de Nélaton), d'autres fois avec des sondes en gomme en forme de béquille ou de cône. La vessie était vidée, puis mise en communication avec l'une des tubulures d'un robinet à trois voies ; la deuxième tubulure du robinet communiquait avec un manomètre à eau de 1^m,60 de hauteur, rempli d'eau boriquée, et dont le zéro, grâce à une règle mobile, était ramené au niveau du bord supérieur de la symphyse pubienne (2) ; par la troisième tubulure, restée libre, nous injections de l'eau boriquée *tiède* dans la vessie.

Toutes précautions étant prises pour éviter l'introduction de bulles d'air dans l'ensemble de l'appareil, nous injections notre eau boriquée, au moyen de seringues graduées. Le manomètre, mis en communication avec la vessie vide, étant au zéro, nous tournions le robinet pour

(1) Comme nous l'avons dit au début de ce travail, notre excellent ami et ancien collègue le Dr Denis Courtade, préparateur au Collège de France, a bien voulu nous aider de ses conseils pour le dispositif de ces expériences ; nous lui en renouvelons ici nos plus vifs remercîments.

(2) P. Dubois (de Berne) (*Deutsch. Archiv. f. Klin. Med.*, 1876) a contesté l'exactitude de ce repère symphysien à 5 ou 6 centimètres près. Il a même construit une table des corrections à faire pour ramener la pression à ce qu'elle serait, si on prenait pour repère le point culminant de la vessie. Il n'en est pas moins vrai que le repère symphysien est le seul possible dans des observations cliniques.

établir la communication seulement entre la seringue et la vessie : nous injections alors, avec douceur et progressivement, 25 grammes d'eau boriquée, puis le robinet était tourné pour faire communiquer la vessie et le manomètre ; on lisait alors la pression indiquée par l'appareil, et un aide la notait. Avec les mêmes précautions et par les mêmes manœuvres, nous injections ainsi des quantités de liquide toujours croissant de 25 en 25 grammes, et à chaque fois la pression était notée. On notait également l'envie d'uriner quand elle survenait ; on la notait avec ses caractères (vague, légère, faible, modérée, moyenne, forte, très forte, excessive, douloureuse ˬatroce), et l'on poursuivait ainsi le remplissage de la vessie jusqu'à ce que l'envie fût trop violente, ou la pression trop élevée (et par conséquent dangereuse pour l'intégrité de la vessie).

Après avoir ainsi rempli la vessie d'eau boriquée, nous la vidions dans un verre gradué, en la remettant en communication avec le manomètre de 50 en 50 grammes écoulés : nous notions de même les pressions décroissantes et simultanément le degré de l'envie d'uriner.

Si, au début de l'expérience, la vessie contenait de l'urine, nous en examinions la pression, puis nous en vidions le contenu graduellement, comme pour l'eau boriquée.

Deuxième série. — Dans une deuxième série d'expériences, beaucoup plus restreinte (trois cas) nous ajoutions au dispositif précédent un deuxième manomètre à eau mis en communication avec une ampoule introduite dans le rectum et remplie d'eau. Ce deuxième manomètre nous donnait alors la pression abdominale que nous pouvions noter parallèlement avec la pression vésicale et le degré de l'envie (1).

Pour ces deux premières séries, nos expériences consistant en notes prises au courant de l'examen, nous avons cru devoir les exprimer en tracés graphiques; ces graphiques sont joints aux observations.

Troisième série. — Dans la troisième série (28 cas), nous avons fait usage d'un appareil enregistreur que M. Guyon voulut bien nous charger de faire construire. Cet appareil (2) consiste essentiellement en un manomètre à mercure avec flotteur muni d'un levier inscripteur. Le levier inscrit sur un cylindre entraîné par un mouvement d'horlogerie à raison de un tour en vingt-quatre minutes. Ce manomètre était mis en communication avec la vessie par l'intermédiaire d'un tube de caoutchouc plein d'eau boriquée.

En outre, pour cette série d'expériences, nous avons fait usage de sondes à double courant : la vessie étant vidée et le manomètre au zéro, nous mettions en communication l'une des tubulures de la sonde avec le

<hr>

(1) Voyez, pour les détails de ce manuel opératoire, les expériences de la 2ᵉ série.
(2) Construit d'après nos indications et celles de notre ami le Dʳ Courtade, par MM. Richard frères, ingénieurs-constructeurs à Paris-Belleville.

manomètre, tandis que par l'autre, d'une façon continue, progressive, lente, un aide injectait de l'eau boriquée tiède, par seringues de 150 grammes. L'injection de chaque seringue durait ainsi trois à quatre minutes. Entre chaque seringue, la tubulure de la sonde était fermée par une pince. Ce manuel opératoire et cet appareil permettent à la vessie d'inscrire elle-même le graphique (1) de sa contraction. On en voit ainsi la durée, l'intensité. Quant à l'envie, nous la notions au cours de l'expérience, pour pouvoir construire ensuite la courbe des envies, comme dans nos deux premières séries.

B. — Explication des graphiques.

La première explication à donner au sujet de nos graphiques est relative à la graduation des envies : très rapidement, en examinant des névropathes, nous nous sommes aperçu que l'envie d'uriner pouvait, en outre de l'intensité normale, acquérir un degré tel qu'on peut la qualifier d'hyperesthésique. Comme d'autre part les envies normales peuvent être fortes ou faibles, nous avons établi une graduation absolument arbitraire, et dont le désir d'essayer une classification est la seule excuse. Nous avons donc gradué les envies de 1 à 10, en appelant :

1 = l'envie vague.	6 =	l'envie forte.
2 = — légère.	7 =	— très forte.
3 = — faible.	8 =	— extrêmement forte (la dernière des envies normales).
4 = — modérée.	9 =	— douloureuse.
5 = — moyenne, ordinaire.	10 =	— atroce.

Ces envies sont notées, chemin faisant, en regard des chiffres de pression à chaque observation. De plus, cette classification nous a servi à construire nos courbes graphiques d'envies, correspondant à nos courbes de pression.

Une vessie bien musclée peut donner une pression de $1^m,50$ et même au delà. Nous avons pris $1^m,50$ comme étalon pour nos courbes d'envies, et, au-dessus de chaque courbe de pression, sur les mêmes abscisses, on peut lire la courbe d'envie correspondante. Nous avons gradué les envies en divisant en 10 la hauteur de papier quadrillé correspondant à $1^m,50$ de pression, nous avons ainsi établi une sorte de parallélisme entre l'envie et la pression, parallélisme facile à lire et à suivre sur ces courbes.

Dans nos trois séries d'expériences, le graphique des envies a toujours été construit, d'après les principes que nous venons d'énoncer, parallèlement à celui des pressions : il est toujours placé au-dessus

(1) Le graphique s'inscrit sur le papier en centimètres d'eau, quoique le manomètre soit à mercure. Cette disposition permet de comparer immédiatement les résultats de cette série à ceux des deux premières, sans que le moindre calcul soit nécessaire.

de ce dernier, et les abcisses se correspondent exactement. Les explications que nous allons donner sur les pressions leur sont donc absolument applicables.

Dans les deux premières séries d'expériences, les pressions étaient notées au fur et à mesure qu'elles se produisaient, sans souci de la notion de *temps*. Les graphiques ont donc été construits de la manière suivante : étant donné un quadrillé présentant quinze divisions dans le sens de la hauteur, nous avons inscrit en regard de chaque ligne transversale les quantités : 0, 10, 20, 30..., 150, exprimant en centimètres de hauteur d'eau la pression trouvée. Sur la ligne transversale O sont portées les quantités de liquide injectées dans la vessie, les quantités étant notées de 100 en 100 grammes, mais ces chiffres 0, 100, 200, etc., ne sont placés qu'en regard d'une colonne verticale sur deux, ce qui revient à dire que chaque colonne verticale exprime 50 grammes de liquide. De plus, ces mêmes chiffres ne sont pas placés exactement en face de la colonne verticale à laquelle ils correspondent, mais en regard de la moitié droite ou de la moitié gauche de cette colonne : par conséquent chaque colonne exprime bien 50 grammes, mais elle est divisée virtuellement en deux moitiés exprimant chacune 25 grammes. Le chiffre 0, 100, 200, etc., est placé en face d'une de ces moitiés. C'est aussi pour cette raison qu'on voit le tracé du graphique ne pas toujours suivre exactement les lignes verticales ou abscisses, mais monter exactement entre deux ; c'est dans le cas où la pression a varié entre une contenance de 25 et de 50 grammes, ou de 125 et de 150 grammes par exemple.

Les mêmes remarques sont applicables pour les envies. D'ailleurs la lecture d'une observation en suivant sur le tracé démontre mieux cette disposition que toutes les explications générales.

Les tracés de la seconde série d'expériences sont absolument identiques à ceux de la première ; il n'y a qu'un troisième tracé surajouté, celui de la pression addominale, et qui se lit exactement comme celui de la pression vésicale, avec cette différence bien entendu que les quantités d'eau exprimées sont celles injectées dans la vessie : le rectum ne contient qu'une ampoule gonflée de 20 grammes d'eau pendant toute l'expérience. Là encore la lecture d'une observation sera la meilleure explication de ces graphiques.

Dans la troisième série, la pression vésicale s'inscrit elle-même, grâce au manomètre enregistreur que M. Guyon avait fait mettre à notre disposition. Les lignes transversales toujours au nombre de 15, expriment encore les pressions (1) en centimètres d'eau. Mais ce ne sont plus les

___

(1) Pressions exprimées en centimètres d'eau et non de mercure. Voyez la note de la page 29.

quantités injectées qu'on lit sur la ligne O, en face des colonnes verticales, ce sont les temps écoulés : en effet le cylindre tourne en vingt-quatre minutes : l'espace compris entre deux traits foncés verticaux représente une minute : le trait léger donne la demi-minute. Cette disposition, toute différente, permet à la contraction vésicale de s'inscrire en nous montrant sa durée, sa forme, et ses différents caractères. Les quantités de liquide sont inscrites au-dessous de la ligne zéro : une barre horizontale exprime le temps pendant lequel a duré l'injection, et à côté de la barre est inscrite la quantité de liquide injectée.

Nous notons quelquefois, à même le tracé, les incidents qui peuvent survenir, effort, toux, pression de la main sur l'hypogastre, mais pour ces détails nous renvoyons encore à la lecture des observations.

Quant aux envies, la graduation est faite verticalement suivant les mêmes principes, et l'inscription de l'envie suit toujours fidèlement la pression correspondante : par conséquent les envies ne sont plus notées ici suivant les quantités de liquide injecté, mais suivant la notion de temps. Cette disposition permet de voir, comme pour les pressions, la durée des envies. Cependant nous devons faire remarquer que le tracé graphique des envies n'étant pas inscrit automatiquement, bien entendu, mais construit par nous, d'après des notes prises sur le tracé des pressions, au courant de l'expérience, nous ne revendiquons nullement pour ce tracé l'exactitude mathématique.

CHAPITRE IV

CONTRACTILITÉ DE LA VESSIE NORMALE

Sommaire. — A. Pour accepter une vessie comme normale, il ne suffit pas de
constater l'intégrité de l'urèthre et de la vessie ; il faut s'assurer que le sujet
n'est point un faux urinaire, médullaire ou névropathe.

B. C. Expérimentalement ou physiologiquement, l'urine s'accumule dans la vessie
et y développe une certaine pression ou tension, d'abord latente, ensuite perçue
sous forme de besoin d'uriner. La pression-type est cette pression, sensiblement
constante, à laquelle paraît le besoin d'uriner.

D. La vessie n'a pas de capacité anatomique, elle n'a qu'une capacité physiologique,
essentiellement variable ; la question de capacité est secondaire à la question de
pression. — Chiffres donnés par Duchastelet, par Mosso et Pellacani, par les
classiques. Nous cherchons les différentes capacités observées à la pression-type :
dans les expériences par remplissage artificiel, dans les conditions physiologiques
(quantité moyenne évacuée par la miction). — Utilité pour le médecin de connaître
la capacité physiologique moyenne de la vessie ; s'il est permis de calculer très
approximativement cette moyenne à titre de renseignement et de repère, il est
absurde et anti-physiologique de vouloir assigner des limites à la capacité de la
vessie.

E. 1. Théories du besoin d'uriner : théorie de Küss, théorie mixte, théorie de M. le
professeur Guyon.
   2. La résistance au besoin d'uriner a pour agent l'appareil sphinctérien uréthro-
vésical, dont la contraction semble automatique plutôt que réflexe.

F. 1. Le muscle vésical peut se contracter partiellement ou d'ensemble : étude de
ces contractions, observations de M. le professeur Guyon, de Duchastelet,
de Born.
   2. L'appareil sphinctérien se contracte-t-il dans la miction (Mosso et Pellacani),
ou se relâche-t-il par une véritable complicité (Guyon et la plupart des physiologistes) ?
   3. Étude graphique de la contraction vésicale. Changements de tonus, contractions proprement dites, toujours accompagnées d'envie. Étendue, intensité,
forme, durée des contractions.

G. Quelle pression la vessie doit-elle développer pour effectuer la miction ? Éléments
du problème.

H. 1. La pression abdominale influence-t-elle la pression vésicale, vient-elle s'y
ajouter mécaniquement ?
   2. Aide-t-elle à produire des contractions vésicales ? Est-elle utile à la miction,
est-elle indispensable, en particulier au début de la miction ? Peut-elle suppléer
la contractilité vésicale absente.

I. Les contractions du muscle vésical sont réflexes : mais sont-elles en outre soumises directement à la volonté comme celles des muscles striés. Opinions et
expériences de Mosso et Pellacani, de Born et des physiologistes étrangers, ten-
dant à soumettre la contraction vésicale à la volonté. Critique de cette opinion.
Influence de la suggestion sur la contraction réflexe de la vessie. — La volonté
n'agit-elle pas par auto-suggestion ? Recherches de Fr. Franck sur les centres
nerveux vésicaux.

J. Influence du chloroforme, de la morphine, de la cocaïne, du nitrate d'argent sur
la vessie — (Guyon, Desnos, Duchastelet, Mosso et Pellacani). Mémoire spécial
de Pellacani.

A. Définition de la vessie normale.

Avant d'exposer les résultats de nos recherches sur la contractilité
normale de la vessie, il nous paraît nécessaire de bien définir ce que
nous entendons par une vessie normale ; la vessie normale, chez un
sujet normal, est en effet l'étalon unique sur lequel nous puissions faire
porter des recherches de physiologie pure. Les sujets normaux que
nous avons rencontrés étant peu nombreux, nous pourrons, chemin
faisant, nous aider de certaines données fournies par des vessies un
peu différentes du type normal, mais ce ne seront là que des documents complémentaires, acceptés à titre secondaire. L'expérience véritable, l'expérimentation fondamentale doit être faite sur le sujet
normal.

Si nous insistons sur cette nécessité, c'est que dans les travaux im-
portants que nous signalions tout à l'heure dans notre historique, on
ne s'est point occupé de cette précaution. Born expérimente sur des
rétrécis et des prostatiques, Duchastelet sur des urinaires de toute
catégorie, Mosso et Pellacani sur la chienne et sur *une* femme.

Nous pensons que c'est à la vessie normale qu'il faut s'adresser tout
d'abord ; pour cela il est un écueil à éviter, c'est de prendre pour normale la vessie d'un faux urinaire. Depuis longtemps, M. le professeur
Guyon a appelé l'attention sur toute une catégorie de malades qu'il a
appelés les faux urinaires, et dont l'état est caractérisé par des troubles
fonctionnels de la miction, souvent très accentués, malgré une intégrité absolue des organes urinaires. Ces faux urinaires se subdivisent
eux-mêmes en deux classes.

La première comprend tous les malades atteints d'une affection médullaire, et au premier chef les ataxiques. L'autre, moins connue,
étudiée presque uniquement par l'école de Necker comprend les hystériques, les névropathes, les dégénérés, en un mot tous les malades
qui, sans avoir de lésion urinaire, sans avoir de lésion anatomique
(connue) du système nerveux, sont néanmoins des malades, des malades qui réclament des soins, et qui souvent les réclament avec plus
de ténacité et d'insistance que ceux qui ont une lésion véritable.

On s'exposerait à de graves erreurs, nous le verrons plus loin, en
prenant de tels malades comme types de vessie normale sous prétexte
qu'ils n'ont pas de lésions urinaires.

D'ailleurs, quelque sain que paraisse le sujet sur lequel on va
expérimenter, il faut toujours réserver l'opinion à son égard, et ne
l'accepter pour normal qu'après examen de sa contractilité. Tels les

malades des observations 27 *bis* et 29 *bis*, qui, examinés par nous comme rétrécis, furent soupçonnés de névropathie, après étude de leur contractilité vésicale, et reconnus névropathes après un interrogatoire plus approfondi. Tel encore le malade de l'observation 51, que nous examinions comme normal ; le manomètre nous mit sur la voie du diagnostic névropathie. Malgré ces difficultés, qu'il faut bien connaître pour ne pas tomber dans l'erreur, nous avons pu réunir cinq observations de malades à vessie normale ou sensiblement normale.

B. La miction normale.

Chez un sujet normal, à l'état physiologique, l'urine sécrétée par les reins d'une façon constante est conduite à la vessie par les uretères à intervalles très rapprochés, grâce à des contractions rythmiques qui se répètent à quelques secondes d'intervalle. L'urine s'accumule ainsi graduellement dans la vessie, sans que nous en ayons conscience. Puis, lorsque le contenu vésical atteint un certain chiffre, essentiellement variable suivant les individus et suivant les circonstances, subitement nous avons conscience de ce contenu : cette sensation spéciale s'appelle le besoin d'uriner. L'enfant nouveau-né, l'animal non domestiqué, urine alors aussitôt, et vide sa vessie d'un contenu gênant. Tels sont les faits dans leur plus stricte réalité, à leur état idéal pour ainsi dire : la vessie est pleine, elle se vide; c'est un réflexe. Mais les faits ne se passent jamais avec la même simplicité, ils sont plus complexes : il est rare que nous obéissions à la première sommation vésicale, et, même alors, nous sommes toujours obligés de différer, ne fût-ce que de quelques secondes, l'évacuation de notre vessie. Aussitôt intervient un nouveau facteur dans le problème : nous réprimons notre besoin, nous empêchons le réflexe de miction de se produire, et cela grâce à un appareil spécial, chargé de l'occlusion du réservoir urinaire, l'appareil sphinctérien vésico-uréthral. Le besoin d'uriner, ainsi retenu, disparaît généralement pour un temps variable, puis il revient, ordinairement plus intense, et ainsi de suite plusieurs fois. Si nous voulons uriner, notre volonté qui est intervenue pour empêcher l'évacuation de la vessie, va maintenant sinon la commander (nous discuterons plus tard ce point spécial) du moins la permettre en ne s'y opposant plus. L'urine est alors expulsée, et le besoin d'uriner disparaît pour ne reparaître qu'après réplétion ultérieure de la vessie.

Tels sont les faits sans la moindre hypothèse, sans la moindre théorie. Voyons maintenant comment ces actes physiologiques sont interprétés par les auteurs.

C. La pression dans la vessie.

§ 1. — Pression latente.

L'urine s'accumule dans la vessie, sans que nous en ayons conscience, jusqu'à concurrence d'une certaine quantité qui déterminera

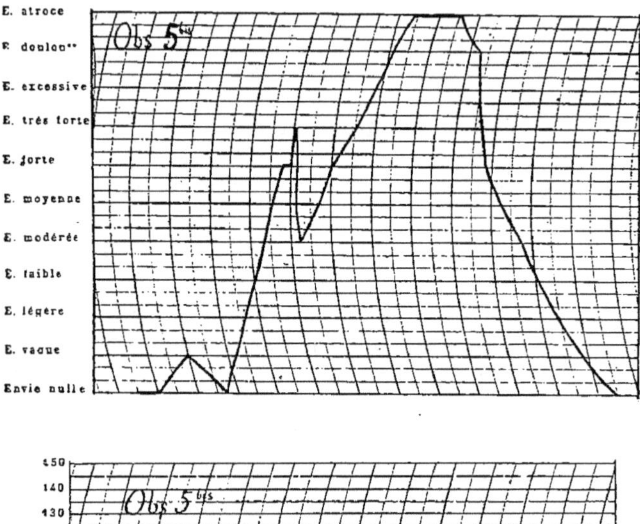

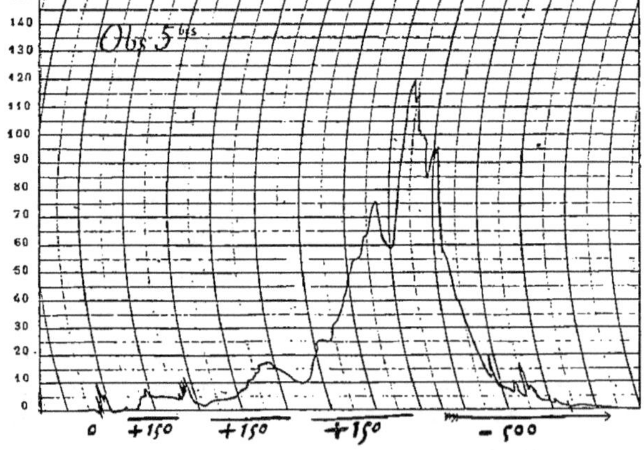

le besoin. Cette inconscience de la réplétion graduelle de la vessie,
est due, pour M. le professeur agrégé Delbet (1), à ce que dans l'état
de vacuité les parois vésicales se relâchent et restent mollement ap-
pliquées par la seule pression abdominale, prêtes à s'écarter peu à peu
sous l'influence de l'arrivée graduelle de l'urine. « Alors, dit-il, il
n'existe pas de pression intra-vésicale propre. C'est-à-dire que la pres-

(1) Pierre Delbet, *Annales génito-urinaires*, mars 1892. Quelques recherches ana
tomiques et expérimentales sur la vessie et l'urèthre.

sion de la vessie est égale à la pression de l'abdomen. Les quantités suivantes font appel à l'élasticité de la vessie, mais sans la distendre, et la pression s'élève faiblement. Puis à partir d'un certain point, variable suivant les dimensions de l'animal et de sa vessie, la distension commence et la tension s'élève brusquement. C'est sans doute le moment où, dans l'état physiologique, le besoin d'uriner commence à se faire vivement sentir. »

C'est bien là ce que nous avons noté dans nos expériences : la pression montait d'abord lentement, insensiblement, puis survenait une ascension manométrique plus rapide, quelquefois de quelques centimètres à peine ; mais suffisante pour nous apprendre, avant d'avoir interrogé le malade, qu'il avait envie d'uriner.

M. Guyon (1) avait déjà montré en 1887, que « le sujet en expérience ne témoigne du besoin d'uriner que lorsque l'expérimentateur a déjà constaté l'établissement et l'augmentation progressive de la pression. La contraction suit immédiatement la mise en tension, et le besoin d'uriner succède à la contraction. La contraction a d'abord été inconsciente. »

Cette tension qui précède le besoin, nous l'avons souvent constatée dans nos expériences, soit en notant la pression vésicale chez un sujet qui, n'ayant pas envie d'uriner, avait néanmoins un peu d'urine dans la vessie, soit quand nous remplissions peu à peu la vessie d'eau boriquée ; dans ces conditions nous avons vu constamment la pression s'élever dès les plus faibles quantités de liquide, mais nous ne l'avons jamais vu dépasser 8 centimètres d'eau chez les sujets normaux, sans déterminer une envie d'uriner au moins vague.

§ 2. — PRESSION PERÇUE.

A un moment donné, le sujet en expérience perçoit la pression qui s'élève graduellement dans la vessie : il ressent le besoin d'uriner, et la cause de ce besoin d'uriner est précisément l'élévation graduelle de la tension vésicale.

Comme nous le verrons tout à l'heure, la quantité d'urine ou de liquide susceptible d'éveiller l'envie d'uriner est essentiellement variable ; la pression à laquelle se déclare cette envie est au contraire sensiblement constante.

Les belles recherches de Mosso et Pellacani (2) ont démontré d'une manière formelle que le besoin d'uriner se produit toujours à une

(1) Guyon, *Annales génito-urinaires*, 1887, p. 193. Sensibilité de la vessie à l'état normal et pathologique.
(2) Mosso et Pellacani, *Archiv. ital. biol.*, 1882.

même pression chez un même individu : Born (1) et Duchastelet (2) confirment cette manière de voir.

Nous sommes également d'accord avec eux pour dire que l'envie d'uriner est en rapport avec la pression, et non avec la quantité de liquide contenu dans la vessie, et pour affirmer que pour un même individu, le besoin d'uriner correspond toujours à la même pression, ou du moins à des pressions très voisines. Nous verrons même qu'on peut établir la pression moyenne à laquelle un sujet normal ressent l'envie d'uriner. Si on veut jeter un coup d'œil sur nos courbes comparatives des envies et des pressions, on verra que, pour tous les sujets examinés à plusieurs reprises, l'envie d'uriner est toujours survenue à des pressions sensiblement identiques.

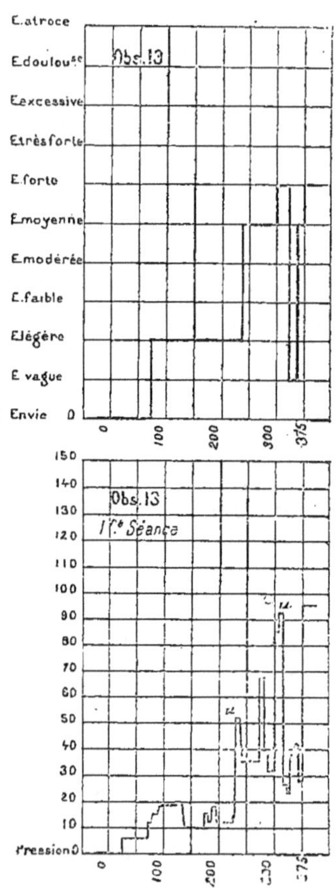

L'observation 13, ayant trait à un vieux prostatique examiné trois fois, est bien probante à cet égard : c'est entre 16 et 18 centimètres que se sont produites les envies d'uriner, toutes les fois.

Quant au chiffre exact de la pression susceptible de déterminer l'envie d'uriner, nous croyons que Duchastelet a indiqué un chiffre trop fort. En effet, Duchastelet donne 25 à 35 centimètres d'eau, alors que nous n'avons trouvé que 10 à 15, *pour les sujets normaux* (ou sensiblement normaux) (3). En effet, nous verrons plus loin, dans la seconde partie de ce travail, que l'envie d'uriner peut apparaître avec des pressions beaucoup plus basses (jusqu'à 5 centimètres chez les névropathes et les ataxiques) tandis que dans certains cas elle répond à une pression + 30 et plus. Mais le chiffre 35 nous semble de toute manière trop élevé : c'est tout au plus un maximum. Mosso et Pellacani ont donné les chiffres 18 chez la femme (sur cinq expériences sur la même femme, quatre fois 18 et une fois 16) et de

(1) Born, *Deut. Zeit. f. Chirurgie*, 1886.
(2) Duchastelet, Thèse, 1886.
(3) Nous ne comptons pas les chiffres de l'observation 4, dans laquelle l'envie est survenue trop rapidement et devenue trop immédiatement aiguë pour qu'on puisse y voir la première sensation perçue de plénitude vésicale, comme dans les autres.

20 centimètres et 25 chez la chienne. Mais il ne faut pas oublier que la vessie du chien et même celle de la chienne sont plus musclées que celle de l'homme et de la femme.

Peut-être faudrait-il faire intervenir encore, dans ce chiffre de la pression-type, l'influence de la pression abdominale. Mais la question est complexe, et nous préférons attendre, pour la discuter, le moment où nous traiterons de l'influence de la pression abdominale sur la pression vésicale.

D. Capacité vésicale.

Nous venons d'accepter et de confirmer la loi physiologique posée par Mosso et Pellacani, Born et Duchastelet sur l'invariabilité de la *pression-type* correspondant à l'envie d'uriner chez un sujet donné. Comme eux, nous avons dit que la quantité de liquide contenue dans la vessie sous la pression-type pouvait varier dans de très larges proportions.

Mais ici, nous ne pouvons donner de chiffre exact résultant de nos expériences : nos malades, examinés au hasard de la consultation, étaient rarement « à point » pour un examen de cette sorte, c'est-à-dire que bien rarement (une fois seulement chez un sujet normal) nous avons pu commencer l'expérience chez un malade ayant envie d'uriner au moment de l'introduction de la sonde. Dans ce cas, le malade nous dit avoir une envie d'uriner MODÉRÉE : on lui trouva dans la vessie 250 grammes d'urine à la pression + 9. Sa vessie fut évacuée, et c'est après introduction de 225 grammes d'eau boriquée tiède, c'est-à-dire presque à la même quantité qu'il ressentit de nouveau l'envie d'uriner. Mais alors la pression était à + 13,5. C'est cette observation (1) surtout qui nous faisait réserver un peu notre opinion sur ce que nous avons appelé la loi de pression-type, et qui nous faisait penser que cette pression tout en restant la même comme pression vésicale, peut varier par le seul effet de variations de la pression abdominale.

Quant au chiffre 225, trouvé en injectant du liquide tiède (eau boriquée) dans la vessie, il est notablement au-dessus de la moyenne que nous avons trouvée chez les sujets normaux, laquelle est 135, c'est-à-dire que c'est en moyenne après injection de 135 grammes qu'un sujet normal annonce l'envie d'uriner.

Ce chiffre est évidemment trop faible, et n'est pas celui qui correspond à l'envie d'uriner normale. Mais les auteurs qui se sont occupés de la question, en particulier Duchastelet, ont montré que la rapidité avec laquelle est poussé le liquide introduit dans la vessie influe très sensiblement sur la production de la pression, et que, toutes choses égales d'ailleurs, la rapidité d'élévation de la pression est directement

(1) Voyez la courbe de l'observation 2, 2ᵉ séance.

proportionnelle à la rapidité d'introduction du liquide. Or une injection faite à la seringue, quelque douceur qu'on y apporte, ne se fera jamais avec la même lenteur que l'injection continue envoyée dans la vessie par les uretères. Il n'est donc pas étonnant que le chiffre trouvé en remplissant la vessie soit très différent de celui qu'on trouve dans une vessie remplie d'urine par la seule intervention de la nature. Ce chiffre de 135 grammes, moyenne de six expériences (1) dont les chiffres extrêmes sont 35 et 255, est bien semblable à celui de Duchastelet, qui a trouvé des quantités variant entre 60 et 250.

Les quantités trouvées par Mosso et Pellacani sont beaucoup plus considérables (418 à 620, en moyenne 500 grammes). Mais il ne faut pas oublier qu'ils expérimentaient sur une femme, et que la capacité physiologique de la vessie féminine est à peu près double de celle de l'homme (2).

Beaunis (3) trouve également 500 à 600 grammes, Hoffmann (4) trouve 700 gr. chez l'homme et 650 grammes chez la femme. Ces chiffres nous semblent déjà bien élevés : mais que penser du chiffre de « environ un litre chez l'adulte » donné par Viault et Jolyet (5), comme limite de *distension normale susceptible d'éveiller le besoin d'uriner?*

Quant au chiffre donné par Landois (6), il est tout simplement fantastique : 1500 à 1800 grammes. De telles vessies ne doivent uriner qu'une fois par jour, et encore à peine !

Nous ne discutons même pas de pareils chiffres, et nous nous bornons à affirmer que sauf état pathologique, une miction *normale*, ne dépasse jamais 500 à 600 grammes ; mais la moyenne est sensiblement au-dessous de ce chiffre.

Il suffit en effet, de réfléchir tant soit peu pour déduire de l'observation de tous les jours et par un calcul des plus simples, la capacité physiologique ordinaire de la vessie, dans des limites raisonnables.

Ce moyen nous semble à l'abri de toute erreur et de toute objection (7), étant donné qu'on ne cherche pas la quantité maxima que peut contenir la vessie sans se rompre, ce qui est tout différent, mais tout simplement qu'on se préoccupe de savoir quelle quantité d'urine produit en moyenne l'envie d'uriner.

Il suffit, disons-nous, de s'observer et d'interroger autour de soi

(1) Voyez les observations 1, 1 bis, 2 et 3.
(2) Genouville, *Annales génito-urinaires*, décembre 1892.
(3) Beaunis, *Physiologie*.
(4) Hoffmann, *Corresp. blatt. f. Schweiz. Aerzte*, 15 janvier 1878, p. 48.
(5) Viault et Jolyet, *Traité élémentaire de physiologie humaine*, Paris, 1889, p. 248.
(6) Landois, *Traité de physiologie*. Traduct. Moquin-Tandon, Paris, 1892.
(7) M. le professeur Testut (*Anat. hum.*, t. III, p. 873) émet l'opinion que c'est par des moyens analogues beaucoup plus sûrement que par des mensurations, qu'on peut évaluer la capacité moyenne de la vessie.

pour se rendre compte qu'un *homme* normal urine 5 fois par jour (tantôt 4, tantôt 6, 7); bien entendu, c'est là une simple moyenne. On peut compter une miction au lever et une au coucher, une avant ou après chaque repas, et une au milieu de la journée.

Or, l'observation nous apprend tous les jours à l'hôpital et les traités de physiologie sont unanimes à enseigner que l'homme normal urine 1200 à 1500 grammes par jour (sauf variations très considérables dépendant des boissons ou de la transpiration). Or si nous divisons ces chiffres par 5, nous obtenons 240 et 300 grammes pour chaque miction. La miction du matin est toujours un peu plus abondante, et on peut facilement lui accorder 100 grammes de plus qu'aux autres, ce qui donnerait 215 et 275, en moyenne 245 *grammes*. Ce chiffre est exactement le même que (250) celui trouvé par nous chez notre sujet normal cité plus haut (Obs. 2).

Ce sont des chiffres très voisins que nous avons trouvés sur nous-même ou sur des collègues à l'hôpital, en urinant dans un verre gradué à la fin de la matinée, avant le repas de midi. Les quantités d'urine émises ont peu varié (215 à 250).

Duchastelet a trouvé de la même manière des chiffres un peu plus faibles (entre 125 et 250).

La question de la capacité vésicale a été envisagée de toute autre manière par Janet (1), dans son intéressante étude des troubles psychopathiques de la miction. Pour lui « la miction purement physiologique devrait être accomplie au moment où la vessie contient une quantité d'urine équivalente à la quantité d'eau qui, injectée dans sa cavité détermine l'envie de pisser. Or il est facile, chez un individu sain, d'injecter dans la vessie près de 500 grammes de liquide (à condition de le pousser lentement et de lui donner la température convenable) avant de déterminer cette envie. Par conséquent, comme nous urinons en moyenne un litre et demi par jour, nous ne devons pisser que trois fois en vingt-quatre heures. Les femmes se conforment, en général à cette règle... Les hommes urinent beaucoup plus souvent (4 à 7 fois par jour), cette règle n'a rien d'absolu, mais il faut remarquer que les mictions deviennent surtout fréquentes pendant les heures d'oisiveté et pendant les promenades dans les lieux publics. »

Nous voudrions pouvoir citer tout le chapitre, fort intéressant et finement pensé par un psychologue aussi délicat que notre excellent ami Janet. Il conclut que si l'homme urine plus souvent dans la journée, c'est qu'il y est sollicité par la vue des urinoirs qui peuplent nos rues, tandis que la femme, n'ayant pas les mêmes facilités pour évacuer sa vessie, et n'ayant pas pris l'habitude d'uriner fréquemment,

____

(1) J. Janet, Thèse citée, 1890, page 36 et suivantes.

n'y pense même pas et n'en éprouve pas le besoin. Si donc l'homme n'était pas *sollicité*, suggestionné presque à uriner aussi souvent, il urinerait, comme la femme, trois fois par jour et 500 grammes chaque fois.

Il est certain que l'influence de la suggestion est considérable en pareille matière, et mieux que personne Janet l'a établi et prouvé en divers chapitres de sa thèse. Mais là n'est pas la question, puisque lui même reconnaît que si nous *devrions* uriner trois fois par jour, nous urinons de quatre à sept fois : nous voulons seulement discuter deux points dans le passage que nous avons cité : d'abord, le chiffre de 500 grammes, qu'il donne comme facile à injecter doucement dans la vessie d'un individu *sain* avant de déterminer l'envie d'uriner, est bien supérieur à celui que nous avons trouvé dans nos expériences (135). Peut-être ne regarde-t-il comme envie que le besoin ayant acquis une notable intensité ; dans ce cas, nous sommes d'accord avec lui, quoique le chiffre nous semble encore un peu élevé. Pour nous, dans les chiffres que nous avons donnés tout à l'heure, nous avons toujours compris sous le nom d'envie, la première sensation annoncée par le malade, la première envie, qu'elle fût forte, modérée, ou même vague.

Nous sommes le premier à reconnaître que notre manière de voir est absolument discutable ; la preuve en est que Born (1) combat en ces termes l'opinion de Mosso et Pellacani, qui est précisément celle que nous avons adoptée :

« Ce n'est que contre l'assurance avec laquelle s'expriment Mosso et Pellacani en disant que le besoin d'uriner apparaît à la pression de 18 centimètres, que nous voulons nous inscrire en faux. Le besoin est une sensation si sourde, que son apparition n'admet pas si étroite limite. En général, les individus disent lorsque la pression est à 18 à 20 centimètres : « Il me semble que j'ai besoin » (2) ; à 25, 30 et 38, ils en sont tout à fait sûrs et disent : « Il faut que j'urine (3) », alors qu'habituellement la colonne *commence* encore à monter. A 53, le malade (un prostatique) s'écrie : « Il me faut absolument uriner ! (4) ».

Puisque nous discutons dans quelles limites peut varier la pression-type, nous voulons aussi présenter quelques remarques que nous croyons justes, au sujet de la quantité de liquide susceptible d'amener la pression-type : certes, au point de vue rigoureusement absolu, la loi posée par Mosso et Pellacani et acceptée par tous est vraie, à savoir que l'envie d'uriner dépend de la pression et non de la quantité. Mais

(1) Born, *Deutsche Zeitschrift für Chirurgie*, 1886, t. XXV, p. 118 et 192. Contribution à la critique de l'état actuel de la question des fonctions de la vessie.
(2) Envie vague ou légère.
(3) Envie moyenne.
(4) Envie extrêmement forte.

si les physiologistes sont dans le vrai en regardant la pression comme un facteur constant et la quantité comme un facteur variable dans de *très larges proportions*, il nous semble que le clinicien, même s'il s'égare comme nous sur le terrain de la physiologie, doit serrer les choses de plus près et, sur la question de la quantité nécessaire et suffisante pour éveiller le besoin d'uriner, diviser immédiatement les vessies en deux grandes classes : 1° les vessies normales ; 2° les vessies malades (en y comprenant surtout celles des « faux urinaires). » De cette dernière classe, nous n'avons pas à nous occuper ici, et nous disons seulement que c'est surtout chez elle qu'on peut rencontrer des différences *colossales* dans les quantités de liquide contenues. Il n'en va pas de même des vessies normales, chez des individus bien portants : dans ce cas on peut parler de quantité moyenne, surtout si on considère uniquement la quantité susceptible de provoquer l'envie d'uriner, et si l'on se garde d'y comprendre la quantité d'urine que peut rendre un homme bien portant qui s'est retenu d'uriner plus ou moins longtemps.

Dans ce cas, et avec cette définition nettement tranchée, nous dirons comme tout à l'heure : c'est aux environs de 350 grammes que survient le besoin d'uriner quand la vessie se remplit spontanément d'urine.

Les physiologistes, d'ailleurs, s'ils se bornent à relater les résultats de leurs expériences, sont forcés de faire osciller la quantité en question dans de très larges proportions : en effet, l'expérimentation directe, le remplissage artificiel mettent la vessie dans des conditions très particulières, on peut presque dire anormales : Nous avons vu déjà que la rapidité de la distension influait notablement sur la rapidité d'élévation de la pression : d'autre part, une vessie qui vient d'être distendue rapidement revient moins vite sur elle-même, comme l'ont montré tous les auteurs en particulier Mosso et Pellacani. Aussi trouve-t-on presque toujours, en évacuant la vessie, que l'envie d'uriner cesse et que la pression baisse bien avant le retour à la quantité qui avait éveillé le besoin d'uriner, quelques instants auparavant. Nous ne dirons donc pas avec les physiologistes : la pression est tout, la quantité n'est rien. Mais l'élévation de pression est le phénomène principal, et la quantité qui la détermine, bien que certainement secondaire, lui est *sensiblement proportionnelle*, dans des limites assez étendues. Et même nous ajouterons que ces limites, quelque étendues qu'elles soient, doivent être connues du médecin qui, voyant d'un côté un malade en dehors de toute cause de cystite uriner habituellement pour 50 ou 100 grammes seulement, soupçonnera une pollakiurie nerveuse par exemple ; si, au contraire, les mictions sont rares et comprennent 500, 600 grammes et plus, d'une manière habituelle, il devra examiner son malade au point de vue nerveux, principalement au point de vue du tabes.

La capacité physiologique moyenne de la vessie n'est donc pas inutile à étudier et à apprécier, pourvu qu'elle soit conçue comme une quantité essentiellement susceptible de varier dans les limites très étendues que nous venons d'indiquer, en accordant même qu'elle peut encore les dépasser; car s'il est permis de calculer très approximativement cette moyenne à titre de renseignement et de repère, il serait absurde et anti-physiologique de vouloir assigner des limites à la capacité de la vessie.

E. Du besoin d'uriner

§ 1. — Théories.

Nous avons conclu qu'en moyenne, chez l'adulte sain, la vessie se contractait quand elle contenait 250 grammes d'urine à une pression variable entre $+10$ et $+20$, autrement dit que le besoin d'uriner se manifestait généralement avec 250 grammes à la pression 15.

Et d'abord, le besoin d'uriner, cette sensation bien connue et qu'il est inutile de décrire, a été diversement interprétée par les auteurs; trois grandes théories, sinon opposées, du moins assez différentes, tendent à l'expliquer.

La première en date est la *théorie de Küss* (1) suivant laquelle la vessie arrivée à un certain degré de plénitude, se contracte : cette contraction fait franchir au col de la vessie quelques gouttes d'urine qui pénètrent dans l'urèthre prostatique : or cette *muqueuse prostatique* est douée d'une sensibilité particulière, et le contact de l'urine détermine à son niveau « cette sensation cuisante connue sous le nom de besoin d'uriner ». Si nous ne sommes pas attentifs à ce sentiment de besoin, il se produit un réflexe, grâce auquel l'urèthre membraneux se contracte énergiquement, volontairement même, s'il est nécessaire, pour empêcher l'évacuation de l'urine. Si le besoin est écouté, nous relâchons notre sphincter membraneux, et la miction s'accomplit : sinon, des contractions péristaltiques se produisent, qui refoulent peu à peu l'urine dans la vessie, et le besoin disparaît ainsi, l'urine ayant quitté l'urèthre prostatique. Le besoin revient plus tard, dans les mêmes conditions, et, suivant le cas, on voit évoluer l'une ou l'autre série de réflexes aboutissant à la retenue de l'urine ou à la miction.

Cette théorie est acceptée par Beaunis (2), par Viault et Jolyet (3) : elle est néanmoins passible d'une objection considérable, c'est qu'elle

---

(1) Küss et Duval, *Physiologie*, 1re édition, 1872, p. 502.
(2) Beaunis, *loc. cit.*
(3) Viault et Jolyet. *loc. cit.*

n'est pas applicable à la femme, qui n'a pas d'urèthre prostatique, ni rien qui lui ressemble, et là on ne peut objecter que la vessie est moins bien fermée chez la femme par suite du peu de longueur de l'urèthre.

La femme peut toujours retenir son urine malgré le besoin d'uriner, et l'incontinence d'urine classiquement observée dans le rire et la toux, nous paraît tenir à toute autre chose qu'à l'impossibilité de résister au besoin d'uriner : il intervient là un élément spasmodique qui modifie les conditions de pression d'abord, mais probablement aussi d'occlusion ; peut-être faut-il invoquer là un de ces phénomènes d'inhibition signalés par M. le professeur Brown-Séquard. Quoi qu'il en soit, il n'y a pas eu *besoin d'uriner* à proprement parler, et ce n'est pas un besoin d'uriner excessif qui a déterminé l'issue de l'urine.

A côté de cette théorie se trouve une deuxième manière de voir, assez voisine, et qui est la suivante :

« Quand une quantité un peu considérable d'urine s'est amassée dans la vessie, et que la vessie a été par là même distendue, cette distension de la paroi vésicale produit sur les extrémités des nerfs sensibles périphériques de la vessie une excitation qui, par la moelle épinière, arrive au cerveau et donne alors la sensation de *plénitude de la vessie.*

Si la vessie est plus distendue par l'urine, des contractions plus fortes du detrusor se produisent par réflexe. Le detrusor, en se contractant, surmonte peu après le sphincter interne, et alors un peu d'urine passe dans le col de la vessie. Aussitôt que l'urine a pénétré dans le col de la vessie, le muscle sphincter externe et le compresseur de l'urèthre se contractent, en partie par réflexe, en partie aussi sous l'influence de la volonté, et empêchent une seconde pression de l'urine.

A ce moment se produit le *besoin d'uriner.* Le sphincter externe est alors paralysé par la volonté et l'urine s'écoule à plein jet (1).

Telle est l'opinion de la plupart des auteurs allemands, en particulier de Landois (2); quand la vessie est pleine, dit-il, les nerfs sensibles sont excités (*sensation de réplétion*); les parois se tendent, et, par suite de cette tension, l'orifice uréthral se dilate et laisse passer quelques gouttes dans l'urèthre prostatique.

Telle est également l'opinion de M. le professeur Mathias Duval (3).

Une troisième théorie a été proposée par M. le professeur Guyon pour expliquer le besoin d'uriner. Nous avons déjà dit, au début de ce travail, qu'il distinguait dans la sensibilité de la vessie, deux modalités : la sensibilité au contact et la sensibilité à la distension. En effet, pour lui (4) « dans la vessie normale la sensation de contact est nulle

---

(1) Ultzmann, *Maladies de la vessie.*
(2) Landois, *Physiologie, loc. cit.*
(3) Mathias Duval, *Physiologie,* Paris, 189?.
(4) Guyon, *Annales génito-urinaires,* 1887, *loc. cit.*

ou obtuse ; elle est nulle pour les liquides qui ne sont pas doués de propriétés irritantes ; elle est obtuse pour les corps solides... Au contraire la vessie répond *invariablement* par la manifestation plus ou moins vive du besoin d'uriner, à la mise en tension de ses parois... La contraction suit immédiatement la mise en tension, et le besoin d'uriner succède à la contraction, il résulte donc d'un certain degré de contraction... Les relations si étroites de ces deux phénomènes, contraction et production de la sensation, conduisent à penser que c'est surtout peut-être à la fibre musculaire en action qu'est due la mise en jeu de la sensibilité. »

Mosso et Pellacani et Duchastelet adoptent l'opinion de M. Guyon.

A cette théorie, ses adversaires objectent que la contraction d'un muscle lisse n'est pas par essence un phénomène sensible, que notre tube digestif, nos vaisseaux se contractent sans que nous en ayons conscience. C'est vrai, mais le tube digestif et les vaisseaux sont-ils bien dans les mêmes conditions que la vessie, muscle creux qui se contracte sur un contenu qui le distend, et absolument comparable non pas au tube digestif dont les mouvements sont péristaltiques, ni aux vaisseaux dont les tuniques musculaires ne s'appliquent pas davantage sur un contenu enclos de toutes parts, mais bien plutôt à l'utérus gravide dont les contractions sensibles ont pour synonyme bien expressif le mot *douleurs*. Il y a, dans la sensation du besoin d'uriner une contraction légèrement douloureuse (1), par ce fait que le muscle vésical est contracté sur un contenu incompressible, et que la contraction ne fait qu'élever la pression dans la cavité sans rien expulser sauf quand nous urinons. En effet, quand nous urinons les conditions changent : et si nous nous observons bien, nous nous apercevons qu'il en va tout autrement ; le muscle vésical se contracte bien pour évacuer le contenu de la vessie, mais à ce moment le contenu n'est plus incompressible, et la contraction a pour effet de le chasser peu à peu hors de la cavité vésicale.

Aussi la sensation est-elle tout autre et il nous suffit de rappeler avec quelle sensation, non plus de besoin, mais de bien-être s'accomplit la miction, surtout quand elle a dû être un peu longtemps différée : ce n'est pas la contraction douloureuse et stérile d'un muscle contracté par un contenu incompressible, tel l'utérus gravide ; c'est la contraction active et utile d'un muscle qui travaille efficacement à faire cheminer un liquide dans l'organisme, tel le tube digestif par ses contractions péristaltiques, tel le cœur, muscle creux aussi, mais qui se contracte toujours *utilement* pour expulser le liquide contenu dans sa cavité, en le chassant au travers des orifices valvulaires et artériels.

(1) *Colique vésicale,* suivant l'expression de M. Guyon.

Non content d'édifier cette théorie, M. Guyon la défend, et il montre que la théorie adverse soulève de nombreuses objections. Indépendamment de ce fait qu'elle explique seulement le besoin d'uriner chez l'homme et point chez la femme, elle est controuvée par de nombreuses expériences cliniques.

« Nous nous sommes souvent assuré expérimentalement, dit notre Maître (1), que l'urèthre prostatique est tout à fait insensible au contact des liquides. Nous avons varié nos expériences, tantôt en plaçant l'extrémité d'une sonde d'assez gros calibre dans l'urèthre postérieur et en y faisant passer un courant abondant de liquide qui pénétrait de là dans la vessie, tantôt en instillant dans cette même région quelques gouttes de liquide simple ou médicamenteux. Dans la première série d'expériences, le contact du liquide n'a jamais été senti, et l'envie d'uriner ne s'est manifestée que lorsque la quantité de l'injection a été suffisante pour établir la tension vésicale. Dans la deuxième série, le contact du liquide n'a pas été perçu davantage. D'ailleurs jamais les malades instillés au nitrate d'argent n'accusent l'envie d'uriner : c'est seulement quelques instants après l'instillation, quand le nitrate a pénétré dans la vessie, que l'envie d'uriner apparaît. »

A cela, les partisans de Küss répondent que cependant la présence de la sonde dans la région prostatique de l'urèthre détermine l'envie d'uriner. M. Guyon en convient parfaitement et il ajoute que dans la région prostatique, la sensibilité au contact des sondes, des corps solides, des pressions (par le toucher rectal) se montre, à l'état physiologique, un peu plus vive que celle du corps de la vessie. « Nous sommes en ce point d'accord avec ce qui est enseigné, dit-il, mais cette sensibilité ne se développe expérimentalement que sous l'influence des contacts durs ou des pressions; elle n'existe à aucun degré au contact des liquides. Ce ne peut donc être la pénétration de l'urine dans le fond de l'urèthre qui détermine le besoin d'uriner. »

§ 2. — Résistance au besoin.

En suivant pas à pas les différents temps de l'acte complexe qui constitue la miction, telle que nous l'avons décrite en commençant, nous avons déjà parcouru deux grandes étapes : 1° l'urine s'accumule dans la vessie; 2° à un moment donné, la quantité et la pression augmentant graduellement, le besoin d'uriner est perçu.

Il nous faut maintenant étudier comment, lorsque nous avons senti le besoin d'uriner et que nous ne voulons pas le satisfaire, nous pouvons y résister et comment l'envie peut disparaître, tout cela chez un

____

(1) Guyon, *Annales génito-urinaires*, 1887, p. 193. Sensibilité de la vessie à l'état normal et pathologique.

sujet normal et dans des conditions absolument physiologiques. Néanmoins nous nous arrêterons peu sur cette étude, n'ayant fait aucune expérience, aucune recherche à ce sujet.

De ce que nous avions dit au début de ce travail, à savoir que le nouveau-né et l'animal non domestiqué urinent dès qu'ils en sentent le besoin, nous pouvons facilement conclure que l'acte par lequel nous résistons au besoin d'uriner doit être un acte acquis par l'éducation, quelque réflexe qu'il paraisse au premier abord. Il semblerait en effet que, le besoin d'uriner se faisant sentir, cette sensation périphérique donnât lieu à une impression centripète qui, allant se réfléchir sur le centre médullaire de Budge (1), se transforme en impression centrifuge ou motrice allant commander la contraction énergique de l'appareil sphinctérien uréthro-vésical (2). Mais il n'en est rien, ou du moins l'occlusion vésicale n'est pas de nature réflexe, mais de nature automatique, ce qui est tout différent : tels sont les mouvements associés et acquis qui nous semblent être des réflexes et cependant n'en sont pas, comme le fait de marcher en lisant, celui de jouer du piano pendant que les yeux lisent la musique.

L'occlusion vésicale active est donc un acte qui autrefois a nécessité l'intervention de la volonté (3), et qui est devenu automatique et machinal, s'exécutant sans que nous en ayons bien nettement conscience. L'habitude nous a appris que besoin d'uriner signifie contraction de la vessie, que cette contraction a pour effet de vider la vessie ; l'habitude nous a également appris qu'il suffisait de contracter notre sphincter vésico-uréthral non seulement pour empêcher l'issue de l'urine, mais pour faire disparaître l'envie en quelques instants.

Quoi qu'il en soit, et quel que soit le mécanisme qui préside à l'occlusion vésicale active, il est un fait certain, c'est que, sous l'influence de cette occlusion, l'envie d'uriner disparaît graduellement après un laps de temps variable, mais qui peut aller jusqu'à plusieurs minutes, si l'envie a été forte. Un détail qui nous a paru digne de remarque dans nos expériences, c'est que l'envie provoquée par l'injection de liquide dans la vessie dure généralement très peu de temps : quelquefois à peine une demi-minute, rarement plus de trois minutes : elle commence à décroître, et la pression à baisser, presque au moment

---

(1) Budge, Physiologie du sphincter vésical. *Archiv. f. d. Gesammte Physiologie* 1872. (Résumé in *Revue des sciences médicales*, 1873, t. I, p. 42.)

(2) Cet appareil se composant, pour la plupart des auteurs : 1º du muscle sphincter lisse du col vésical ; 2º des fibres prostatiques formant sautoir au demi-cercle antérieur ; 3º du sphincter strié qui entoure la partie membraneuse de l'urèthre (sphincter uréthral proprement dit).

(3) Nous prenons le mot *volonté* dans son sens physiologique le plus large, en étendant son acception jusqu'à l'instinct le plus obscur, et seulement pour l'opposer aux actes réflexes.

précis où le piston de la seringue cesse de pousser. Il semble que cette envie, par remplissage artificiel de la vessie, soit aussi rapide à disparaître qu'elle est prompte à se manifester ; ce qui montre une fois de plus, comme nous l'avons déjà fait remarquer, que la vessie sur laquelle on expérimente par remplissage artificiel n'est pas exactement dans les conditions physiologiques, et qu'il faut se méfier de ses réponses, ne les acceptant que sous bénéfice d'inventaire, et souvent en les interprétant.

F. — Évacuation de la vessie.

§ 1. — Contractions d'ensemble et contractions partielles.

Comment va se produire l'évacuation de la vessie ? La question est complexe, et mérite d'être étudiée sous ses différents aspects : tout d'abord, au point de vue purement mécanique, quand l'excitation motrice est venue commander le mouvement au muscle expulseur vésical, ce muscle se contracte *utilement* (ce qui fait qu'à la sensation de besoin fait place une sensation de bien-être) et l'urine est expulsée en totalité.

La plupart des auteurs admettent, avec M. Guyon, que la vessie de l'homme se contracte et expulse son contenu en rapprochant sa paroi antérieure de sa paroi postérieure, comme les deux mains qui se joignent ou comme un portefeuille qu'on replie. Il en résulte que, lorsque la vessie est vide (et le fait a été vérifié bien des fois sur le vivant et sur le cadavre) elle présente une cavité virtuelle aplatie antéro-postérieurement et pas du tout la forme de la vessie du chien, qui revient sur elle-même, comme un ballon qui se dégonfle, et qui arrive à ne plus former, quand elle est vide, qu'un petit nodule dur et rétracté.

A côté de cette contraction d'ensemble, qui est la règle dans la vessie normale pour l'évacuation de l'urine, on observe souvent, soit *de visu*, chez le chien, dans les expériences où l'abdomen est ouvert — soit, sur le vivant dans la lithotritie des contractions partielles de la vessie : les différents faisceaux qui constituent la musculature vésicale sont, un peu comme ceux de la musculature intestinale, susceptibles de se contracter séparément ; ces contractions partielles au cours de la lithotritie ont été depuis longtemps signalées par M. Guyon : c'est à peine s'il se passe une opération de ce genre sans que notre Maître fasse remarquer que le bec de son lithotriteur rencontre tout d'un coup une saillie qui n'existait pas l'instant d'avant : le plus souvent c'est le bas-fond qui se soulève et semble se contracter seul. Nous avons nous-même éprouvé cette sensation d'une bride musculaire se constituant extemporanément pour disparaître de même, en explorant des vessies de calculeux à l'aide de l'explorateur métallique. Il semble que ces contractions partielles soient plutôt la réponse ordinaire de la vessie à la sensation de contact, comme celle que produit l'instrument rigide, et qu'on la rencontre aussi plus souvent dans les vessies de calculeux. Ainsi, dans telle lithotritie que nous pourrions citer, chez un homme de quarante-cinq ans qui avait fait un calcul secondaire à la suite d'une cystite blennorrhagique devenue chronique, M. Guyon rencontra, pendant presque toute la durée de l'opération, une bride située dans le plan horizontal (parallèle au plan du lit) qui formait comme un toit au-dessus de la moitié gauche du bas-fond vésical, et le forçait, toutes les fois qu'il voulait relever ou abaisser le bec du lithotriteur, de tourner du côté droit, où rien de semblable n'existait. Nous ne pouvons mieux faire, pour donner une idée de ces contractions partielles au cours de la lithotritie, que d'emprunter à Duchastelet (1) la relation d'une lithotritie pendant laquelle il prit quelques observations intéressantes.

« Le malade (soixante-neuf ans, bonne santé générale) étant chloroformé, on introduit dans la vessie la sonde évacuatrice de l'urine, le manomètre marque + 10 et l'on extrait 60 grammes d'urine. On pousse alors une injection d'eau boriquée de 200 grammes, et la tension manométrique est de + 20, le malade étant profondément endormi (2). Au cours de la lithotritie, on cesse pendant quelques instants le chloroforme ; on remarque alors que le malade urine quelques gouttes autour du manche du lithotriteur, ce qui indique une contraction de la vessie ; en même temps, on constate que la forme du champ opératoire vésical s'est modifiée : le bas-fond s'est soulevé. Il est maintenant impossible de retourner l'instrument, qu'en l'absence de contraction on pouvait faire pivoter dans tous les sens ; le bec ne peut plus être retourné par en bas, de droite à gauche et réciproquement ; il est arrêté par le bas-fond soulevé, et le talon lui-même est en contact avec la paroi postérieure qui semble s'être avancée vers le col. Dans ces conditions, le champ opératoire utilisable est devenu plus petit ; il est presque impossible de saisir les fragments du calcul. Le manomètre marque alors 120, et sous cette forte tension le malade commence à se réveiller davantage et à pousser quelques cris. Après l'administration d'une nouvelle dose de chloroforme, tout rentre dans l'état normal : la tension tombe à + 20, et l'on peut de nouveau, le bas-fond vésical n'étant plus tendu, retourner le lithotriteur dans tous les sens, et saisir les fragments avec facilité. »

M. le professeur Guyon (3) résume ainsi ses observations faites pendant la lithotritie : « La contraction commence par la paroi pos-

---

(1) Duchastelet, Thèse citée, p. 92.

(2) La tension vésicale avait été notée quelques jours avant l'opération, et l'on avait trouvé que le besoin d'uriner survenait à 200-250 grammes, avec pression + 25.

(3) *Gaz. hebd.*, janvier 1884.

térieure qui s'avance comme un éperon, le bas-fond se soulève, et le sommet de la vessie se rapproche du col. Tous les diamètres de la vessie tendent donc à s'effacer, excepté le diamètre transversal. »

Born (1) a également observé « que si on introduit son doigt dans le rectum d'un sujet, et qu'on lui demande d'uriner, on sent, au début, toute la vessie se presser contre le plancher du bassin ; puis viennent des contractions musculaires rythmées, tout à coup *la vessie s'élève*, surtout à l'entour de la prostate, d'arrière en avant, et l'urine commence à couler. »

§ 2. RELACHEMENT DE L'APPAREIL SPHINCTÉRIEN.

Quoi qu'il en soit, pour expulser son contenu, la vessie saine présente des contractions totales ou d'ensemble.

Mais pour permettre cette évacuation de la vessie, il a fallu cette fois que l'appareil sphinctérien vésico-uréthral fût relâché. C'est l'opinion de la plupart des auteurs, c'est celle que notre Maître M. le professeur Guyon formulait déjà en ces termes en 1884 : « Le sphincter de la vessie (décrit par Sappey) appartient à la vie organique : il est formé de fibres lisses, et s'il ferme la vessie par sa contraction tonique, par sa tension constante, il ne saurait entrer, sous l'influence de la volonté, en état de résistance suffisamment active, lorsque se manifeste le besoin d'uriner. Il serait plutôt le *complice* de la miction que son antagoniste. Le tiraillement exercé sur ses fibres par la distension a été le signal du besoin ; il ne saurait empêcher les effets de la contraction du muscle vésical, auquel il appartient anatomiquement et physiologiquement. C'est au sphincter antérieur qu'est dévolue la résistance. »

Par contre, M. Guyon fait souvent observer combien la miction devient difficile dans les cas de spasme de l'urèthre membraneux, autrement dit de contracture de l'appareil sphinctérien. Telle n'est pas cependant l'opinion de Mosso et Pellacani (2) ; ces auteurs pensent, comme Galien, que la vessie est comme l'estomac et l'utérus (ces viscères en se contractant sur leur contenu ferment leurs orifices) ; ils ont expérimenté pour voir si à la contraction du muscle expulseur correspondait le relâchement du sphincter vésico-uréthral, et de leurs expériences sur des chiens normaux, curarisés et chloroformés, ils concluent ceci : « Au moment où se produit une contraction des parois de la vessie, nous avons observé qu'il est nécessaire d'augmenter la pression de l'eau vis-à-vis du sphincter, afin que l'eau puisse pénétrer dans

(1) Born, *loc. cit.*, 1886.
(2) Mosso et Pellacani, *loc. cit.*

la cavité de la vessie. Lorsque la contraction de la vessie commence, son sphincter ne se relâche pas, mais au contraire le passage de l'urine à travers le sphincter devient plus difficile. C'est seulement par la progression des contractions vésicales, que la pression du liquide contenu dans la cavité de cet organe devient capable de surmonter la résistance plus grande présentée par le sphincter de la vessie, et que l'on obtient l'émission de l'urine. » C'est donc une lutte entre l'expulseur et le sphincter, lutte dans laquelle l'expulseur finit toujours par triompher. En présence de cette opinion des auteurs italiens, nous pouvons signaler un fait qui nous semble plaider contre leur affirmation : dans les lavages de la vessie pratiqués à canal fermé et à forte pression (lavages au permanganate de potasse pour les cystites blennorrhagiques, par exemple), il est de règle, pour savoir si le liquide pénètre dans la vessie, et avec quelle rapidité, de conserver une bulle d'air comme indice dans la partie large de la canule de verre qui sert à ces lavages. Ordinairement la bulle d'air reste immobile. Mais chez la plupart des sujets, quand on leur commande de faire comme s'ils voulaient uriner, on voit la bulle index s'abaisser vers la vessie, comme si, le sphincter se relâchant en ce moment, le liquide pénétrait plus facilement et partant plus rapidement dans la vessie.

Ce fait semble bien confirmer l'opinion contraire à celle de Mosso et Pellacani, à savoir qu'à la contraction du muscle expulseur vésical correspond le relâchement de l'appareil sphinctérien, son *complice*.

Ces mêmes lavages de la vessie nous ont appris un autre détail, c'est que, pour triompher de la contraction (ou tonus) de l'appareil sphinctérien vésico-uréthral, en dehors de l'expérience que nous relations tout à l'heure, il faut au minimum 80 centimètres de pression ; c'est-à-dire que le réservoir de liquide doit être placé à 80 centimètres au moins au-dessus de la vessie.

Ce chiffre de 80 centimètres, nous l'avons retrouvé dans quelques recherches cadavériques que nous avons essayées à l'École Pratique : nous injections de l'eau par l'uretère, au moyen d'un entonnoir fixé à l'extrémité d'un tube de caoutchouc, et nous notions à quel chiffre l'eau s'écoulait par l'urèthre : sur deux cadavres d'hommes nous trouvâmes $0^m,80$ et 1 mètre.

Heidenhaim et Colberg, cités par Born (1), ont expérimenté dans ce sens pour savoir quelle pression était nécessaire, chez le chien, pour triompher de l'appareil sphinctérien.

Or, dans leurs expériences, ils ont trouvé sur le chien mâle 73 centimètres et 110. Sur le lapin mâle, 30 et 28 centimètres, les animaux étant vivants. Puis l'animal étant sacrifié rapidement, ou la vessie énervée par

____

(1) Born, *loc. cit.*

des sections appropriées, la pression nécessaire à forcer le sphincter tombe à 38 et 20 centimètres chez les chiens, 15 à 13 centimètres chez les lapins.

Les mêmes expériences, ont été reprises par Uffelmann et par Sauer. Uffelmann a trouvé, sur deux lapins mâles vivants 36 et 35 centimètres, morts 9,5 et 5 centimètres.

Rosenthal (1) a trouvé que le sphincter, en état de rigidité cadavérique, résistait jusqu'à 150 centimètres de pression, chez l'homme, Rosenthal et Von Wittich (2) trouvèrent sur le cadavre d'un homme de 20 ans, que la pression, après écoulement de quelques gouttes d'urine, était encore de 8 centimètres.

Enfin Giannuzzi et Nawrocki (3) virent sur un total de quinze expériences que, « sur un chien mâle, de taille moyenne, dans l'état normal, on avait besoin d'une pression de 63 centimètres d'eau pour déterminer l'écoulement continuel.

« Après avoir coupé les nerfs et attendu au moins une demi-heure pour laisser s'éteindre l'irritation causée par la section, on n'avait plus besoin que de 34 centimètres pour produire le même effet. Après la mort de l'animal, nous n'avons observé l'écoulement que sous la même pression de 34 centimètres. Chez une chienne nous avons obtenu, dans les mêmes conditions, 72 centimètres dans l'état normal et 22 centimètres après section des nerfs. »

Si donc le sphincter uréthro-vésical se contractait en même temps que le muscle expulseur vésical, ce dernier devrait développer une contraction supérieure à celle du sphincter, et la pression serait celle qu'ont trouvée la plupart des auteurs, comme étant nécessaire à triompher du sphincter sur le vivant ; malheureusement les chiffres manquent, parce que les expériences manquent bien entendu sur l'homme vivant. Cependant, puisque nous sommes réduits aux hypothèses, peut-être pouvons-nous arriver indirectement à la solution que nous cherchons : dans un travail publié en avril 1894 dans les *Archives de physiologie*, nous avons essayé de calculer quelle pression une vessie normale doit développer pour uriner, et nous avons trouvé + 25. La contraction du sphincter vésical est cependant capable de résister à des pressions beaucoup plus élevées; par conséquent il ne saurait être forcé par une pression si faible : *il est évident qu'il se relâche.*

§ 3. — GRAPHIQUE DE LA CONTRACTION VÉSICALE.

La question de la contraction ou du relâchement du sphincter pen-

(1) Cité par Born (*ibid.*).
(2) *Ibid.*
(3) Giannuzzi et Nawrocki, *C. R. Acad. des sciences*, 1863, p. 1101.

dant la contraction de l'expulseur est donc loin d'être tranchée. Mais nous avons bien vu, dans nos expériences, à quelles pressions la con-traction de l'expulseur pouvait faire monter le contenu de la vessie. Chez des individus normaux (ou sensiblement normaux comme peu-vent l'être des rétrécis), nous avons vu la pression monter jusqu'à 145 centimètres d'eau, et sans aucun effort abdominal (observation 6) ; presque toujours, pour peu que nous poussions l'expérience jusqu'à une envie un peu forte, nous obtenions des pressions de 50, 60, 80. Quatre fois la sonde fut expulsée avec les pressions 67, 50, 40 et 39. Cinq fois l'urine s'écoula à côté de la sonde, avec des pressions 145, 80, 49, 32, 32. On voit ainsi que l'issue de la sonde ou de l'urine, qui ne se pro-duit que lorsque le malade a une forte envie, peut se produire avec des pressions bien différentes. Ce qu'il y a de remarquable, c'est que cette issue d'urine et cette expulsion de la sonde s'est presque toujours pro-duite chez des individus normaux et rarement chez d'autres. Et cepen-dant nous avons vu, chez des malades, des prostatiques, par exemple, la pression atteindre 130 et 138 sans rien expulser. D'ailleurs rien n'est variable comme l'excitabilité de la vessie, et nous avons vu tel malade qui avait expulsé sa sonde à la pression + 67, ne pas dépasser une autre fois la pression + 26.

Il y a d'ailleurs une remarque à faire dans cet examen de la contrac-tilité : quand on injecte du liquide dans la vessie, on voit d'abord le manomètre monter peu à peu, graduellement et presque proportion-nellement à la quantité injectée ; la colonne d'eau oscille peu ou point, et ses oscillations sont seulement en rapport soit avec la respiration, soit avec les mouvements que fait le malade, s'il vient à parler ou à gesticuler (ce qu'on doit, bien entendu, lui interdire formellement), puis, tout en montant, elle atteint des chiffres de plus en plus élevés : comme le fait remarquer M. Guyon (1), « le sujet en expérience ne témoigne du besoin d'uriner que lorsque l'expérimentateur a déjà constaté l'établissement et l'augmentation progressive de la pression ». Mais il faut bien le remarquer, cette élévation de pression a été essen-tiellement progressive, graduelle et lente ; c'est seulement quand l'en-vie est déjà annoncée que la pression présente des ascensions rapides et des oscillations étendues ; alors, comme on peut s'en assurer, on voit que le manomètre indique des variations souvent étendues, des écarts de pression pouvant aller jusqu'à 33 centimètres (de 34 à 67, obs. 2), 42 (10 à 52, obs. 4) et même 110 (de 35 à 145, obs. 6). Ces faits sont encore plus remarquables sur les tracés recueillis au manomètre enregistreur. On en voit un exemple sur le tracé intercalé page 54.

Ces ascensions considérables indiquent des contractions du muscle

(1) Guyon, *Annales génito-urinaires*, 1887 (*loc. cit.*).

vésical, tandis que l'élévation graduelle de la pression est généralement regardée comme indiquant de simples changements de tonus. Mosso et Pellacani (1), qui se sont le plus occupés de cette question, pensent que : « Lorsque le raccourcissement des fibres lisses atteint un degré extrême de lenteur, de façon à avoir des minutes premières sur

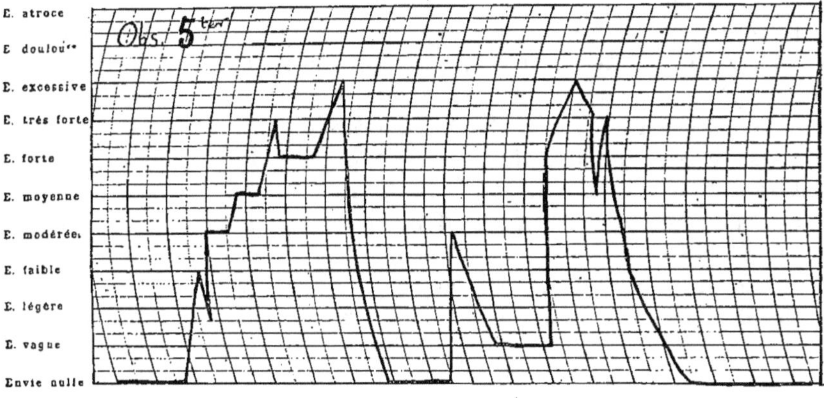

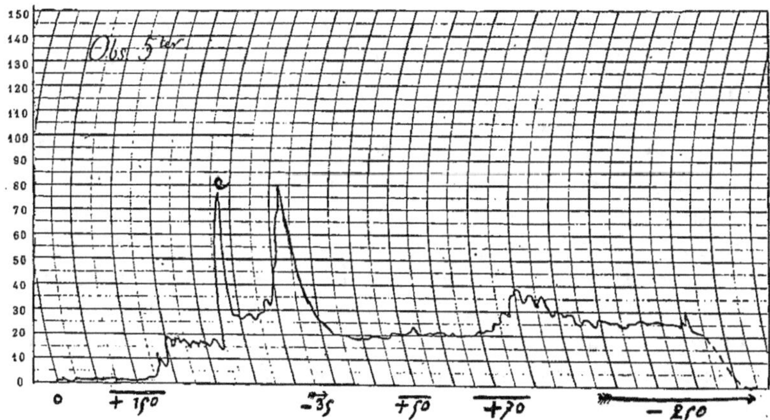

l'abscisse au lieu de secondes, dans ces cas il paraît plus approprié de parler d'un *changement de tonus*. Dans l'état actuel de nos connaissances, nous n'avons aucune raison pour distinguer les contractions proprement dites des changements de tonus dans les muscles de la vessie ; et nous pouvons retenir ces deux noms comme des expressions de degrés différents d'un même processus. » Cette définition du tonus

(1) *Loc. cit.*

par rapport à la contraction nous semble parfaitement justifiée, et nous adoptons pleinement cette manière de voir.

En somme, jusqu'au moment où le sujet accuse le besoin d'uriner, il n'y a guère que des changements de tonus (contractions lentes et insensibles) : quelquefois même, dans toute une expérience, on ne peut obtenir autre chose que des changements de tonus ; cela se voit sur la plupart des tracés recueillis au manomètre enregistreur chez des névropathes. Mais il est rare que, chez un sujet normal, la vessie n'arrive pas assez vite à exécuter quelques contractions sensibles au manomètre. Alors la courbe change : la pression monte de 5, 10, 30 centimètres, quelquefois jusqu'à un mètre et plus, indiquant ainsi une contraction du muscle vésical. Ces oscillations sont surtout remarquables quand, la vessie étant remplie d'une quantité moyenne de liquide (200 à 300 par exemple) les oscillations se font à une quantité donnée, le robinet de remplissage étant fermé : on voit alors la colonne d'eau osciller dans le manomètre et présenter plusieurs mouvements successifs d'ascension et de descente, d'amplitude variable, rarement moins étendus que 3 à 4 centimètres et pouvant atteindre un mètre et plus comme nous l'avons observé.

Ces contractions peuvent se produire presque à vide, et par contact (obs. 5). Mais, sauf ce cas, c'est à partir de 175 et 200 qu'on les voit surtout se dessiner. La contraction qui donna + 145 fut obtenue à 300 grammes de liquide.

Toutes choses égales d'ailleurs, la rapidité avec laquelle le liquide est injecté est une cause qui influe non seulement sur la rapidité de production mais aussi sur l'amplitude des contractions.

Un fait digne de remarque, c'est que ces contractions si intenses quelquefois, n'impliquent pas forcément une envie extrêmement vive.

Sur douze expériences de normaux ou sensiblement normaux, dans deux cas seulement l'envie fut *extrêmement forte*. Dans six autres elle fut *forte* et dans quatre, ordinaire ou *moyenne*. Nous verrons dans la deuxième partie qu'il en est tout autrement chez certains urinaires ou faux urinaires.

Un élément également important dans l'étude de ces contractions vésicales, c'est leur durée : cette durée est différente aussi dans les cas pathologiques. Normalement, nous avons pu vérifier que, comme l'ont dit Mosso et Pellacani, les contractions les plus courtes durent six secondes. Quelques-unes nous ont paru durer cinq secondes seulement ; le plus souvent c'était six, huit, dix et quinze secondes ; c'est là la durée d'une seule contraction, c'est-à-dire depuis le moment où le manomètre commence de monter jusqu'à celui où il commence à descendre. Mais pendant une contraction un peu énergique de la vessie, lorsque l'envie est nettement accusée, il est rare qu'on n'observe pas

plusieurs envies consécutives, et l'ensemble de ces oscillations et de
ces contractions peut aller jusqu'à deux et trois minutes dans une
vessie normale : après quoi, ou bien l'urine s'écoule à côté de la
sonde, ou la sonde est expulsée, ou au contraire la colonne d'eau des-

Obs. 1 *bis*.

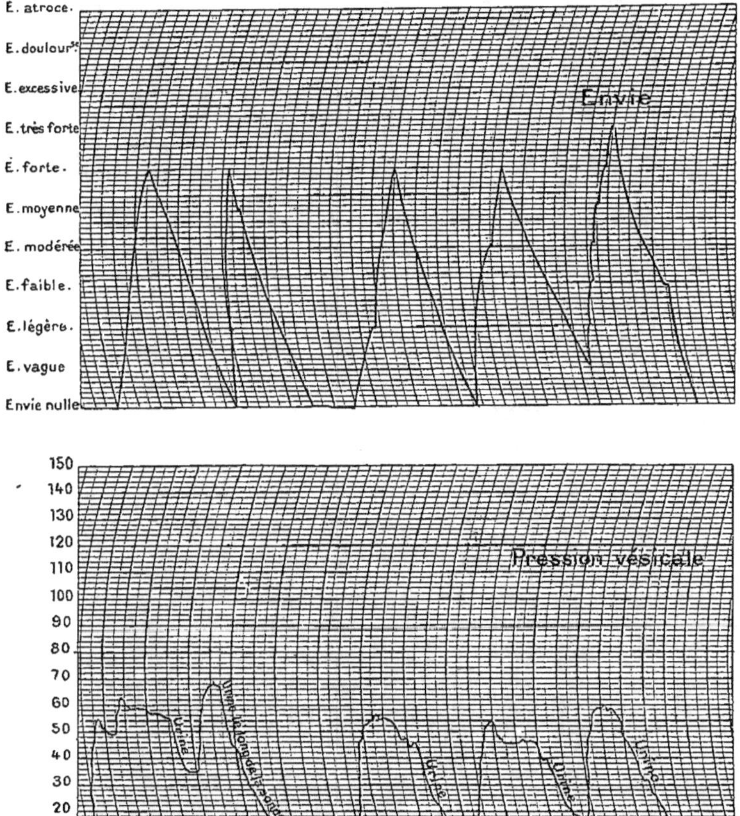

cend, et l'envie disparaît ou tout au moins se calme. Ces envies subin-
trantes, ces retours offensifs de l'envie sans que l'on ait injecté de
nouvelles quantités de liquide, sont caractéristiques des vessies qui se
contractent bien. Nous verrons plus tard que chez les mauvaises
vessies, la contraction ne reparaît que si on injecte une nouvelle quantité de liquide. Mosso et Pellacani (1) ont également observé cette disparition du besoin d'uriner quand on laisse là contraction s'épuiser

(1) Mosso et Pellacani, *loc. cit.*, p. 313 et suivantes.

pour ainsi dire d'elle-même en efforts inutiles. Plus la lutte est longue,
c'est-à-dire plus l'ensemble, la série des contractions dure, plus on
peut dire que la vessie est bien musclée, et fortement contractile. Les
vessies normales et celles des rétrécis jeunes sont de beaucoup les plus

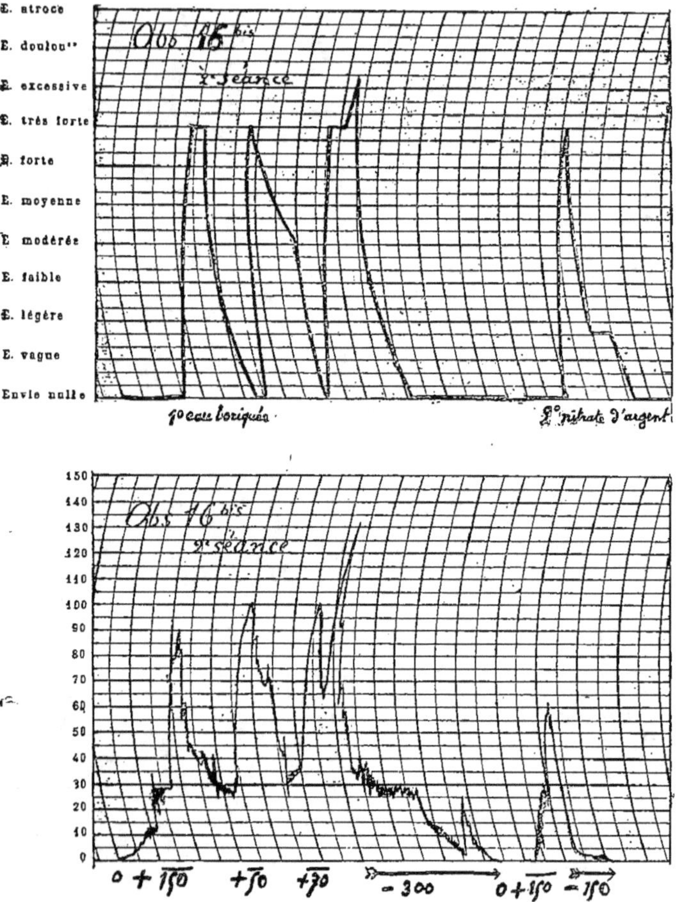

contractiles (à quelques rares exceptions près). Ce qui est certain, ce
que nous ne saurions trop répéter, c'est que, chez un sujet normal,
on peut conclure, du simple examen manométrique, si le sujet a
envie ou non, et réciproquement on lit sur le visage du sujet que la
pression augmente ou diminue dans le manomètre : l'envie augmente
quand la pression monte, elle se calme quand le manomètre descend.

Il est cependant à noter que, lorsque la contraction baisse un peu pour
reprendre ensuite, sans descendre beaucoup par conséquent, l'envie

ne diminue pas dans la même proportion, elle semble uniforme (1).

A côté de ces oscillations, plus ou moins étendues, il en est d'autres qui sont absolument indépendantes de la contraction vésicale, et qui sont en rapport avec les variations de la pression abdominale. Citons tout d'abord les oscillations synchrones aux mouvements respiratoires. Mosso et Pellacani, expérimentant avec un outillage des plus perfectionnés et des plus précis, tel qu'on peut l'obtenir dans un laboratoire de physiologie, ont vu que, dans la respiration ordinaire, la pression vésicale variait de 15 à 20 millimètres d'eau.

Notre appareil, moins perfectionné, moins sensible aux pressions rapidement produites et rapidement disparues, ne nous a pas montré d'oscillations correspondant aux mouvements respiratoires normaux ; mais quand le sujet respirait un peu fort nous avons vu osciller la colonne d'eau de un à deux centimètres. Nous avons été frappé de ce fait que les mouvements respiratoires n'étaient pour ainsi dire pas appréciables sur les tracés d'hommes encore jeunes, à vessie même peu contractile comme celle des névropathes.

Au contraire, des vieillards, surtout des distendus (obs. 16 *bis*) fournissent un tracé qui oscille perpétuellement, et dans une étendue de 3, 4, quelquefois 10 et 12 centimètres, comme si la vessie chez eux n'était plus qu'un réservoir à parois flasques, subissant passivement les changements de pression de l'abdomen.

Quant au sens de cette oscillation, comme pour la pression abdominale, dont elle dérive d'ailleurs, il est inverse de l'augmentation et de la diminution de la pression intrathoracique ; la pression abdominale et vésicale augmente dans l'inspiration, et diminue dans l'expiration, sauf dans l'expiration active, qui confine à l'effort.

G. — Quelle pression la vessie doit-elle développer pour effectuer la miction ?

De toutes ces expériences, de toutes ces données, laissant de côté la question de savoir si l'expulseur doit ou non triompher de la résistance du sphincter, et quelle est la résistance de ce sphincter, essayons maintenant de déduire sous quelle pression moyenne nous urinons, en d'autres termes quelle est la pression que doit fournir le muscle vésical pour que l'évacuation de la vessie s'accomplisse. La question est extrêmement délicate, et nous avons essayé de la résoudre dans notre travail des *Archives de physiologie* (2). Mais on ne peut donner que des

(1) Voyez le tracé des observations 6 *bis* et 8 *bis*, où l'envie forme un plateau, tandis que la pression oscille.
(2) Genouville, *Arch. phys.*, avril 1894.

chiffres approximatifs. Tout d'abord, comme l'envie la plus légère s'accompagne en moyenne d'une pression $+15$, il est permis de supposer que la pression ne baisse pas quand la miction vient à s'exécuter, elle monterait plutôt alors, car l'envie devient plus aiguë au moment où va débuter la miction ; tout au plus, la pression baisserait-elle avec l'envie au cours de la miction, comme nos tracés le montrent. Comme chiffre maximum, nous pouvons donner la pression à laquelle nous avons vu, sous l'influence d'une contraction énergique accompagnée d'envie violente, l'urine s'écouler le long de la sonde, ou même la sonde expulsée de la vessie. Le chiffre le plus bas que nous ayons constaté dans ce cas fut $+32$, et une seule fois, il dépassa $+80$. Ce serait donc probablement au-dessus de $+15$ et un peu au-dessous de $+32$, c'est-à-dire à $+25$ en moyenne, qu'on pourrait fixer approximativement le chiffre de la pression dans une vessie qui commence à uriner.

Cette évaluation approximative nous paraît encore confirmée par les expériences dont nous avons parlé page 51 et 52, et qui ont été pratiquées par un grand nombre de physiologistes, en vue de calculer la résistance du sphincter uréthral. Ces recherches montrent que, lorsque la vessie et le sphincter sont énervés, il ne faut guère plus de 25 à 30 centimètres de pression pour produire l'écoulement de l'urine chez les animaux. Il va sans dire que nous n'avons pas à nous préoccuper de la pression nécessaire à forcer l'urèthre dont l'innervation est conservée, et qui, par conséquent oppose une résistance active ; en effet, comme nous l'avons vu (page 52) le sphincter se relâche pendant la miction.

Le minimum de pression nécessaire pour uriner ne doit pas être supérieur à ce chiffre, car il y a nombre de faux urinaires à canal sain, et dont la vessie (même aidée de la pression abdominale) est incapable de dépasser cette hauteur. Ils urinent cependant. Par contre, toute vessie qui, au cours d'une expérience, ne monte pas au moins à $+15$, $+20$, est une vessie qui se vide difficilement.

Il est bien entendu que cette moyenne de $+25$ est celle que présente la vessie de l'homme sain, qui n'a ni rétrécissement, ni spasme, ni prostate hypertrophiée, en un mot, dont le canal est parfaitement libre. En effet, chez les urinaires, la vessie peut être obligée de fournir une contraction plus considérable : la miction peut ne s'effectuer qu'avec 80, 100, 150 de pression, et chez tel rétréci qui urinait par regorgement (rétention incomplète avec distension), nous avons pu voir, après uréthrotomie interne, la vessie monter facilement à $+130$, $+145$. Il est évident que chez ce malade, avant que sa vessie se laissât distendre, il s'était produit de pareilles contractions, peut-être plus énergiques encore, et que même les muscles abdominaux, dans des efforts intenses, avaient ajouté leur contraction à celle de la vessie et contribué à élever encore la pression vésicale. Mais là, il y avait obstacle dans l'urèthre et ce n'étaient plus les conditions normales de la miction.

Nous essayerons, dans la deuxième partie de ce travail, de trouver si cette pression minima d'expulsion varie dans les différentes classes d'urinaires, et de combien elle varie.

H. Influence de la pression abdominale

§ 1. — INFLUENCE DE LA PRESSION ABDOMINALE EN GÉNÉRAL.

Il est tout d'abord intéressant de connaître les différentes phases par lesquelles est passée cette question de la pression abdominale :

Plempius (1), cité par Born, regardait la pression abdominale comme indispensable ; l'urine est chassée, dit-il, sous l'influence des muscles de l'abdomen, qui pressent l'hypogastre.

Haller (2) soutient seulement que l'inspiration précède toujours la miction : « Quand la vessie est affaiblie et paralysée, dit-il, c'est en vain que nous rassemblons toutes les forces de la respiration : cela n'aboutit à rien. »

Cette opinion est celle qui a prévalu jusqu'aux travaux de Mosso et Pellacani, qui ont montré que la pression abdominale *pouvait* aider à l'expulsion de l'urine, mais qu'elle n'était pas indispensable.

Par contre, Le Gros-Clark (3), affirme que la contraction des muscles abdominaux, loin de favoriser la contraction de la vessie, est au contraire, un obstacle à cette contraction. C'est là une idée bien originale, et qui demanderait tout au moins à être contrôlée et appuyée par des expériences mais cet auteur, n'en a point fait.

P. Dubois (4) a fait des expériences, qui l'amènent à penser que la pression vésicale est assez indépendante de la pression abdominale : la pression abdominale n'influe guère sur la vésicale que quand elle augmente : si elle diminue, les gaz de l'intestin se dilatent, et la pression vésicale change peu. Mais l'influence de la pression abdominale se montre, d'après ses expériences, d'une manière tout à fait évidente dans les cas où la pression est augmentée pathologiquement, par exemple dans le cas d'ascite ou de météorisme. Il a trouvé, dans tous les cas d'ascite, la pression vésicale remarquablement augmentée, aussi bien que la pression rectale, qui alors était à peu près double de la normale.

Schwarz (de Stuttgart) revient à la théorie de Plempius et pense que

(1) Plempius, *Fundamenta medicinæ Lovaini*, 1614, p. 1.
(2) Haller, cité par Born (*loc. cit.*).
(3) Le Gros-Clark, *Journal of Anat. and Phys.*, 1883, p. 412.
(4) P. Dubois, *loc. cit.*

ce n'est pas la contraction du detrusor, mais bien la pression abdominale, qui effectue la miction (1).

Si maintenant nous examinons la question au point de vue purement expérimental, nous allons étudier d'abord quelle est la part que prend la pression abdominale dans le chiffre indiqué par le manomètre comme pression vésicale; en d'autres termes, quelle pression faut-il défalquer de la pression vésicale totale pour avoir la pression vésicale nette et réelle ?

Nous avons fait, à ce sujet, quelques expériences, qui nous ont semblé des plus concluantes. Malheureusement, elles n'ont pu être faites sur des sujets normaux, mais la santé générale était assez bonne et l'intégrité des organes urinaires assez complète pour que nous puissions regarder ces résultats comme très approchant de la réalité.

Nous avons vu ainsi qu'au début de l'expérience, et tant que la pression vésicale indique seulement des changements de tonus, la pression abdominale entre pour quelques centimètres d'eau dans la pression vésicale totale (à moins que ce ne soit la pression vésicale qui, par suite de la dilatation de la vessie, augmente la pression abdominale).

Mais, ce qui frappe immédiatement à la lecture de ces tracés, c'est que *les deux pressions abdominale et vésicale ne sont pas intimement liées, et que l'une peut monter pendant que l'autre descend, et réciproquement.*

D'autre part, si les pressions vésicales basses sont toujours sensiblement parallèles et proportionnelles aux pressions abdominales, le parallélisme disparaît complètement quand surviennent des contractions vésicales. Dans ce cas, la pression vésicale peut monter jusqu'à 1 mètre, sans que la pression abdominale s'élève à peine à 50 centimètres et d'autre part, un effort, même considérable, amène toujours dans la vessie une pression bien supérieure à celle indiquée par le manomètre abdominal, d'où on peut conclure ou bien que la pression abdominale s'est ajoutée à la pression vésicale déjà existante, ou bien que l'augmentation de pression abdominale a eu pour effet de faire contracter la vessie. La première hypothèse est celle qui nous paraît la plus plausible, car l'effort, sauf quand il est prolongé, ne produit pas toujours l'envie d'uriner, et entre deux pressions vésicales, l'une de 1 mètre, produite par effort, et l'autre de 50 centimètres produite sans effort par la vessie seule, nous n'hésiterions pas à affirmer, pour l'avoir vu constamment, que la deuxième, quoique plus faible, est sûrement accompagnée d'envie, tandis que la première, beaucoup plus forte, peut ne s'accompagner que d'une envie faible ou même nulle; et la preuve, c'est que, dans le premier cas, la pression monte avec la len-

(1) Schwarz, Zeit. f. Geb. u. Gyn. 1886. Voyez dans notre chapitre *Historique*, page 21, l'analyse de ce travail.

teur de la contraction lisse, qu'elle reste quelques secondes à son acmé, puis descend lentement, tandis que la pression dans laquelle l'effort est entré en ligne de compte, monte rapidement, dure juste autant que l'effort, et redescend rapidement, aussitôt après qu'il a cessé : c'est qu'elle est produite par la contraction de muscles striés. Ces diffé- rences sont parfaitement appréciables sur nos tracés des observations *bis*, recueillies au manomètre enregistreur.

Une dernière preuve expérimentale nous semble bien concluante pour prouver que l'influence de la pression abdominale sur la vésicale est très relative : dans les quelques expériences dans lesquelles nous avons examiné simultanément les deux pressions, nous avons vu que la pression vésicale oscillait dans des limites beaucoup plus étendues (de 0 à 150) que la pression abdominale (20 à 60). Par conséquent, dès que la pression vésicale dépasse 40 centimètres, on peut être sûr que les parois vésicales se sont contractées.

Ce que nous venons de dire laisse à penser que la pression abdomi- nale, quand elle vient se surajouter à une pression vésicale existant sans envie d'uriner, ne produira pas davantage cette envie. Nous croyons, en effet, d'après nos expériences, que, dans la grande majo- rité des cas, toute augmentation de pression qui n'est pas due à la con- traction des parois vésicales est pour ainsi dire nulle et non avenue sous le rapport de l'envie. Peut-être faut-il faire exception pour l'augmentation de pression causée par la main de l'expérimentateur appuyant sur l'hypogastre; peut-être parce que cette pression devient facilement considérable, et peut-être aussi parce que la main agit plus directement sur la paroi vésicale. Quoi qu'il en soit, comme on le voit sur les tracés de nos expériences *bis*, toutes les fois que nous avons pressé sur l'hypogastre, la pression est montée sous cette influence purement mécanique; assez souvent elle a déterminé l'envie d'uriner, mais il est intéressant de remarquer que cette envie a presque toujours disparu à peu près en même temps que redescendait la pression, c'est-à-dire au moment précis où la main cessait de presser l'hypo- gastre. Lorsque l'envie d'uriner existait déjà auparavant, l'envie a pu être accrue par cet acte, et rester un peu augmentée après, — mais dans ces cas seulement.

L'influence de la pression abdominale sur la pression vésicale était intéressante à connaître, car elle confine à deux autres questions en- core à l'étude, à savoir : 1° l'influence de la pression abdominale dans la miction ; 2° l'influence de la volonté sur la contraction du muscle expulseur vésical.

§ 2. — Influence de la pression abdominale sur la miction.

Sur le rôle de la pression abdominale dans la miction, tous les auteurs s'accordent à dire : que la miction, pour commencer, pour être entamée, nécessite un léger effort (effort léger, mais caractérisé par l'occlusion de la glotte et une courte immobilisation des parois thoraciques); cet effort serait destiné à triompher de la résistance passive des parois uréthrales accolées dans l'intervalle des mictions, et peut-être (suivant les auteurs) de la résistance active de l'appareil sphinctérien uréthro-vésical (1). Le muscle vésical suffit seul à continuer la miction commencée et à expulser la presque totalité de l'urine; à la fin, pour les dernières gouttes, reparaît l'effort, destiné d'après la plupart des auteurs à écraser pour ainsi dire la paroi postéro-supérieure de la vessie contre la paroi antéro-inférieure, pendant que les muscles du périnée se contractent spasmodiquement, et expulsent les dernières gouttes d'urine par une véritable éjaculation. Il y aurait donc, en temps ordinaire, effort au début et effort à la fin. L'effort se produit quelquefois aussi pendant la miction lorsque nous voulons hâter l'issue de l'urine par exemple; mais il n'est nullement nécessaire, et la discussion ne porte pas sur ce temps de la miction. Peu de chose à dire aussi de l'effort terminal; c'est probablement à lui qu'il faut attribuer le phénomène, uniquement observé chez l'homme, du *coup de piston*. Ce phénomène a été bien étudié par Janet (2), à qui nous laissons la parole : « Chez l'homme sain, il existe deux sortes de coups de piston :

« Le premier, le coup de piston vésical ou abdominal, est produit par une poussée volontaire que l'on peut intercaler à tout moment de la miction.

« Le deuxième est constitué par un brusque jet d'urine lancé spasmodiquement à la fin de la miction. C'est le vrai coup de piston. Il ne peut être produit par la vessie : jamais les fibres lisses de cet organe ne seraient capables de produire une contraction aussi brusque et d'aussi courte durée. Il est évidemment produit par les muscles striés périuréthraux, d'après un mécanisme absolument comparable à celui de l'éjaculation...

« L'urèthre postérieur, fermé en avant par la portion membraneuse, ne peut se vider qu'au prix d'un certain effort. Cet effort est produit par les muscles périnéaux et peut-être par le muscle prostatique de M. le professeur Sappey, comme dans l'éjaculation ».

Quant à l'effort du début, il est classique, tous les traités de physio-

(1) Voyez note de la page suivante.
(2) J. Janet, Thèse citée, p. 28.

logie le décrivent et il est certain qu'il se produit presque toujours. Aussi n'est-ce pas la réalité de son existence qui est mise en question, mais sa nécessité, son utilité qui sont contestées par Mosso et Pellacani (1), et que nous contesterons à notre tour. Les auteurs italiens. dans un chapitre intitulé : *La pression abdominale n'est pas nécessaire pour uriner*, commencent par reconnaître que cet effort existe : ils ont expérimenté comme nous au moyen d'une ampoule rectale mise en communication avec un manomètre, et ils ont mesuré la pression abdominale qui accompagne la miction : ils ont vu que le début de la miction est marqué seulement par une très légère modification du rythme respiratoire, plutôt que par un véritable effort : une simple occlusion de la glotte. Dans tous les cas, l'augmentation de pression qui en résulte ne serait pas capable de vaincre les résistances passive de l'urèthre et active de l'appareil sphinctérien (2). Pour eux, c'est un simple arrêt de la respiration, comme il peut s'en produire quelquefois sous l'influence d'une tension d'esprit momentanément exagérée, dans le travail intellectuel par exemple.

Ce premier point étant accordé et l'existence constante, au début de la miction, de cette légère modification du rythme respiratoire étant reconnue, les auteurs italiens s'efforcent de montrer qu'elle est inutile : à cet effet, ils font remarquer que la vessie est très suffisamment musclée pour se vider d'elle-même, et ils citent l'exemple de la vessie du chien qui, mise à l'abri de toute influence abdominale par une laparotomie en croix (les intestins étant réclinés), peut soulever une colonne d'eau de 1^m,50 à 2 mètres. Ils ont même vu chez des chiens curarisés et laparotomisés, la vessie se vider à elle seule, sans le secours des parois abdominales. Non contents de ces expériences sur les chiens, ils ont expérimenté sur une femme et de la manière suivante : ils ont commencé par régler, au moyen de signaux faits avec la main, le rythme des mouvements respiratoires. Puis, quand ce rythme était bien établi, ils ont donné à la malade l'ordre d'uriner, mais sans modifier la respiration et sans pousser avec les parois abdominales. Il se produisit peu après une contraction de la vessie. « On ne peut pas dire, ajoutent-ils, que dans ce cas la malade s'est servie de la pression abdominale, parce que nous voyions les *mouvements respiratoires* (grâce au pneumographe) *devenus même plus superficiels*. La pression sur la vessie, de la part des muscles abdominaux, doit être diminuée plutôt qu'augmentée... Ce fait constitue donc, dans le langage ordinaire, la *contraction consciente et volontaire d'un muscle lisse.* »

(1) Mosso et Pellacani, *loc. cit.*, p. 306.
(2) On se rappelle que, pour Mosso et Pellacani, l'appareil sphinctérien, loin de se relâcher, se contracte énergiquement quand l'expulseur entre en contraction pour vider la vessie.

Laissons de côté, pour la discuter tout à l'heure, cette dernière phrase sur la contraction volontaire d'un muscle lisse, et ne retenons de cette expérience que la tentative, en réglant les mouvements respiratoires, d'exclure la pression abdominale du début de la miction. Cette tentative, ils l'ont faite ensuite sur eux-mêmes, en se faisant fixer un pneumographe sur la poitrine (pneumographe tellement bien appliqué, disent-ils, qu'il enregistra même les battements du cœur), et en essayant d'uriner sans modifier leur rythme respiratoire. L'expérience réussit à souhait.

Par conséquent, disent-ils, la vessie n'a pas besoin d'être aidée par la pression abdominale. Évidemment, la vessie, même celle de l'homme, est assez forte pour uriner sans effort, puisque, déduction faite de toute pression abdominale, elle peut arriver à produire une ascension de 30 centimètres à 1^m,50 et plus, soit 1^m,20 et plus. Il est également clair, d'après nos expériences, que la pression abdominale est un pauvre renfort, puisqu'elle monte à peine à 40 centimètres.

Nous avons commencé par douter que ces expériences fussent si concluantes ; en particulier, quand nous lisions cette phrase des auteurs italiens : « On ne peut pas soutenir que la malade s'est servie de la pression abdominale, puisque nous avons vu les *mouvements respiratoires* devenir même *plus superficiels*. » Nous nous sommes demandé tout d'abord si cette amplitude plus faible des mouvements respiratoires n'était pas comparable à celle qu'on observe chez certains sujets au début de la chloroformisation : leur respiration diminue d'amplitude, on s'inquiète, on retire la compresse et on s'aperçoit, par une grande inspiration que fait immédiatement le malade qui se sent à l'air libre, on s'aperçoit que le malade *se retenait de respirer*, et qu'il se contractait ; or qu'est-ce que se contracter, sinon faire effort ? Nous étions donc loin d'accorder à Mosso et Pellacani que, par ce fait, la pression sur la vessie, de la part des muscles abdominaux, devait être diminuée plutôt qu'augmentée.

Entre temps, nous nous sommes observé, nous avons prié quelques amis et collègues d'en faire autant, et si nous conservons aujourd'hui quelques doutes, c'est uniquement sur la manière dont Mosso et Pellacani ont interprété les faits qu'ils ont constatés, et aussi parce que la malade a dû uriner au commandement, mauvaise condition pour éviter tout effort, même involontaire et minime. Ces réserves faites, nous acceptons pleinement la manière de penser des auteurs italiens, et nous disons comme eux : La miction débute généralement par un effort, mais cet effort (chez un sujet sain) n'est pas nécessaire pour entamer la miction. En effet, il suffit de s'observer pour se rendre compte que cet effort n'est pas utile : pour s'en convaincre, il suffit, au moment d'entamer la miction, de ne penser qu'à respirer tranquillement, sans penser à uriner. Les préparatifs qu'on a faits, dans sa toilette, pour la miction, suffisent à provoquer (1) le réflexe qui aura pour terme l'évacuation de la vessie. On sent alors l'envie augmenter, la contraction vésicale se produire et la miction s'exécuter sans que le rythme respiratoire ait été changé. Un seul détail est à noter dans ce cas, c'est que la miction est légèrement retardée de quelques secondes.

Voilà le fait. Maintenant pourquoi faisons-nous effort quand ce n'est pas nécessaire? Mosso et Pellacani ont avancé le fait sans chercher a l'expliquer. Est-ce, comme le dit J. Béclard (2), parce que sur l'homme la vessie a des parois charnues peu épaisses? Peut-être faut-il simplement y voir l'effet d'une habitude prise par l'enfant qu'on fait uriner un peu au commandement? Peut-être est-ce une contraction instinctive pour hâter la sortie de l'urine et pour assurer la projection au loin des premières gouttes et éviter de se mouiller les jambes (3). Peut-être encore pourrait-on avancer que la miction, soumise à la volonté par l'habitude, et pour ainsi dire domestiquée, a peine à s'affranchir de cette sorte de tutelle, et s'y soumet même sans nécessité. Autant d'hypothèses, dont la plus plausible nous semble être le désir instinctif de hâter la sortie de l'urine. Peu importe d'ailleurs.

Ce qui est certain, c'est que par contre, la seule contraction des muscles abdominaux est insuffisante à nous faire uriner (4) : il faut que, sous l'influence de cette contraction, ou pendant qu'elle se produit, survienne une contraction vésicale, révélée par la sensation d'envie. Sinon nous aurons beau pousser, nous n'arriverons jamais. Nous reviendrons tout à l'heure sur ce point spécial.

I. Influence de la volonté.

Nous avons laissé de côté pour y revenir maintenant, cette seconde conclusion, tirée par Mosso et Pellacani de la même expérience : « Ce fait constitue, dans le langage ordinaire, la contraction consciente et volontaire d'un muscle lisse. » Cette conclusion nous semble bien hardie. On sait que d'ordinaire les muscles lisses échappent totalement à notre volonté, et que leur motricité est exclusivement sous la dépendance d'actions réflexes. Ce serait le premier exemple, à notre connaissance, d'un muscle lisse obéissant à la volonté. Notre volonté

(1) Ce ne sont pas, bien entendu, ces préparatifs en eux-mêmes, qui provoquent la miction; l'idée de miction, qui a surgi dans notre cerveau, commande à la fois les préparatifs de toilette, et en même temps le réflexe de miction.
(2) J. Béclard, *Traité élém. de physiol. hum.*, Paris, 1884, t. I, p. 614.
(3) Mouvement analogue à celui des chevaux quand ils urinent.
(4) Comme on le voit, nous sommes loin d'admettre l'opinion de Schwarz. (Voy. page 21).

ne peut pas faire contracter un muscle lisse, pas plus qu'elle ne peut le relâcher.; la preuve en est que, si nous avions cette faculté de commander à nos muscles lisses, il nous suffirait de faire cesser la contraction de l'expulseur vésical, quand nous ressentons le besoin d'uriner, au lieu de contracter notre appareil sphinctérien dans la composition duquel entrent des fibres striées, volontaires.

Cette faculté, pour le muscle vésical, d'obéir à la volonté, a déjà été revendiquée par Budge (1) : « Que volontairement, à tout instant, la vessie puisse se contracter, alors même que l'émission de l'urine est commencée, on n'en peut pas douter. Le sensation en est par trop évidente. » Valentin et Giannuzzi (2) se rangent à la même opinion.

J. Béclard (3) s'exprime ainsi : « Les fibres musculaires de la vessie sont de l'ordre des fibres lisses, c'est-à-dire ..... à contractions lentes. Les contractions de la vessie ne sont cependant pas soustraites à la volonté ; elles reçoivent leurs nerfs d'un plexus mixte. »

Le Gros-Clark (4) va plus loin ; il pense que c'est à tort qu'on a établi, en se fondant sur une différence anatomique, la striation, une différence physiologique relativement à la faculté de contraction volontaire ou involontaire, et il n'hésite pas à affirmer que la tunique musculaire de la vessie est soumise à l'action de la volonté, en même temps qu'elle est soumise à l'influence réflexe.

Le seul exemple que puisse invoquer Le Gros-Clark à l'appui de cette thèse, réellement trop subversive, serait, comme le fait remarquer Born, le diaphragme et les intercostaux qui, muscles striés et volontaires, se contractent pourtant sous l'influence réflexe seule, non seulement pendant le sommeil, mais presque en tout temps, pour la respiration normale (5). Mais en vérité, comme nous l'avons fait remarquer à l'historique, un auteur comme Le Gros-Clark, qui n'a pas fait d'expériences, et qui se contente d'écrire les résultats de ses réflexions, cet auteur a peut-être moins que tout autre le droit d'affirmer une pareille hypothèse ; c'est aux faits, et non aux idées à faire la preuve de la contractilité volontaire de la vessie, si elle existe réellement. Born, adopte la même opinion, et s'efforce de l'étayer sur des

(1) Budge, *loc. cit.*
(2) Giannuzzi, *Journal de la physiologie*, 1863, t. VI, p. 22.
(3) J. Béclard, *Physiologie*, 7e édit., t. I, p. 615.
(4) Le Gros-Clark, *Journ. of Anat. and physiol.*, 1883.
(5) On pourrait cependant répondre que tous les muscles striés peuvent se contracter aussi par action réflexe : sans parler des réflexes classiques qui se produisent chez un animal dont le bulbe est sectionné, et dont on obtient, en pinçant de plus en plus fort une patte postérieure, des mouvements obéissant aux lois de la *localisation*, de l'*irradiation*, de l'*ébranlement prolongé* et de la *coordination*, le mouvement réflexe de défense ou de fuite exécuté par un individu ou un animal qu'on touche quand il ne s'y attend pas, n'est-il pas un réflexe exécuté par les muscles striés ?

observations peu concluantes, et dont il tire des conclusions qui nous paraissent forcées. Il cite tout d'abord l'exemple suivant : « Chez un vieux rétréci de cinquante-six ans (Samuel G.), la colonne monta dans le manomètre à 200 centimètres en peu de temps, sans que la paroi abdominale fît visiblement effort, quand on l'engageait à émettre de l'urine, mais à ne pas presser avec le ventre. Si nous lui demandions, dans une deuxième expérience, de se retenir aussitôt que la colonne montante eut atteint 80 centimètres, il en résulta aussitôt une énergique contraction des muscles abdominaux et du sphincter anal, la colonne monta encore jusqu'à 130 et commença lentement à descendre. »

Born ajoute qu'il a pu, sur lui-même, produire ce même arrêt (?) de la contraction vésicale. Cependant, cette faculté de produire ou d'arrêter à son gré les contractions de la vessie, n'est pas donnée à tout le monde : on rencontre même (toujours d'après Born), des gens peu développés sous le rapport de l'intelligence et qui, avec une vessie absolument saine, ne peuvent pas uriner quand leur vessie n'est pas pleine. D'autre part, Born cite des névropathes, qui ont du bégaiement urinaire, et ne peuvent uriner quand on les regarde, et il en conclut que ces malades perdent momentanément la faculté de contracter leur muscle vésical ; et s'ils perdent cette faculté, c'est qu'ils ont en temps ordinaire la faculté de le contracter volontairement (1).

On pourrait, dit Born, expliquer cette impossibilité d'uriner par une contraction des muscles sphinctériens qui détruit celle du detrusor ; mais ce n'est pas le cas, ainsi qu'il ressort des expériences suivantes : Born (2) a vu trois fois, sur des hommes chez lesquels il voulait observer les mouvements des muscles de l'urèthre pendant la miction, que l'introduction du doigt dans le rectum empêchait la miction. Quand nous mettions chez eux la vessie en communication avec un manomètre, et que, après avoir introduit le doigt dans le rectum, nous leur demandions d'uriner, tous trois essayèrent avant tout de produire des contractions, en retenant leur respiration sans que les parois abdominales devinssent dures ; puis ils contractèrent leurs muscles abdominaux, et toujours de temps en temps, toutes les quinze à trente secondes, il en résultait une très rapide contraction des muscles du périnée. Finalement, le manomètre monta seulement chez le premier

---

(1) Nous ne croyons pas que de ce dernier exemple on puisse conclure que la contractilité vésicale est volontaire. Il nous semble, au contraire, y voir un argument de plus pour la qualité réflexe de la contractilité vésicale, car cette impuissance vésicale, de même que l'impuissance génésique, n'est-elle pas un de ces faits d'inhibition sur lesquels M. le professeur Brown-Séquard a depuis longtemps attiré l'attention ? Or, les faits d'inhibition sont beaucoup plus fréquents dans la sphère des actes réflexes que dans celle des actes volontaires.

(2) Born, *loc. cit.*

de 15 centimètres (de 18 à 33), chez le deuxième, de 13, chez le troisième, de 2 ou 3 centimètres.

Mais quand nous sortions le doigt du rectum, et que, après un instant, nous leur demandions d'uriner, la colonne monta chez le premier à 150 centimètres, chez le deuxième, à 160 centimètres, chez le troisième, à 56 centimètres. Le deuxième, qui s'était écrié d'abord : « Ça ne vient pas, » dit ensuite : « Maintenant, je peux. »

Chez d'autres malades, cette expérience n'avait point gêné la contraction de la vessie. Born conclut que chez ces trois malades le toucher rectal a fait perdre à la vessie la faculté de se contracter sous l'influence de la volonté.

Cette expérience nous semble donner prise à la critique : et d'abord, sur quelle espèce de malades cette expérience a-t-elle été faite ? D'après Born, ce sont deux prostatiques (à quelle période ? Comment vident-ils leur vessie ?) de soixante-cinq et cinquante-deux ans, et un rétréci de cinquante-six ans. Mais ni dans l'hypertrophie prostatique ni dans le rétrécissement, on n'a signalé de ces phénomènes comparables au bégaiement urinaire. Faut-il en conclure que ces malades étaient en outre des névropathes ? L'hypothèse est admissible en soi. Mais leurs vessies sont bien contractiles pour des vessies de névropathes : $1^{m},50$, $1^{m},60$, sont des chiffres que de bonnes vessies peuvent seules fournir, et 56 centimètres est encore une pression très suffisante. Il n'est point question d'envie d'uriner exagérée, comme en ont les nerveux. Nous ne voulons pas nier que ces malades soient des névropathes, mais nous en doutons fort, et nous donnons les raisons de notre doute.

D'autre part, nous ne savons point quelle sonde (caoutchouc, gomme ou métal) était introduite dans la vessie : il est évident que si Born a fait usage d'une sonde molle en caoutchouc, le doigt introduit dans le rectum a pu comprimer la lumière de la sonde, et empêcher ainsi la pression, non pas de monter, mais d'être transmise au manomètre ; il est certain que s'il avait, à ce moment, pressé sur l'hypogastre afin de s'assurer que la vessie communiquait bien avec le manomètre, l'expérience aurait une valeur beaucoup plus grande. Cependant nous ne croyons pas qu'un physiologiste comme Born, ait pu commettre pareille erreur : nous nous bornons à la signaler pour compléter notre critique.

Nous avons essayé à notre tour de reproduire ces conditions expérimentales. Sur deux malades, nous nous sommes assuré que l'écoulement de l'urine se faisait aussi bien par la sonde, que le doigt fût ou non dans le rectum. Avec la sonde molle de caoutchouc, nous avons vu qu'une pression du doigt, peu énergique, vers l'arcade pubienne, comprimait l'urèthre et arrêtait complètement l'écoulement de l'urine par la sonde. Avec la sonde métallique, nous avions beau presser sur

l'urèthre ou de tout autre côté, l'urine s'écoulait sans aucune modification dans le débit. Dans un troisième cas (obs. 20 *bis*), au début
d'une expérience au manomètre enregistreur, nous avons demandé au
malade de pousser pour uriner à deux reprises : la première fois, nous
faisions le toucher rectal, la pression monte à 54; la seconde, le doigt
retiré du rectum, la pression monte à 52. Il n'y avait point, dans ce
cas, de différence appré-
ciable.

L'observation 20 *bis* donne
sur le malade et l'expé-
rience des détails aussi complets que possible : c'était
un ataxique, c'est-à-dire un
malade dont le système
nerveux était éminemment
susceptible de se laisser influencer par des manœuvres
extérieures.

Nous pourrions encore
rapprocher de ces faits des
expériences manométriques
entreprises sur des femmes.
Encore peu nombreuses,
mais destinées à nous fournir les documents d'un nouveau travail, lorsqu'elles
seront suffisamment multi-
pliées, ces expériences nous
ont déjà montré les faits
suivants : une femme atteinte
de kyste de l'ovaire volumineux est laparotomisée et
fait de la rétention d'urine
post-opératoire. Nous l'examinons et trouvons sa contractilité très
diminuée. Une autre subit l'hystérectomie vaginale pour fibrome, et ne
peut uriner sans sonde tant qu'elle a des tampons dans le vagin. Le
septième jour, on lui enlève les tampons, et nous examinons sa contractilité qui est sensiblement normale. La miction spontanée se rétablit ensuite, preuve évidente que l'urèthre était comprimé par les tampons. De ces deux faits, nous ne voulons tirer ici aucune conclusion,
mais ils nous ont semblé intéressants à rapprocher des expériences de
Born.

Pour nous résumer, que devons-nous conclure ? Le fait observé par

Born nous paraît devoir être rapproché du bégaiement urinaire signalé par J. Paget. Il ne nous paraît prouver rien de plus que ce stigmate de névropathie, depuis longtemps connu en clinique. Nous répéterons donc que, jusqu'à plus ample informé, ces faits nous semblent bien rentrer dans la catégorie des phénomènes d'inhibition, et que l'influence directe et immédiate de la volonté sur le detrusor ne nous semble point rencontrer là un argument sans réplique. On peut, en effet, interpréter les expériences de Born en disant que la volonté agit pour produire les conditions de réflexe de la miction. C'est là, d'ailleurs, et quoi qu'en dise Born, l'opinion de Dubois, laquelle nous semble être bien claire et ne prêter à aucune ambiguïté.

Dubois (1) expérimentait sur lui-même : « Sur moi-même, dit-il, ces contractions de la vessie ne se produisirent jamais spontanément ou par réflexe sous l'excitation de la sonde. Mais je pus fort bien, volontairement, produire des contractions de la vessie *ou pour mieux dire, me mettre dans les conditions pour un réflexe.* Je contractai la paroi abdominale volontairement, la colonne d'urine monta rapidement, en même temps, j'éprouvai le besoin d'uriner. Si je cessais de contracter les muscles abdominaux, c'était pour ainsi dire trop tard. Le réflexe était déjà « en route » et malgré l'effort de ma volonté, la colonne d'urine monta à 25, 30 et plus, puis resta stationnaire pour retomber lentement. En même temps, disparaissait le besoin d'uriner. D'ailleurs on peut faire sur soi-même cette observation sans mesurer. En effet, quand on veut uriner sans en avoir manifestement besoin, on contracte volontairement les muscles abdominaux. Quand alors quelques gouttes d'urine sont introduites dans l'urèthre, la tunique musculaire de la vessie se contracte et, à partir de ce moment, l'émission d'urine est involontaire. »

Là s'arrête la citation, et déjà pour nous l'opinion de Dubois nous semble bien nettement opposée à celle de Born. Si on continue, le doute n'est plus permis : « *C'est là un réflexe* comme celui de la déglutition, lorsque les muscles du pharynx se contractent dès que les aliments sont arrivés à l'isthme du gosier. Mais dans la vessie, il nous reste un moyen pour empêcher l'émission : nous pouvons volontairement faire contracter le sphincter de l'urèthre. Or, comme chacun sait, cette contraction nécessite un certain effort et provoque une légère sensation douloureuse, preuve que le detrusor se contracte encore. *La volonté ne réussit point à faire cesser la contraction du muscle, mais lui oppose l'action de son muscle antagoniste, le sphincter uréthral.* »

Voilà, ou nous nous trompons étrangement, un avis bien différent

(1) P. Dubois, *loc. cit.*

en tous points de celui de Born. Et maintenant que nous avons cité les passages de Budge, de Clark et de Born, qui soutiennent cette contraction volontaire du muscle detrusor vésical, il nous semble vraiment exagéré de tirer d'expériences et de faits qui sont en somme peu nombreux et souvent peu précis, une conclusion de cette importance. Il nous semble impossible à ces auteurs de nous prouver, par des arguments sans réplique et dégagés de toute hypothèse, que nous nous trompons, pas plus il est vrai que nous ne pouvons leur prouver, d'une manière irréfutable, qu'ils sont dans l'erreur. Ce sont alors des discussions dans le domaine de l'hypothèse, et véritablement nous ne voyons pas qu'il soit nécessaire de renouveler les lois de la physiologie, comme le propose Le Gros-Clark, pour expliquer le fait tout simple que nous pouvons, à condition d'avoir un peu d'urine dans la vessie, uriner quand nous le voulons. Il nous semble, au contraire, bien facile d'expliquer au moyen des lois déjà existantes en physiologie, le mécanisme de la miction volontaire.

Essayons d'analyser ce qui se passe quand nous *voulons* uriner; deux cas se présentent; le vessie est presque vide ou elle est modérément remplie.

Si elle est presque vide, prenez un malade dont vous tenez à examiner l'urine et qui a pissé peu de temps auparavant. Commandez-lui d'uriner... Il va contracter ses muscles abdominaux, faire effort, efforts répétés, et quelquefois n'aboutir à rien. Est-ce là de la contractilité volontaire? Pourquoi ces efforts, puisqu'il n'a qu'à *vouloir* pour contracter sa vessie?

D'autre part, si la vessie est modérément remplie, elle n'est pas loin du taux de pression qui comporte l'envie d'uriner, et à l'idée qu'il faut uriner, le sujet auquel vous en donnez l'ordre urinera cette fois avec facilité.

Est-ce à dire qu'alors la vessie s'est contractée volontairement? Il serait étrange que la vessie ne pût se contracter volontairement que si elle est suffisamment pleine et que l'influence de la volonté ne pût s'exercer sur une vessie à peu près vide.

Pour nous, deux facteurs sont intervenus ici : d'abord les muscles abdominaux, en produisant une tension abdominale maxima et prolongée, ont réussi à produire dans le contenu de la vessie une pression telle que la paroi musculaire a fini par réagir et se contracter : c'est ce que nous avions vu dans nos expériences sur la pression vésicale. Nous avons vu que l'effort abdominal, bien qu'il puisse élever la pression vésicale jusqu'à plus d'un mètre, n'amène pas le besoin d'uriner s'il n'est pas suffisamment prolongé.

D'autre part, il suffit de penser à la miction pour en ressentir l'envie: seulement, plus la vessie est vide, plus la pression est faible, plus l'envie est loin, — plus il faudra de temps pour que l'idée de miction produise la contraction du detrusor : théoriquement, la contraction doit toujours se produire, mais elle sera plus ou moins longue à venir suivant les conditions que nous avons énoncées ; dans la pratique, l'attention fixée sur l'idée de miction se lassera avant que la contraction se produise, ce qui fait croire qu'elle est impossible : alors la volonté agit non sur la vessie, mais sur la pensée, en la fixant sur cette idée de la miction, et en l'empêchant de s'en éloigner.

Nous croyons donc, avec Janet (1), que la vessie se contracte à l'idée de miction qui surgit dans notre cerveau, soit que l'idée surgisse spontanément, soit surtout si elle est provoquée : la vue d'un urinoir dans la rue, le fait qu'une personne qui nous accompagne manifeste le besoin d'uriner, suffisent à faire naître dans notre cerveau cette idée de miction qui se traduit bientôt par une envie d'uriner, preuve qu'il y a eu contraction vésicale.

Mais l'ordre d'uriner donné à ce malade qui a de l'urine dans la vessie n'est-il pas absolument comparable à ces faits auxquels nous venons de faire allusion et dans lesquels l'envie de miction, suggérée par une circonstance quelconque, fait naître en nous l'envie d'uriner ?

En temps ordinaire, le réflexe a pour voie centripète les nerfs sensitifs de la vessie, dont la sensibilité est mise en jeu par la distension, et pour voie centrifuge, les nerfs moteurs de la vessie.

Dans le cas où la miction s'exécute sous l'influence de la volonté, l'impression centripète perçue par les nerfs sensitifs, est remplacée par l'*idée* de miction sur laquelle la volonté fixe notre attention. Ce fait nous semble de tous points comparable au cas où la sécrétion salivaire, ordinairement provoquée par la sensation de gustation, est produite par l'*idée* de mets succulents, ou même par la simple vue des aliments, comme chez le chien.

On sait que dans ce cas le réflexe a pour point de départ l'encéphale, où se forme l'idée de cet aliment; de l'encéphale part une impression psychique, mais qui fait fonction d'impression sensitive, pour aller impressionner les centres salivaires, d'où partira, par voie centrifuge, le courant nerveux qui suivra les nerfs sécrétoires et déterminera la sécrétion dans les glandes salivaires. Personne ne conclura de là que la sécrétion salivaire est sous l'influence de la volonté, et chacun pensera que la volonté n'a servi qu'à une chose, à fixer l'attention sur l'idée de mets succulents.

Un autre exemple, plus typique encore, pourrait se tirer du mécanisme de l'érection. L'érection est un réflexe que des impressions purement psychiques sont parfaitement capables de produire, que ces

(1) Thèse citée.

impressions surviennentindépendamment de nous, ou qu'elles naissent de toutes pièces dans notre pensée.

Notre volonté peut influer sur ces pensées, elle peut influer sur les conditions qui produisent l'érection ou au contraire sur celles qui la font disparaître, mais il est bien évident que la volonté n'agit pas directement sur les nerfs érecteurs pour produire l'érection. Et l'on peut dire ici ce que nous disions tout à l'heure pour la miction : plus le sujet se trouve dans des circonstances particulièrement favorables à entrer rapidement en érection, moins longtemps la volonté sera forcée de maintenir l'imagination dans un ordre d'idées capable de la produire, et réciproquement; de même, pour la vessie, nous avons défini les circonstances particulièrement favorables pour éprouver le besoin d'uriner, une réplétion vésicale déjà existante avec une pression suffisante.

En résumé, l'opinion de Budge, de Mosso et Pellacani, de Le Gros-Clark et de Born ne tendrait à rien moins qu'à établir une confusion regrettable, et sans aucun profit, entre les mouvements volontaires et les mouvements réflexes.

Combien est plus simple l'interprétation jusqu'ici acceptée, défendue par Hermann et Goltz, par Landois (1), par la plupart des physiologistes français, et enfin par Janet.

Nous avons insisté sur ce fait, sur cette intervention de la volonté dans la contractilité vésicale, parce qu'elle tend à se répandre et à être acceptée à l'étranger, que d'autre part nous ne lui reconnaissons aucune raison d'être : une pareille hypothèse nous paraît inutilement bouleverser les notions actuellement connues sur les réflexes et les muscles lisses.

Pourquoi repousser la manière de voir acceptée par les classiques, s'accordant avec les idées et les théories communément admises en physiologie? Pourquoi vouloir édifier, sur des arguments aussi faibles que ceux que nous venons de discuter, une hypothèse aussi hasardeuse ? Avant de proposer, sur le mécanisme de la miction, une interprétation aussi différente de celle qui est généralement acceptée, il faudrait apporter des preuves à l'appui.

Or, de preuves, nous n'en voyons pas dans les arguments en question. Jusqu'à plus ample informé, nous pensons qu'il faut continuer à regarder la contraction vésicale comme un acte purement réflexe.

Ce n'est pas que nous soyons « aveuglément attaché aux opinions des anciens » ; et si quelque jour une découverte, un fait nouveau vient démontrer cette contractilité volontaire, nous sommes tout disposé à l'admettre. Jusqu'ici, étant données les notions reçues en physiologie, un muscle lisse ne se contracte point sous l'influence de la volonté : ce n'est point par des hypothèses, mais par des faits qu'on

____

(1) Landois, *op. cit.*

peut faire accepter une exception à cette règle qui semble absolue.

Nous avons présenté la critique des expériences de Mosso et Pellacani, de celles de Born sur cette question. Nous croyons que c'est d'un autre côté qu'il faut chercher la solution du problème, et que c'est à des travaux sur les centres nerveux qu'il appartient de le résoudre. Des recherches ont été faites sur ces centres moteurs vésicaux; Budge (1) les plaçait dans les pédoncules cérébraux, Bochefontaine (2) dans le sillon crucial chez le chien, M. Fr. Franck (3) à la partie antérieure de la couche optique, Betcherew et Mislawsky (4) dans la partie postérieure de la capsule interne. Ils semblent donc exister. Mais les mouvements de l'iris, ne sont-ils pas purement réflexes, et cependant ce muscle lisse est commandé par un nerf cranien ayant son centre moteur à la base du cerveau, dans les tubercules quadrijumeaux antérieurs. Le vomissement n'est-il point produit par un nerf cranien, la neuvième paire (nerf nauséeux), et cependant c'est un acte réflexe, et qui serait bien comparable à la miction s'il n'était antiphysiologique (5). S'il est vrai que la contraction du detrusor soit mixte, c'est-à-dire à la fois réflexe (ce que personne ne met en doute) et à la fois volontaire, c'est par de telles expériences sur les centres nerveux qu'elle pourra être prouvée : c'est aux physiologistes dont nous venons de prononcer les noms qu'il appartient de parler sur ce sujet, et non à ceux qui expérimentent sur la vessie, encore moins à eux qui n'expérimentent point.

J. Agents susceptibles d'exciter ou d'atténuer la contractilité vésicale.

Il nous reste une dernière question à examiner, celle des excitants physiques ou chimiques de la contractilité vésicale.

Tout d'abord nos expériences ont été faites au moyen d'eau boriquée tiède.

En raison de la rapidité forcée de nos expériences, nous n'avons pu faire ces injections avec de l'eau à une température donnée, et toujours la même : c'est au juger que nous appréciions la température de l'eau à injecter, faisant toujours en sorte qu'elle n'impressionnât point la vessie par sa température. Quelquefois nous avons employé, dans les mêmes conditions, l'eau bouillie seulement. Nous n'avons pas constaté de différence.

(1) *Loc. cit.*
(2) *Arch. phys.*, 1876 et 1879.
(3) *Leçons sur les fonctions motrices du cerveau*, Paris, 1887.
(4) *Neurolog. Centralbl.*, 1888, résumé in *Revue sc. méd.*, 1890, I.
(5) Ch. Richet, *Cours de physiologie*, Paris, 1891.

Plusieurs fois nous avons injecté du nitrate d'argent à $\frac{1}{500}$. L'envie d'uriner est survenue avec moins de 150 grammes, chez un malade dont la vessie acceptait 250 à 300 grammes avant de ressentir l'envie. Le besoin d'uriner survient certainement beaucoup plus tôt par le nitrate que par l'eau boriquée : mais, comme l'a montré M. Guyon (1), les solutions médicamenteuses mettent en jeu la sensibilité *au contact*, et par conséquent la question de quantité est ici très secondaire. Quant aux contractions produites, elles ont toujours été peu énergiques, mais nous venions de fatiguer la vessie par un examen à l'eau boriquée et il n'y a rien de surprenant à ce que le muscle vésical un peu fatigué par la tension, se contractât moins énergiquement. (Voy. obs. 6 *bis*, 10, 16 *bis*.)

Enfin nous avons essayé, mais en vain, de faire contracter la vessie par l'électricité : pas plus que nos devanciers (en particulier Mosso et Pellacani, Born) nous n'avons obtenu de résultat, et cependant nous étions assisté dans ces recherches par notre excellent ami le Dr Denis Courtade, dont la compétence physiologique est un sûr garant du sérieux de nos recherches. On peut lire à l'obs. 26, l'expérience que nous essayâmes sur un névropathe.

L'influence du chloroforme sur la vessie a été étudiée à l'étranger par Pellacani (2); en France, par M. le professeur Guyon (3) et par ses élèves les Drs Desnos (4) et Duchastelet (5), qui relatent leurs expériences et observations personnelles et rappellent les idées de M. Guyon à cet égard. Nous répéterons seulement avec eux, pour l'avoir souvent entendu enseigner par notre maître, que la vessie est peut-être l'organe le plus résistant à l'anesthésie; l'iris lui-même n'est pas plus sensible à la lumière que la vessie à la distension. Souvent chez un malade qui semble endormi profondément, nous avons vu M. Guyon prévenir le chloroformisateur que son malade va se réveiller, averti de son côté, par une contraction partielle du muscle vésical, que la sensibilité à la tension venait de reparaître. Le chirurgien qui manœuvre dans la vessie peut ainsi surveiller lui-même l'administration du chloroforme (Guyon) (6).

' Cette sensibilité à la tension est en effet tellement vivace, il est tellement difficile d'en triompher par l'anesthésie, que M. Guyon, préférant ne pas risquer la vie de son malade par une chloroformisation poussée

(1) Guyon, *Gaz. hebd.*, 1884 et 1885.
(2) Pellacani, *Arch. ital. biologie*, 1882, t. II, p. 302. De l'action physiologique de quelques substances sur les muscles de la vessie de l'homme et des animaux.
(3) Guyon, *Gaz. hebd*, 1884-85.
(4) Desnos, Thèse Paris, 1882.
(5) Duchastelet, Thèse citée.
(6) Guyon, *Gaz. hebd.* 1884-85.31

au delà des limites dangereuses (comme il serait nécessaire de le faire), préfère employer un artifice qui lui réussit toujours et qui consiste à faire au malade, un peu avant la chloroformisation, une injection de morphine de 0,02 centigrammes. La morphine a en effet sur la vessie une propriété sédative très manifeste, en particulier sous le rapport de la sensibilité à la distension. Pellacani a même vu de véritables rétentions causées par l'absorption de la morphine à trop haute dose.

La cocaïne n'a point donné, dans la chirurgie urinaire, ce qu'on aurait pu attendre d'elle : elle anesthésie mal la vessie, et son emploi peut être suivi d'accidents mortels.

Nous ne suivrons pas Pellacani dans ses expériences fort intéressantes sur les différentes substances capables de produire ou d'arrêter la contraction vésicale : nous ne citerons que la pilocarpine, qui, d'après lui, à la dose de 0,02 centigrammes, aurait fait uriner très rapidement une femme de trente ans, avant qu'il ne se produisît ni sueurs ni salivation.

Quant à l'influence de la pression sanguine, de l'apnée, de l'asphyxie sur les contractions de la vessie, nous n'avons point essayé de répéter les expériences de Mosso et Pellacani à cet égard. Leur dispositif expérimental était beaucoup plus délicat que le nôtre : c'était un plétismographe spécialement imaginé par eux en vue d'étudier les faibles changements de tension dans la vessie. Cet appareil, extrêmement sensible, a pu leur permettre d'enregistrer les plus minimes variations de pression.

Notre simple manomètre à eau était beaucoup moins sensible : il aurait fallu, chaque fois, défalquer du contenu apparent de la vessie, le cube de la colonne d'eau qui venait de monter. Notre manomètre enregistreur était sensiblement plus parfait. D'abord, grâce au mercure, la correction dont nous venons de parler était inutile, et d'ailleurs l'appareil était beaucoup plus sensible que le mamomètre à eau, et surtout il inscrivait fidèlement le graphique de la contraction vésicale. Nous avons essayé, au moyen de quelques impressions psychiques calcul, lecture, obs. 28 *bis*) de voir si la pression montait dans la vessie à cette occasion : notre manomètre nous montra tantôt des différences infinitésimales : à peine un demi-degré, tantôt des oscillations de 3, 4, 5 centimètres (1). Aussi nous préférons ne pas insister sur ces petites pressions. Nous avions en vue la recherche de la pression vésicale produite par le tonus, puis par les contractions du detrusor, et cela comparativement à l'intensité de l'envie, trop heureux si nous avons pu contribuer, pour une faible part, à élucider cette question.

(1) Voy. page 57, le tracé 16 *bis* et le texte qui s'y rapporte.

CONCLUSIONS PARTIELLES DE LA PREMIÈRE PARTIE

De la première partie de ce travail nous croyons pouvoir tirer les conclusions suivantes :

1° Lorsque la vessie se remplit d'urine physiologiquement, ou lorsqu'on la remplit expérimentalement d'eau boriquée, la pression s'élève lentement et graduellement grâce au tonus vésical qui monte. Lorsque la pression atteint + 15 centimètres d'eau en moyenne, chez les normaux, le besoin d'uriner est perçu. Cette pression + 15 est ce que nous appelons la *pression-type* ;

2° La quantité de liquide à laquelle est perçu le besoin d'uriner est très variable expérimentalement, ainsi que l'ont montré Mosso et Pellacani. Cliniquement elle est moins variable, et c'est à 250 grammes environ que nous urinons. Ce chiffre de 250 n'est dans notre esprit qu'une moyenne autour de laquelle la quantité peut varier du simple au double, quelquefois même davantage ;

3° La sensation du besoin d'uriner semble résulter de la *sensibilité* spéciale de la vessie *à la tension :* la *contraction* du muscle vésical se produit lors de la mise en jeu de cette sensibilité ; la contraction vésicale est rendue évidente par l'ascension du manomètre ;

4° Il nous a paru, d'après nos expériences et nos observations, que la quotité de l'effort vésical nécessaire à la miction normale ne pouvait être inférieure à + 25 centimètres d'eau ;

5° Le muscle vésical (detrusor) se contracte soit partiellement (contractions du bas-fond) soit totalement ou d'ensemble. L'*évacuation de la vessie* est due à ces contractions d'ensemble, qui entr'ouvrent le méat vésical, soit par la direction même des contractions, soit en augmentant la pression du contenu de la vessie. En même temps que le detrusor se contracte, le sphincter semble se relâcher, par une véritable complicité (Guyon) ; l'opinion contraire, soutenue par Mosso et Pellacani, nous semble en opposition avec certains faits observés (lavages de la vessie sans sonde) ;

6° Le *muscle vésical* est capable à lui seul d'entamer la miction et de vider la vessie : ses contractions, si on en défalque les contractions des muscles abdominaux (ampoule rectale reliée à un manomètre) sont susceptibles de monter au delà de 1 m. 50 de pression, tandis que l'effort le plus intense, produit par les muscles abdominaux, donne à peine 0 m. 50. Il n'est donc pas logique d'admettre avec Schwartz (de Stuttgart) que la musculature vésicale est à peu près passive dans la miction ;

7° L'influence de la *pression abdominale* sur la pression vésicale est évidente, elle est utile, ou plutôt utilisée, mais pas du tout indispensable : en particulier le léger *effort du début* de la miction est une pure habitude que nous avons prise, mais avec un peu d'attention, il est facile de l'éviter et de voir ainsi qu'il est *inutile ;* la miction est alors légèrement retardée ;

8° On a voulu, surtout à l'étranger et à la suite de Mosso et Pellacani, faire de la miction un acte absolument volontaire, en disant que la tunique musculeuse de la vessie était directement soumise à la volonté. Le fait nous semble très discutable, parce que la miction est effectuée par un muscle lisse dont la contraction ne peut être qu'un acte réflexe (comme les sécrétions, comme l'érection). Peut-être cette intervention apparente de la volonté n'est-elle en réalité qu'une forme d'auto-suggestion, dans laquelle l'idée psychique servirait d'intermédiaire entre la volonté et le réflexe de miction. C'est aux physiologistes qui ont fait et qui poursuivront l'étude des centres moteurs corticaux à se prononcer dans ce débat.

DEUXIÈME PARTIE

LA CONTRACTILITÉ VÉSICALE CHEZ LES URINAIRES ET LES FAUX URINAIRES

Nous avons suivi les différentes phases de la miction chez l'adulte normal, et nous avons analysé chacune d'elles en particulier. Nous devons maintenant nous occuper de rechercher quelles modifications l'état de maladie locale ou générale peut apporter dans les différents temps de la miction ; spécialement au point de vue de la contractilité vésicale. Cette étude sera donc, pour ainsi dire, calquée sur la première, dont elle devra suivre la méthode d'exposition.

Nous savons déjà, par quelques mots écrits au cours de notre introduction, qu'on peut diviser les malades qui présentent des troubles de la miction en *urinaires* proprement dits et *faux urinaires*. Les premiers seuls sont porteurs de lésions anatomiques de l'urèthre ou de la vessie, les autres présentent des organes anatomiquement indemnes (sauf le cas où ils contractent une maladie urinaire, comme pourrait le faire tout individu sain). Dans cette deuxième classe de malades, les troubles fonctionnels sont attribuables pour les uns à des lésions médullaires et pour les autres à une névrose, à l'hystérie surtout. De là deux grandes classes à étudier, les vrais urinaires et les faux urinaires.

Du côté des urinaires proprement dits, nous insisterons peu sur les affections s'accompagnant de lésions organiques du muscle vésical, telles que la tuberculose, telles que les cancers de la vessie et de la prostate.

. Plusieurs raisons nous empêchent de pousser notre étude de ce côté : d'abord le danger pour de tels malades de subir un examen expérimental, inoffensif pour des parois vésicales saines ou sensiblement saines, et comme d'autre part nous ne nous occupons que des malades examinés au manomètre, nous n'en pourrions rien dire. En second lieu, l'étude fonctionnelle de ces vessies atteintes de lésions organiques nécessiterait comme base ou comme complément une étude anatomo-pathologique qui aurait reculé bien loin les bornes d'un sujet que nous avons cherché à restreindre le plus possible pour essayer de conserver une certaine précision. C'est donc sur des vessies saines ou sensiblement saines, et non atteintes de lésions organiques, que porte notre étude, et dans ce cadre ne peuvent guère rentrer, parmi les urinaires proprement dits, que les rétrécis et les prostatiques : les rétrécis, c'est-à-dire ceux dont le canal gêne la miction, malgré l'intégrité de la vessie ; les prostatiques, c'est-à-dire ceux qui, sous l'influence locale de l'hypertrophie prostatique, mais aussi et surtout sous l'influence de l'âge et de l'athérome, ont une vessie fatiguée, distendue, ne se contractant plus que partiellement, et se vidant incomplètement ou pas du tout, mais sans autre lésion qu'une sclérose plus ou moins développée de la musculature vésicale.

Nous aurions pu examiner chacun des différents temps de la miction successivement chez ces quatre classes de malades : rétrécis, prostatiques, médullaires et névropathes, mais nous croyons préférable d'examiner séparément la contractilité de ces différentes vessies, en suivant chacune d'elles dans toutes les phases de la miction.

Bien entendu, à côté de ces quatre grandes classes, il en est d'autres que nous examinerons également à leur tour, comme les cystites, la chorée, l'épilepsie. Nous avons surtout en vue, dans ce travail, les troubles de la miction, et comme tels les malades des quatre grandes classes que nous venons de citer (rétrécis, prostatiques, myélitiques, névropathes) sont les plus intéressants à étudier. Ce sont les seuls pour lesquels le traitement soit fonctionnel, et par conséquent réclame pour base une connaissance approfondie de la contractilité. Au contraire, dans la cystite tuberculeuse par exemple, le traitement n'est que médicamenteux et nullement fonctionnel, et les conditions mécaniques dans lesquelles se fait la miction ne présentent aucun intérêt au point de vue thérapeutique.

Nous nous efforcerons, pour justifier cette distinction entre les urinaires, de tirer de chacun de nos chapitres des conclusions utiles au traitement : c'est surtout pour les prostatiques et pour les névropathes que nous pourrons tirer, de la connaissance approfondie du muscle vésical, des déductions thérapeutiques.

CHAPITRE PREMIER

LA CONTRACTILITÉ VÉSICALE CHEZ LES RÉTRÉCIS ET DANS LES RÉTENTIONS PAR OBSTACLE MÉCANIQUE.

Sommaire. — A. Le rétréci jeune vide sa vessie; cette persistance de la miction malgré l'obstacle uréthral indique-t-elle une augmentation de la contractilité? Opinion des anatomo-pathologistes; expériences manométriques. Le vieux rétréci vide-t-il complètement sa vessie? État du muscle vésical dans ce cas : expériences. Pression-type et quotité de l'effort de miction chez les rétrécis aux deux périodes. Sensibilité à la tension.
B. Dans les cas de *rétention par obstacle mécanique* au cours de l'urine, la vessie commence par lutter contre l'obstacle tant qu'il est franchissable. Un moment vient où elle succombe : la rétention qui survient dans une vessie ainsi fatiguée la distend vite : cette distension dure sous forme de rétention complète, puis incomplète, et disparaît graduellement.

A. La contractilité chez les rétrécis.

De nos expériences il ressort que chez les rétrécis la contractilité est augmentée pendant longtemps, et ne faiblit que tardivement : c'était depuis de longues années vérité reconnue, que les rétrécis continuent à uriner très bien jusqu'à un degré de stricture assez avancé, s'ils sont jeunes et s'ils ont la vessie suffisamment musclée. M. le professeur Guyon fait remarquer dans ses *Leçons cliniques*, que « chez bon nombre de rétrécis, porteurs d'une stricture fort étroite, il n'y a pas de symptômes fonctionnels, ou du moins ils sont assez négligeables pour que les malades n'en prennent aucun souci et ne songent pas à les accuser. Nombre de malades peuvent, en effet, arriver au dernier degré de la coarctation uréthrale, sans avoir été jamais atteints de rétention véritable (1). »

Tel rétréci, à qui on passe à peine une bougie filiforme, urine encore avec un jet vigoureux et portant loin, tandis qu'un ataxique, à qui on passe les plus gros calibres de sonde, urine, en bavant, sur ses bottes.

Si nous considérons d'abord le rétréci jeune et vigoureux, nous ne lui voyons accuser souvent aucun trouble de la miction : c'est quelquefois par hasard que le rétrécissement est découvert, le malade étant venu consulter parce que son jet affecte des formes bizarres, en vrille, tortillé ou bifide, et qu'il a entendu dire que ce phénomène indiquait un

____

(1) Guyon, *Leçons cliniques*, 2e édition.

rétrécissement ; ou bien encore, le rétréci vient se plaindre de ce que, quand il a fini d'uriner, il se sent mouillé quelques instants après, la poche située en arrière du rétrécissement s'étant vidée peu à peu dans l'urèthre antérieur et de là au dehors.

D'autres fois enfin, le malade se plaint d'un écoulement intarissable ; on l'examine et on voit que l'écoulement est entretenu par un rétrécissement, en arrière duquel est un véritable petit clapier. Les cas sont assez fréquents où le rétrécissement est découvert au cours de l'examen, sans avoir été soupçonné auparavant par le malade.

Nous ne voulons pas dire qu'un rétréci pisse aussi bien qu'un normal (quoique cela soit vrai dans bien des cas), mais nous disons seulement qu'une vessie vigoureuse et normale restera longtemps suffisante à exécuter la miction chez un rétréci.

En effet, comme l'ont démontré anatomiquement Jean (1), Launois (2) et Bohdanovicz (3), chez le rétréci, la vessie, ayant à lutter contre un obstacle uréthral, s'hypertrophie, comme le cœur s'hypertrophie dans les cas de rétrécissement (ou d'insuffisance) de ses orifices ; mais, sauf les cas de rétrécissement très ancien, où la vessie, comme le cœur, arrive à succomber dans la lutte et à se laisser distendre, à tomber, elle aussi, dans l'*asystolie*, la vessie du rétréci présente généralement une contractilité augmentée. La contractilité est augmentée chez les rétrécis, par suite de l'hypertrophie du muscle vésical ; aussi, sur les cinq malades que nous avons pu examiner, deux étaient particulièrement jeunes et vigoureux : nous avons vu chez le premier (obs. 5) un superbe nègre de trente-sept ans, la vessie se contracter d'abord et l'envie se montrer au simple contact de la sonde, et dès les premières gouttes de liquide injecté, à 50 grammes, présenter une pression de + 25, avec envie moyenne, puis à 90 grammes présenter une pression + 40, assis, et une envie excessive, au cours de laquelle le malade vide en partie sa vessie le long de la sonde. Mais cette envie et cette pression étaient dus au contact, et peu après la vessie se calme, et nous arrivons à 300 grammes avec une pression + 16, et une envie devenue très forte. C'est en faisant asseoir le malade que nous faisons monter la pression à + 65, et que nous excitons la vessie à se contracter davantage ; le malade étant recouché, nous arrivons à une envie excessive et la sonde est expulsée à la pression + 39.

Ce malade, il est vrai, a présenté deux fois des envies excessives, ce qui est rare pour un sujet normal, fût-il rétréci. Peut-être faut-il tenir compte de ce que le malade était en cours de dilatation au béniqué, et de ce que, grâce à ces interventions continuelles sur son appa-

(1) Jean, Thèse Paris, 1879. *De la rétention incomplète d'urine.*
(2) Launois, Thèse Paris, 1885. *L'appareil urinaire des vieillards.*
(3) Bohdanovicz, Thèse Paris, 1890. *Le muscle vésical.*

reil uréthro-vésical, il pouvait avoir, sinon de la cystite, du moins un peu d'irritabilité de la muqueuse vésicale.

Le second exemple (obs. 6) est beaucoup plus net; il s'agit d'un homme de quarante-huit ans, ancien marin, robuste et de bonne santé, récemment uréthrotomisé : chez lui la sensibilité n'est nullement exaltée.

L'envie d'uriner est apparue, légère, à la pression de 12 et après

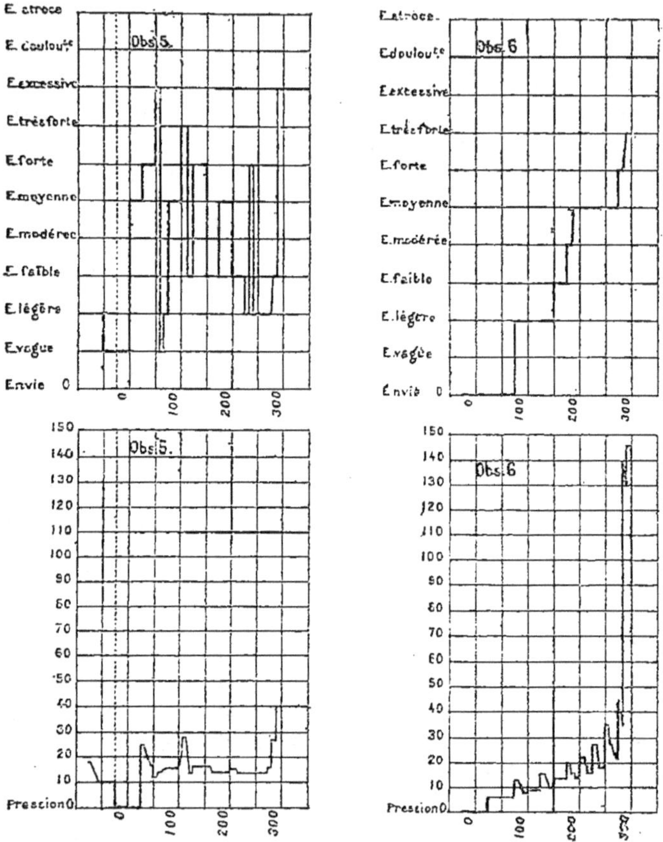

injection de 100 grammes. Puis, tandis que la pression oscillait considérablement, preuve que la vessie se contractait, les envies restaient à un taux très normal, et lors de la dernière poussée, quand, à 300 grammes, la pression monte à 46, le malade n'accuse qu'une envie forte. C'est là un fait remarquable : chez les rétrécis, la sensibilité (sauf circonstances indépendantes du rétrécissement) n'est pas augmentée, elle est normale mais la contractilité est augmentée, ce qui fait que le besoin d'uriner semble survenir plus tôt et avec une pression plus forte.

Le tableau n'est plus le même si le rétréci est âgé : alors, même si la prostate n'est pas hypertrophiée, le muscle vésical faiblit et perd sa contractilité.

Cette perte progressive de la contractilité peut se suivre chez nos trois autres malades : le n° 5 *bis*, âgé de cinquante-trois ans, a une vessie qui fait monter le manomètre à 119, mais il a fallu 450 grammes pour la décider à se contracter. Auparavant, avec une envie très forte, nous n'avions que 17, et cela pour 300 grammes, ce qui nous montre que cette vessie avait pris l'habitude de se laisser distendre, qu'elle avait perdu en partie sa contractilité, mais qu'elle avait conservé sa sensibilité à la tension, ainsi que nous l'indique le graphique des envies.

L'observation 5 *ter*, prise sur un homme de cinquante ans, est analogue. Ici le malade présente un résidu de 75 grammes, il ne vide plus sa vessie. Cependant on voit la vessie se contracter plus tôt que chez le 5 *bis* : 150 grammes introduits dans la vessie lui donnent une envie d'uriner qui va croissant jusqu'à devenir excessive, sans qu'on ait injecté de nouvelle quantité de liquide ; en même temps la pression monte à 81. Ce fait, que la pression et l'envie continuent de monter quand l'injection a cessé, est une très bonne note (si l'on peut dire) pour le muscle vésical ; il ne se produit que dans des vessies contractiles : chez les névropathes et les ataxiques, au contraire, de même que chez les vieux prostatiques, aussitôt l'injection cessée, la pression tombe et l'envie diminue. Ici, il a fallu l'écoulement de quelques grammes pour faire disparaître l'envie et baisser la pression, ce qui est encore parfaitement normal.

Si ce malade n'a pas fait monter le manomètre très haut, c'est que nous n'avons pas poussé assez loin l'expérience : le malade s'impatientait de cet examen qu'il ne connaissait pas, et nous n'avons pu le prolonger. Tout porte à croire qu'avec 300 à 400 grammes de liquide, il serait monté au-dessus de 1 mètre, facilement.

Le cinquième rétréci, n° 6 *bis*, est un homme de cinquante-cinq ans qui était entré à l'hôpital pour un abcès urineux et avait subi l'uréthrotomie interne une quinzaine avant notre premier examen. Comme chez le 5 *bis*, la vessie est paresseuse, lente à entrer en contraction : c'est vers 400, 450 grammes que, dans les deux séances, la pression monte au-dessus de 20 et que l'envie devient forte.

Au premier examen il monte à 120, envie excessive. Au second à 90, envie très forte ; les deux fois, sur un contenu vésical de 500 à 600 grammes, l'effort abdominal donne la pression 90.

Un détail intéressant à noter pour l'histoire de la distension vésicale : notre premier examen fut pratiqué quinze jours après l'uréthrotomie interne : la vessie ne se vide pas, elle conserve 100 grammes. Six jours après, nouvel examen, le résidu est à peu près nul. La vessie a donc repris l'habitude de se contracter et de se vider.

Nous voyons par ces exemples qu'on peut diviser les rétrécis en deux classes correspondant à deux périodes de leur évolution : dans la première période la vessie est suffisante, dans la seconde elle défaille, et devient très insuffisante.

Si nous étudions successivement les troubles fonctionnels dans ces

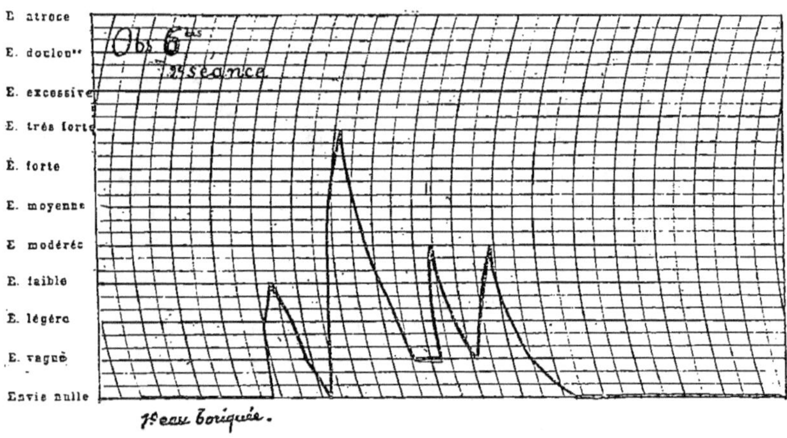

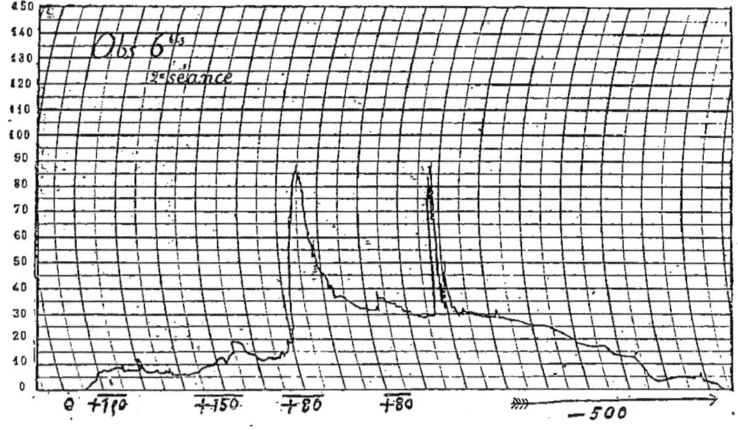

deux périodes du rétrécissement, nous voyons, à la première période, et tant que leur vessie reste suffisante, les rétrécis uriner sans trop de difficulté, souvent même sans difficulté, nous les voyons seulement uriner plus souvent que les normaux, ce qui prouve que l'hypertrophie de leur muscle vésical diminue leur capacité physiologique. La miction n'est pas retardée ; mais chez eux la pression abdominale, c'est-à-dire l'effort, est souvent ajoutée instinctivement à l'action du muscle vésical. Le rétréci pousse bien souvent presque tout le temps de la miction : il pousse au début, pour forcer le passage, il pousse pendant la miction, pour hâter l'issue de l'urine et rendre le jet plus vigoureux.

« On est néanmoins frappé chaque jour, dit M. Guyon (*Leçons cliniques*), chez les rétrécis en particulier, combien la quotité de l'effort nécessaire à la miction est peu en rapport avec le degré de l'étroitesse. La longueur du rétrécissement, l'épaisseur et la résistance du canal nécessitent, bien plus que sa grande étroitesse, des contractions musculaires énergiques... La contractilité insuffisante de la vessie, de même que les obstacles que l'urine rencontre au niveau de la prostate ou des rétrécissements de l'urèthre, peuvent nécessiter des efforts... »

Ainsi se comporte le rétréci jeune, semblable au jeune cardiaque : comme nous le dirons à la fin de ce travail, quand nous jetterons un coup d'œil d'ensemble sur les troubles fonctionnels de la miction dans les différentes catégories d'urinaires, le muscle vésical comme le muscle cardiaque s'hypertrophie d'abord pour suffire à sa tâche, mais il défaille plus tard. C'est la seconde période.

« Lassée de lutter contre l'obstacle uréthral, la vessie se laisse distendre, d'abord un peu, puis davantage ; il y a miction, mais miction imparfaite et insuffisante. » Le rétréci arrive à vider incomplètement sa vessie, ouvrant ainsi la porte à l'infection.

D'autres fois, à cette vessie surmenée, prête à faiblir, il suffira d'un excès de table, d'un coït, d'une fatigue, d'une cause congestive en général, pour que survienne une rétention aiguë et complète. Ces accidents de rétention aiguë et complète ne sont pas rares chez les rétrécis : ils ne surviennent pas forcément dans un canal où passe à peine la bougie filiforme ; « la rétention d'urine s'observe souvent chez des individus qui n'ont encore qu'une faible diminution du calibre de l'urèthre. » Enfin nous-même avons montré dans un mémoire sur le *Rétrécissement blennorrhagique de l'urèthre chez la femme* (*Annales G. U.*, 1892), que dans ce sexe, la vessie est moins musclée, et qu'il s'ensuit que le rétrécissement y cause plus tôt que chez l'homme des troubles fonctionnels consistant en difficulté de miction.

Dans ces cas de rétention aiguë, la congestion périuréthrale et périvésicale (au niveau du col) a causé une obstruction temporaire que quelques auteurs, comme Reliquet et Guépin, ont voulu mettre sur le compte du spasme. M. le professeur Guyon a depuis longtemps signalé le rôle de la congestion dans ces cas, et montré que s'il y a spasme, son rôle est bien secondaire, et « qu'il est beaucoup plus vrai d'accuser l'élément congestif et l'élément inflammatoire ».

Cette opinion est exprimée et défendue dans la thèse de M. le professeur agrégé Tuffier, qui montre de la façon la plus nette le rôle capital que joue la congestion veineuse dans ces cas.

Une expérience des plus intéressantes et des plus curieuses est rapportée par Th. Ducamp dans son *Traité des rétentions d'urine* (Paris, 1823) (**1**) : elle nous montre par quel mécanisme l'obstacle uréthral arrive à influer sur la contractilité vésicale.

Si l'obstacle uréthral influe sur la contractilité vésicale et peut amener de la rétention incomplète, on ne voit pas toujours ces troubles fonctionnels céder à l'uréthrotomie ou à la dilatation. Cette *restitutio ad integrum* se réalise dans la très grande majorité des cas, mais elle ne se réalise pas toujours, et surtout pas immédiatement, surtout si le malade a fait de la rétention complète, comme le malade de l'observation 6 *bis*. M. Guyon rappelle toujours, quand il pratique l'uréthrotomie chez un homme âgé, artério-scléreux, que probablement une partie des troubles urinaires persisteront encore, parce que la contractilité vésicale est plus ou moins atteinte chez le patient. Néanmoins les trou-

(1) « La vessie des personnes qui ont des obstructions un peu considérables de l'urèthre, ne se débarrasse que de la partie la plus gênante de son contenu, et reste dans un état continuel de plénitude..... La vessie ne se débarrasse que du quart à peu près de son contenu. Où est la cause d'un pareil effet ?... Cette cause n'est point dans le canal, car celui-ci, donnant passage à un quart du liquide, pourrait, avec le temps, donner issue aux trois quarts restants, *s'ils lui étaient présentés comme le quart expulsé ;* elle n'est point dans le liquide, car celui qui est évacué est absolument analogue à celui qui est retenu. Cette cause est donc dans la poche qui contient et expulse le liquide. Ce raisonnement me porta à conclure que la cause du phénomène en question est dans la vessie ; mais je n'en fus pas plus éclairé sur son mécanisme.

« Cependant, désirant l'être, il me vint à l'esprit de me soumettre à quelque expérience qui me plaçât, par rapport aux urines, dans les circonstances où se trouve un homme qui a un rétrécissement de l'urèthre, et j'en trouvai sans peine le moyen. Ayant une forte envie d'uriner, je pressai ma verge près du gland, de manière à ne laisser sortir l'urine que par un jet très délié. Bientôt des douleurs assez fortes se firent ressentir dans le canal, l'envie d'uriner devint plus vive, et les efforts d'expulsion plus considérables ; je ne tardai pas à éprouver un tiraillement douloureux dans les aines et les douleurs dans le canal devinrent telles que, machinalement, je lâchai prise et laissai couler mes urines à plein jet. Plus tard, je recommençai l'expérience avec plus de résolution ; les mêmes douleurs se firent sentir et j'avais le sentiment que mon canal allait se rompre, bien que je ne l'appréhendasse nullement. A de courts intervalles, ces douleurs devenaient plus vives, enfin elles diminuèrent graduellement, et je cessai d'uriner, bien que je n'eusse rendu que la moitié des urines que je rends ordinairement à la fois. Il me resta une douleur assez forte dans le canal. Quelques instants après, voulant voir si j'avais complètement vidé ma vessie, j'essayai d'uriner et je rendis à peu près autant d'urine que pendant l'expérience. J'ai répété cette expérience plusieurs fois, et j'ai toujours obtenu le même résultat. J'en ai conclu qu'il est dans la nature des contractions de la vessie d'être peu durables et qu'après un certain laps de temps elles cessent, bien que le stimulus qui les met en jeu se fasse encore sentir ; que, conséquemment, l'expulsion des urines n'est pas complète dans les cas de rétrécissement de l'urèthre, que le temps que nécessiterait leur sortie excède de beaucoup celui pendant lequel la vessie peut maintenir ses contractions, lesquelles sont encore abrégées par le malade, autant qu'il est en lui de le faire, en raison des douleurs qu'il éprouve. Portant ensuite mon attention sur les autres contractions musculaires, j'ai vu qu'aucune n'est durable, que toutes sont soumises à des moments de relâche, bien que l'habitude puisse les rendre un peu plus permanentes. »

bles fonctionnels sont toujours considérablement amendés par l'intervention, et beaucoup de malades, surtout les jeunes, se remettent à vider leur vessie.

De nos expériences sur les rétrécis nous pouvons faire quelques déductions pratiques.

Et d'abord la pression à laquelle se manifeste l'envie d'uriner est en moyenne $+13$, elle se montre donc un peu plus tôt que chez les normaux chez lesquels elle paraît à $+15$. La différence est faible, cependant elle semble coïncider avec un fait que nous constations tout à l'heure : les rétrécis que nous avons examinés étaient en cours de dilatation et par conséquent leurs muqueuses uréthrale et vésicale pouvaient être légèrement irritées par ces cathétérismes. Il pouvait donc exister un peu de sensibilité au contact, comme chez le n° 5 ou simplement un peu d'hyperexcitabilité de la musculature.

La quantité moyenne de liquide à laquelle se montre l'envie est plus difficile à apprécier : en effet, sur nos deux premiers malades (1), elle survient à 75 grammes. Chez le n° 5 *ter*, elle survient à 80 grammes; chez le n° 5 *bis*, à 120. Ces chiffres sont sensiblement comparables, quoique les malades soient de deux périodes différentes. Chez le dernier, n° 6 *bis*, l'envie ne s'est montrée qu'à 250 grammes la première fois, 400 grammes la seconde fois. Mais il ne faut pas oublier que ce malade venait de faire de la rétention complète par suite d'un abcès urineux, et que, par conséquent, sa vessie avait pu être distendue par la rétention. Si donc nous négligeons ce cas, bien isolé et bien défini, nous pouvons dire que c'est entre 75 et 120 grammes, exactement en moyenne à 90 grammes de liquide, que les rétrécis manifestent le besoin d'uriner. Ce chiffre est notablement au-dessous des 135 grammes qui déterminent l'envie d'uriner chez les normaux : nous voyons dans cette différence la confirmation de l'hypothèse émise tout à l'heure, à savoir que la vessie du rétréci en cours de traitement est plus irritable et réagit plus tôt. On voit aussi que cette irritabilité plus grande se traduit par une différence de capacité beaucoup plus grande que la variation de pression : cela prouve une fois de plus que la capacité physiologique de la vessie est essentiellement variable, et nous voyons là une des causes qui la font varier.

Bien entendu, à cette recherche de la capacité vésicale chez les rétrécis, nous ne donnons pas plus d'importance qu'à celle des normaux : nous entendons faire ici des réserves absolument identiques à celles que nous avons formulées au sujet de la capacité physiologique de la vessie.

Nous avons essayé, chez les normaux, de fixer d'une manière très

(1) Nous défalquons la première poussée d'envie, due à la sensibilité au contact de la sonde. (Voyez le tracé graphique de cette obs. 5.)

approximative et très hypothétique, d'apprécier quelle pression la vessie doit pouvoir développer pour effectuer la miction. Pareille évaluation nous est impossible à faire pour les rétrécis. D'abord nous n'avons pas, comme pour les normaux, des éléments de certitude dans des faits d'expulsion de sonde, tout au moins de miction le long de la sonde : une seule fois, le malade de l'observation 5 *bis* a uriné le long de la sonde, à la pression +129. Ce chiffre serait évidemment exagéré : mais s'il est vrai que le rétréci dilaté, c'est-à-dire le rétréci dont le canal est redevenu normal, ne doit pas avoir besoin d'employer pour uriner une pression très supérieure à celle qu'emploient les normaux, il est certain que celui dont le canal est rétréci doit lutter contre cet obstacle à l'évacuation du contenu vésical, et déployer une pression considérable ; et bien entendu dans ce cas on ne peut mesurer l'effet produit, on sait seulement que tout dépend du degré de stricture uréthrale, et que la force de projection du jet est en raison inverse de la résistance à vaincre.

C'est là ce qui fait que beaucoup de rétrécis jeunes urinent facilement ; leur vessie est susceptible de développer, sans qu'elle soit perçue, une pression qui peut s'élever à 1 mètre, 1^m,50, et surtout s'y maintenir. En effet, comme le dit Th. Ducamp, c'est la durée de l'effort qui importe, et si notre malade n° 6 *bis* a pu monter, lui aussi, à la pression 122, il n'a pu maintenir cette pression, qui avait duré plus longtemps chez le 5 *bis*.

Cette différence de contractilité est-elle expliquée par l'examen anatomo-pathologique, nous n'avons fait aucune recherche à cet égard, mais nous devons signaler les travaux qui ont été faits sur cette question. C'est sous l'inspiration de M. le professeur Guyon que ces recherches ont été entreprises : plusieurs de ses élèves ont tenté de rapprocher les rétrécis et les prostatiques sur le terrain de l'anatomie pathologique.

Jean (1) cite dans sa thèse l'observation avec autopsie d'un enfant de six ans qui, par suite d'un obstacle à l'émission de l'urine, est mort comme un prostatique : la vessie présentait une sclérose fibreuse, malgré l'absence d'athérome et d'hypertrophie prostatique. Bohdanovicz (2) soutient aussi cette opinion, que l'hypertrophie de la prostate n'a pas le monopole de produire la sclérose vésicale, mais que, toutes choses égales d'ailleurs, elle la produit plus volontiers, parce qu'elle se développe chez des sujets plus âgés et par conséquent ayant plus de chances d'être athéromateux. M. le professeur Guyon pense que la sclérose vésicale, en dehors de l'hypertrophie de la prostate, doit être très rare, parce que l'hypertrophie prostatique marche presque toujours avec

(1) Jean, Th. citée, 1879.
(2) Bohdanovicz, Th. citée, 1892.

l'athérome : les cas analogues à celui de Jean sont d'ailleurs exceptionnels. Notre examen manométrique de la vessie chez un rétréci âgé de quarante-huit ans (obs. 6) montre bien que, malgré un rétrécissement très ancien, ayant récidivé maintes fois, la contractilité vésicale est encore excellente. Quand la vessie se sclérose avant l'âge de l'athérome, il faut chercher à côté quelque autre cause.

Nous ne voulons pas insister davantage sur le parallèle qu'on pourrait établir au double point de vue physiologique et anatomique, entre les prostatiques et les rétrécis : auparavant il nous faut étudier la contractilité du muscle vésical chez les prostatiques.

B. Contractilité dans les cas de rétention d'urine par obstacle mécanique

Le premier malade (obs. 7) âgé de vingt-sept ans est atteint, au cours

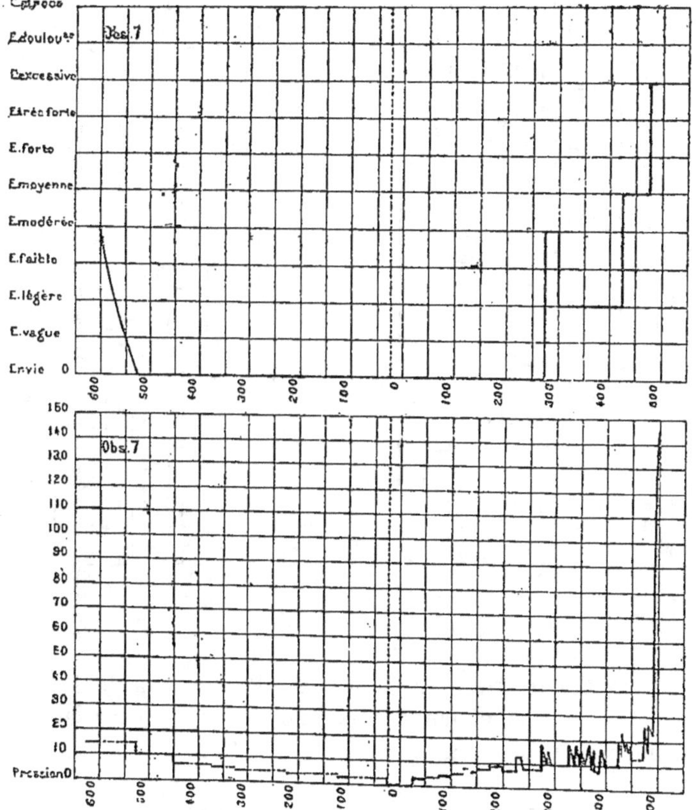

d'une blennorrhagie, d'un abcès de la prostate : la miction, d'abord difficile, devient impossible, et on est obligé de le sonder : or on constate que cette vessie, momentanément distendue par une rétention de quelques heures, a perdu beaucoup de sa contractilité : l'examen mano-métrique, pratiqué plusieurs jours après cette petite crise de rétention, nous montre quelle atteinte a été portée à la vitalité de la musculeuse :

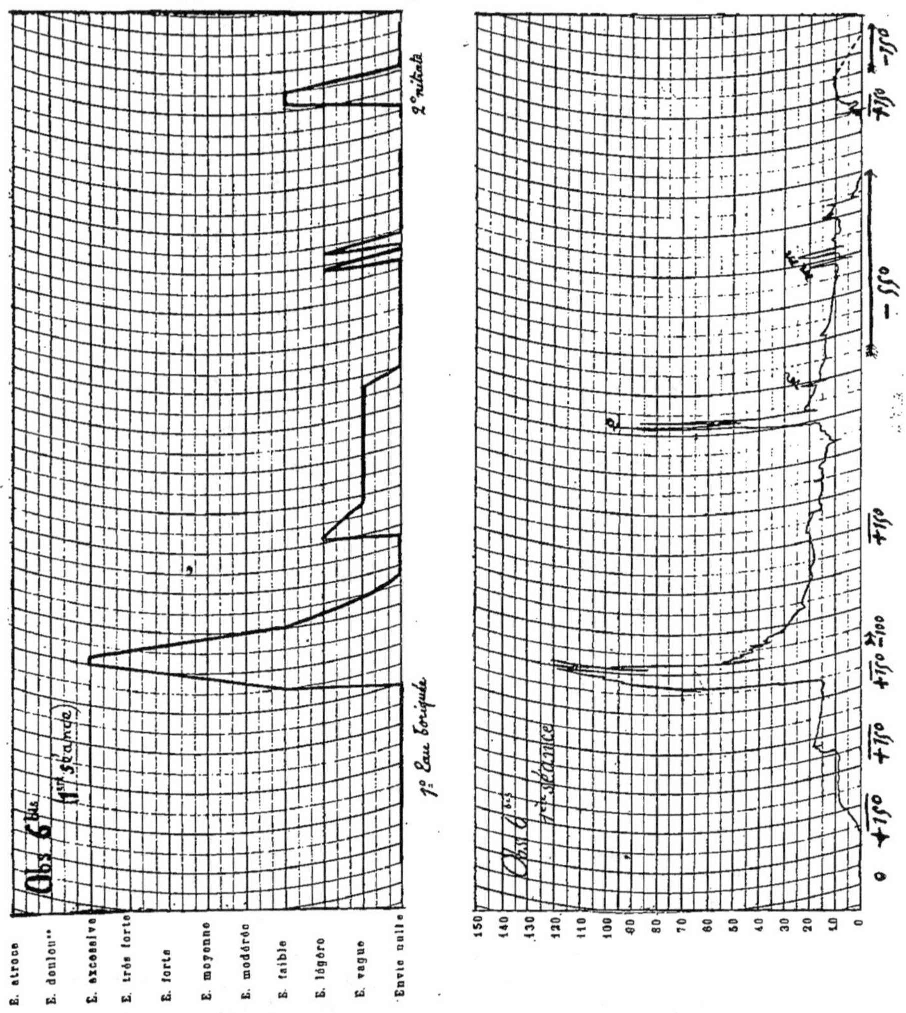

en effet, la vessie contenait 600 grammes d'urine à la pression $+14$ avec envie moyenne, et cependant le malade ne peut uriner.

Cette urine est évacuée, nous injectons de l'eau boriquée, et nous trouvons :

	Grammes.		Pression.
Première envie....	300	....	17 (E. moyenne.)
Maximum.........	500	....	25 (E. excessive.)
			$+145$

Ainsi la pression reste basse pour des quantités déjà considérables, et ce n'est qu'à 500 grammes que cette contractilité se réveille : elle a été longue à se produire ; mais ce que nous remarquons surtout ici, c'est combien la pression est restée longtemps basse.

Cette expérience nous montre, comme nous l'avait montré la présence des 600 grammes d'urine impossibles à évacuer spontanément, quelle peut être l'influence d'une rétention, même courte, sur la contractilité vésicale : remarquons que le malade en question est jeune et vigoureux, que sa vessie était saine, et qu'il est de ce fait dans les meilleures conditions pour regagner rapidement sa contractilité ; mais supposons un vieillard, à musculeuse déjà sclérosée par l'athérome, à circulation défectueuse, et nous comprendrons quelle influence fatalement décisive peut avoir une rétention d'urine sur son muscle vésical.

De ce cas, nous pouvons rapprocher le rétréci n° 6 *bis*, que nous avons examiné quinze jours après l'incision d'un abcès urineux qui empêchait la miction spontanée. On voit dans l'observation qu'au premier examen nous constations un résidu de 100 grammes : quatre jours plus tard, la vessie se vidait : le malade, âgé de cinquante-cinq ans, avait donc en partie recouvré sa contractilité. Mais c'était un vieux rétréci, et la contractilité est affaiblie : il faut 400 grammes de liquide pour provoquer une contraction vigoureuse. Le fait intéressant ici, c'est la disparition graduelle de la rétention incomplète.

Enfin un troisième malade (obs. 7 *bis*) entra dans le service de M. Guyon pour une rétention aiguë survenue au cours d'une blennorrhagie. Chez lui la vessie se contracte mieux que chez les deux autres : mais la contraction est encore assez faible pour nous permettre d'injecter 750 grammes, et la pression ne monte qu'à 79, tandis que l'envie est atroce. Il y a là un certain degré de dissociation de l'envie et de la pression qui nous engage à tenir le malade pour suspect de névropathie, soupçon d'autant mieux fondé qu'il est sourd-muet de naissance. Néanmoins, pour un névropathe, la contractilité serait assez bonne : quant aux 750 grammes, il est certain qu'ils ne tiendraient pas dans la vessie d'un sujet normal. C'est la distension causée par la rétention qui nous a permis d'injecter autant de liquide dans cette vessie ; aussi nous a-t-il semblé intéressant de grouper dans un chapitre à part ces trois cas de rétentions complètes et aiguës par causes différentes.

Il est assez difficile de réunir des faits aussi dissemblables pour en tirer une déduction commune. Nous pouvons seulement remarquer que l'envie d'uriner est survenue chez le premier à la pression 17, mais est redescendue aussitôt à 10, que chez le second, l'envie est survenue les deux fois à 13 ; chez le troisième à 12. C'est donc toujours aux environs de + 13, comme pour les rétrécis. Les quantités susceptibles d'éveiller le besoin sont considérables, comme on peut s'y attendre :

300, 250, 400 et 200. C'est une moyenne de 300 grammes, moyenne purement mathématique, par conséquent, à laquelle il ne faut attacher

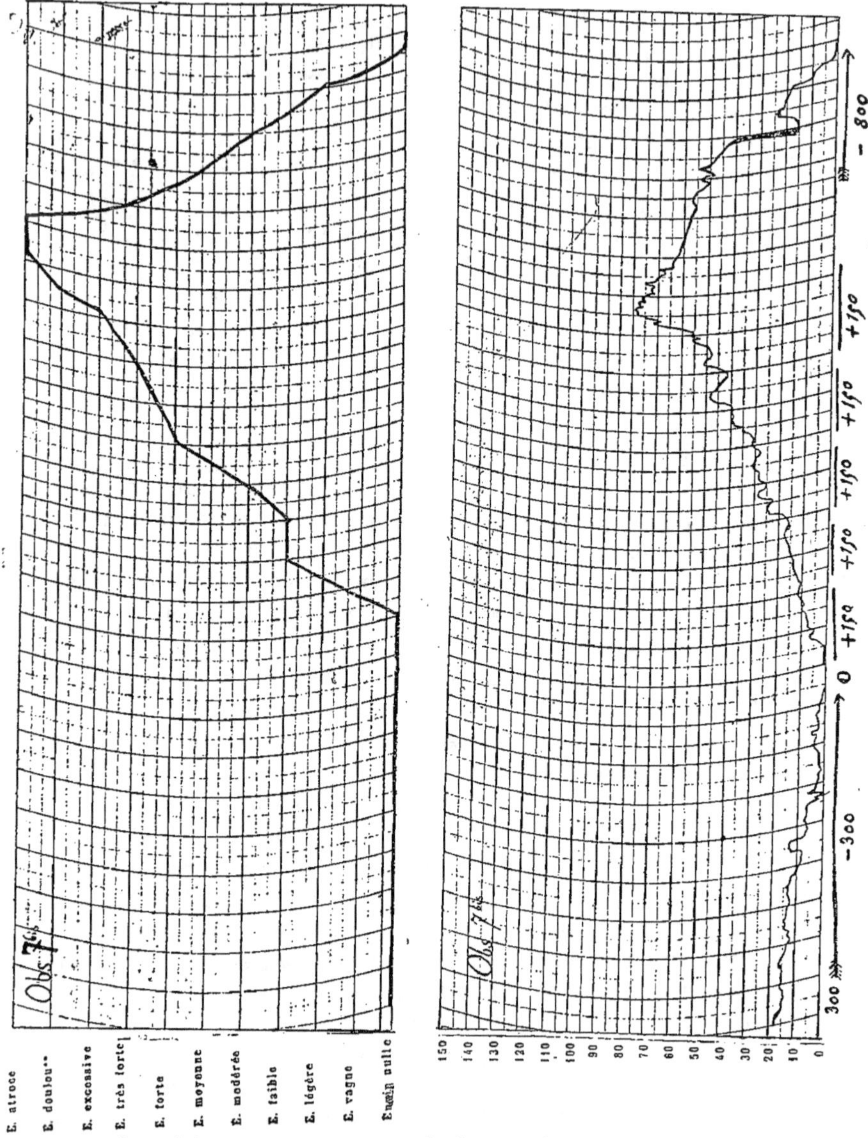

aucune valeur (1), au point de vue de la précision. Peu nous importe d'ailleurs le chiffre exact, il nous suffit de voir que, dans les trois cas examinés, la vessie se laissait distendre beaucoup plus que normalement.

(1) « L'emploi des moyennes en physiologie ne donne le plus souvent qu'une fausse précision aux résultats, en détruisant le caractère biologique des phénomènes. » Cl. Bernard, *Médecine expérimentale*, Paris, 1865, p. 235.

CONCLUSIONS DU CHAPITRE PREMIER

A. Les ʀᴇ́ᴛʀᴇ́ᴄɪs vident bien leur vessie, quelque serré que soit le rétrécissement, tant que le muscle vésical compense l'obstacle uréthral :
leur vessie paraît plus excitable que celle des normaux : la contractilité paraît augmentée, mais la sensibilité à la tension reste proportionnelle. Plus tard, quand ils ne vident plus et qu'ils font de la rétention
incomplète, malgré un canal suffisamment large, le manomètre montre
que leur contractilité est descendue au-dessous de la normale, ce qui
prouve bien qu'on pisse avec sa vessie et non avec son canal. La quotité de l'effort vésical nécessaire à la miction est certainement supérieure
à la normale, mais elle varie évidemment avec le degré de stricture
uréthrale.

B. Les ʀᴇ́ᴛᴇɴᴛɪᴏɴs d'urine en général, et particulièrement les rétentions causées par des ᴏʙsᴛᴀᴄʟᴇs ᴍᴇ́ᴄᴀɴɪǫᴜᴇs tels que prostatite, abcès
urineux, déterminent une distension aiguë du muscle vésical ; il en
résulte que, pendant un temps variable après la disparition de l'obstacle, la vessie se vide incomplètement : il faut un certain temps pour
que le muscle vésical recouvre sa contractilité.

CHAPITRE II

LA CONTRACTILITÉ VÉSICALE DANS LES CAS D'HYPERTROPHIE DE LA PROSTATE ET DE CYSTITE.

Sommaire. — A. Le PROSTATIQUE à la PREMIÈRE PÉRIODE vide sa vessie : il urine souvent, il urine la nuit, c'est la période congestive ; la contractilité est-elle augmentée ? — Le prostatique à la SECONDE PÉRIODE fait de la rétention incomplète mais sans distension ; il urine souvent, et avec difficulté ; il est bien souvent infecté : sa contractilité est-elle diminuée ? — Différence entre les malades qui conservent un faible résidu ou une quantité considérable d'urine. Rétentions aigues complètes et incomplètes. Le prostatique à la TROISIÈME PÉRIODE est un distendu de la longue date qui ne vide pas du tout ou qui vide très incomplètement sa vessie ; il ressent de fréquents besoins d'uriner ; ou bien il éprouve des besoins impérieux et subits, ou il présente de l'incontinence par regorgement : quel est l'état de la contractilité à cette période ? — Le muscle vésical chez les prostatiques aux trois périodes : opinion des anatomo-pathologistes ; concordance des résultats obtenus à l'examen manométrique. — Importance de cette donnée dans la critique de l'intervention chirurgicale chez les prostatiques.
B. La CYSTITE augmente le nombre des mictions : cystite aiguë, cystite chronique. État de la sensibilité au contact, de la sensibilité à la distension, de la contractilité. — Contractions de contact, leurs caractères. La cystite est-elle une compensation : modifications de la capacité physiologique de la vessie ; modifications du résidu chez les malades qui ne vident pas ; leur vessie décante.

A. La contractilité vésicale chez les prostatiques.

Comme l'a bien montré M. le professeur Guyon (1) en étudiant les prostatiques, on se tromperait étrangement en confondant tous les prostatiques, au point de vue des troubles fonctionnels. On sait, en effet, que notre Maître divise (2) l'histoire clinique de l'hypertrophie de la prostate en trois périodes :

La première période est caractérisée, au point de vue clinique, par de la fréquence des mictions, sans douleurs, avec besoins légèrement impérieux, mictions retardées, obligation d'un effort un peu plus intense que l'effort normal au début de la miction, enfin mictions nocturnes. Ce fait des mictions nocturnes est un des plus saillants dans leur histoire. On constate en outre, et ce signe suffit à lui seul à différencier la première période d'avec les deux autres, *qu'ils vident encore complètement leur vessie*, ce qui signifie : contractilité vésicale suffisante. Cette contractilité est-elle exagérée ? nous ne le croyons pas d'après ce que nous avons vu chez les deux malades (obs. 8 et 8 *bis*) que nous avons observés. Chez le premier malade, l'envie d'uriner (légère) survient avec 100 grammes

1) Guyon, *Leçons cliniques.*
(2) Cette division est adoptée à l'étranger.

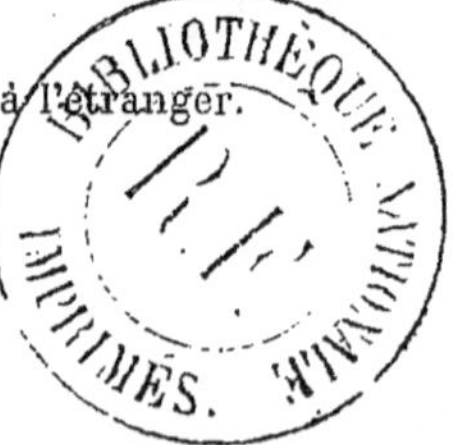

à la pression + 16 ; à 160 il survient une contraction qui élève la pression de + 25 à + 35, avec envie faible ; à 250 grammes, encore contraction, avec envie forte ; enfin à 400, l'envie est très forte avec des oscillations qui vont de + 33 à + 50. Cette courbe serait absolument comparable à celle de notre deuxième rétréci (obs. 6), n'était la forte contraction de la fin, qui, chez le rétréci, fit monter la pression à + 145, avec le même volume, et une envie moindre (seulement envie forte). Peut-être, en continuant l'expérience, aurions-nous déterminé une contraction sinon équivalente, du moins dépassant 1 mètre ; mais la contraction ne s'étant pas produite, nous devons nous borner à la simple constatation des faits. Chez le second (8 *bis*) l'envie survient la première fois à 50 grammes environ, avec la pression 21, puis 15. Au second examen, elle se montre à + 13, avec environ 100 grammes de liquide. En admettant que la première fois la sensibilité au contact a provoqué la contraction vésicale, on voit que la moyenne qui ressortirait de ces

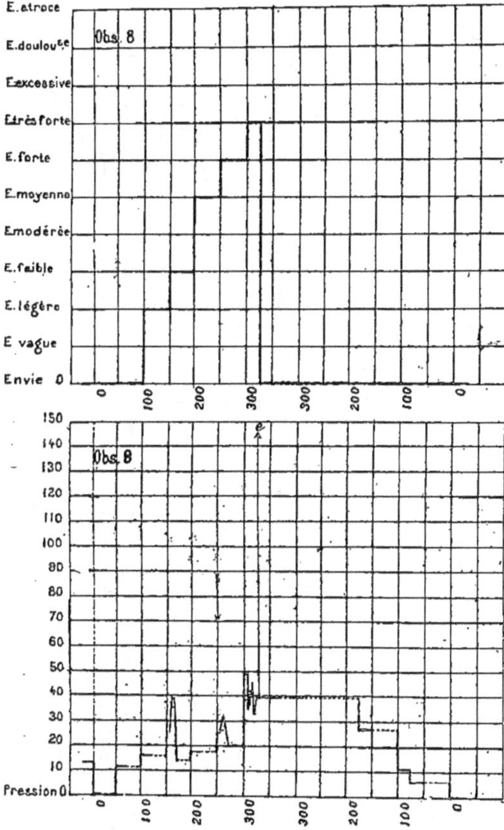

trois examens serait : envie survenant à + 15 environ avec un peu moins de 100 grammes. Dans les deux examens, on voit la pression monter, avec 200 et 250 grammes, jusqu'à + 65 et + 70 : les envies étant excessives, nous n'avons guère poussé plus loin le remplissage de la vessie. Cependant on peut voir que les 100 grammes surajoutés n'ont pas fait contracter la vessie, au contraire ils l'ont distendue, soit que la limite de contractilité fût dépassée, soit que la vessie fût fatiguée de cet examen.

Il ne nous semble donc pas devoir conclure que la contractilité est

augmentée, malgré ces chiffres (+ 15, 100 grammes) assez voisins de
ceux des rétrécis non distendus (+ 13, 90 grammes), il nous semble que
l'analogie n'est qu'apparente : si on insiste, en augmentant la quantité
du liquide contenu dans la vessie, chez les rétrécis, on provoque des
contractions plus énergiques, — chez le prostatique à la première
période on ne provoque plus que de faibles contractions. On dirait qu'à

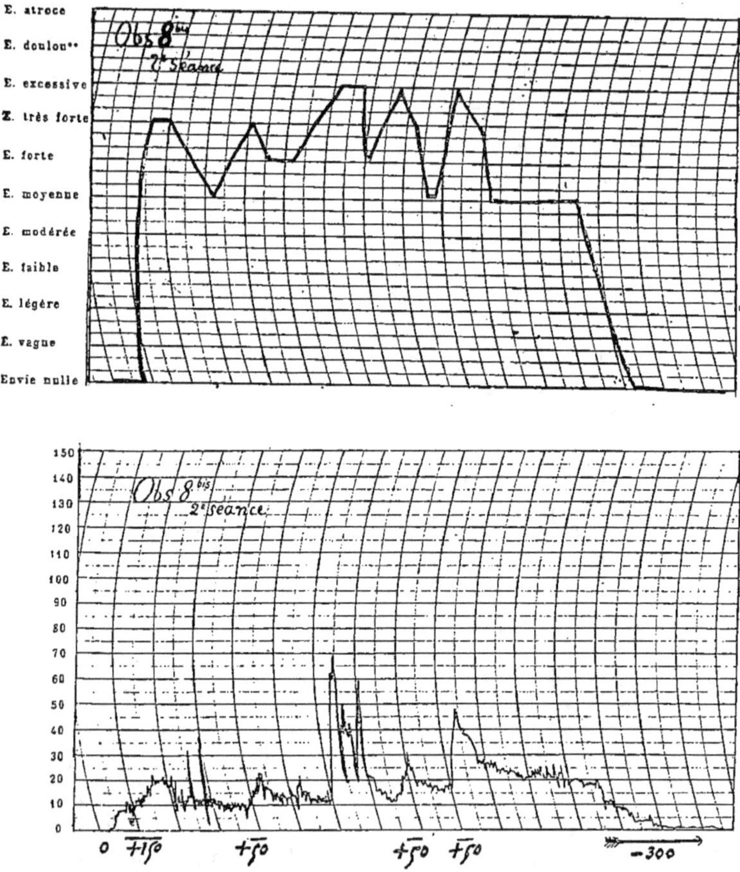

cette première période du prostatisme, la vessie essaye de se défendre
par des mictions fréquentes, et par conséquent peu abondantes,
comme si elle redoutait, en se laissant remplir davantage, de se laisser
distendre et de faire de la rétention. C'est d'ailleurs ce qui arrrive,
même aux prostatiques à la première période : survienne une cause
qui les empêche d'uriner, un voyage en chemin de fer, un repos prolongé, la rétention aiguë et complète peut survenir, sans parler de la
rétention que peut déterminer la congestion pelvienne, par excès de

table, fatigue, refroidissement. Car la congestion pelvienne est la caractéristique de cette première période (période congestive de M. le professeur Guyon). La contractilité ne nous semble donc pas augmentée, c'est la sensibilité à la tension qui se développe chez ces malades et qui devient la véritable cause des mictions fréquentes et des mictions nocturnes. Néanmoins, la sensibilité à la tension tient en éveil le muscle vésical, dont le travail est augmenté d'autant. De cette augmentation de travail résulte une hypertrophie compensatrice du detrusor.

Les travaux déjà cités de Jean, Launois et Bohdanovicz (1) nous apprennent en effet que la vessie de ces malades est hypertrophiée comme celle des rétrécis. — Seulement, en raison de l'âge du malade, en raison de l'athérome généralisé si fréquent chez les prostatiques, au stade hypertrophie succède, beaucoup plus rapidement que chez les rétrécis, le stade de sclérose interfasciculaire, stade anatomique auquel correspond bien entendu, au point de vue physiologique, la diminution de la contractilité, annoncée par la défaillance fonctionnelle.

En effet, la deuxième période de l'hypertrophie de la prostate est caractérisée par ce fait que le malade vide incomplètement sa vessie : il urine, mais il n'urine pas tout : si on le sonde immédiatement après la miction, on lui trouve un résidu de 50, 100, 200, jusqu'à 600 grammes. De plus, au point de vue clinique, on observe toujours les mictions fréquentes, les mictions nocturnes, les mictions retardées et nécessitant des efforts devenus considérables : quelquefois le malade est dans l'impossibilité d'uriner debout, et il lui faut recourir à la position accroupie. Quelquefois il ne peut pas uriner du tout. Mais l'effort n'est guère indispensable qu'au début de la miction, pour obtenir l'écartement de l'orifice vésical « épaissi et circonvenu par l'hypertrophie prostatique ». C'est également, comme le dit M. Guyon, la résistance anormale du col vésical qui explique le retard de la miction : « les contractions expulsives ne peuvent triompher de sa rigidité; ce n'est qu'en continuant ou en répétant l'effort que l'urine trouve enfin issue; et dès lors son écoulement se fait d'une façon continue et relativement assez rapide. »

Presque tous les malades s'accordent à déclarer que le retard de la miction est d'autant plus prononcé qu'ils ont moins obéi aux premiers avertissements du besoin d'uriner. De là sans doute cette difficulté matinale si habituelle, lorsque la miction du réveil ne s'accomplit qu'après quelques heures de sommeil (2). C'est également l'opinion exprimée par Pauli (3), lorsqu'il exprime cette idée en termes que nous résumons : Si la perte d'équilibre qui a son fondement dans la

<hr>

(1) Jean, Launois, Bohdanovicz (thèses citées).
(2) Guyon, *Leçons cliniques*, 1885, p. 28 et 29.
(3) Pauli, *Deut. med. Woch.*, 1887, p. 523.

vieillesse ou dans la perte physiologique des forces, ne se fait d'abord sentir que la nuit et le matin, c'est que la chaleur du lit augmente la congestion céphalique, rachidienne et pelvienne.

Cette opinion était déjà exprimée dans la thèse de M. Tuffier (1).

Tous ces symptômes s'expliquent aisément par la présence de l'obstacle prostatique, contre lequel lutte une vessie qui du stade hyper-

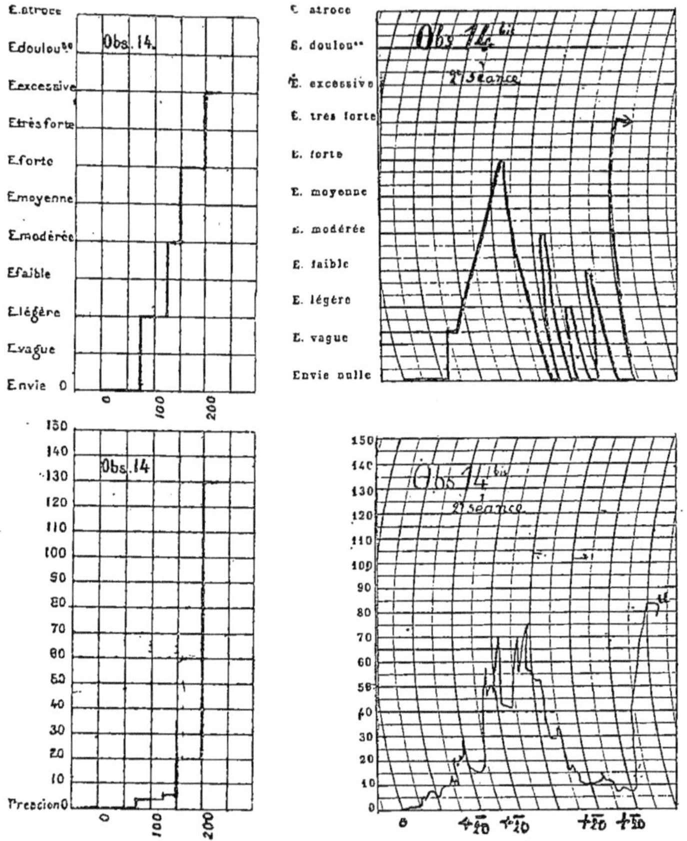

trophie passe au stade de sclérose. La contractilité, chez les prostatiques à la deuxième période, est diminuée, et elle l'est d'autant plus que la sclérose s'accuse davantage et que le résidu vésical augmente. Les différents examens manométriques que nous avons pratiqués en sont une preuve évidente.

Et d'abord nous devons détailler et classer les malades que nous avons examimés :

Quatre d'entre eux (obs. 14, 15, 14 *bis* et 15 *bis*) sont évidemment

(1) Tuffier, Th. citée, 1885.

passés à la deuxième période depuis peu de temps; ils présentent
encore une contractilité très supérieure à tous les autres : c'est que
leur vessie ne fait que commencer le stade de sclérose; d'autre part,

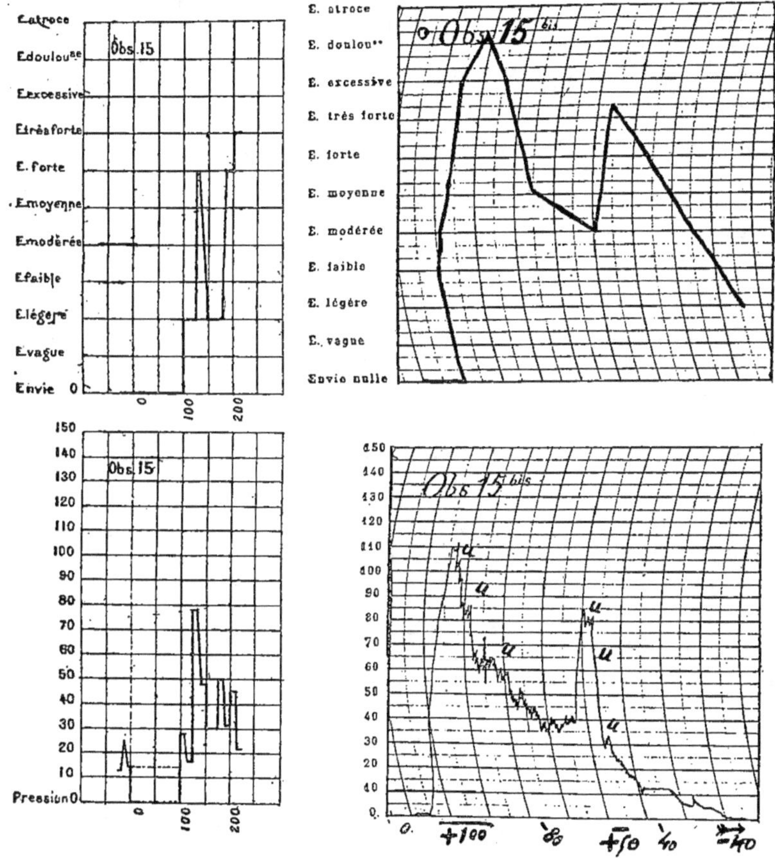

trois d'entre eux ont une cystite plus intense que celle des autres,
et qui trouvant un muscle vésical relativement contractile, détermine
des contractions intenses; seul le n° 14 *bis* n'a pas de cystite. Voici
d'ailleurs les chiffres exposés parallèlement :

Obs. 14.............. à 80 gr. P + 3 (E. lég.) A 200 gr. P + 130 (E. exces.)
  (Résidu 100 gr.)
Obs. 14 *bis*. — 1re s... à 10 gr. P + 33 (E. lég.) A 300 gr. P + 175 (E. exces.)
  (Résidu 55 gr.) 2e s. à 20 gr. P + 70 (E. forte). A 80 gr. P + 83 (E. tr. forte.
Obs. 15.............. à 100 gr. P + 28 (E. moy.) A 200 gr. P + 48 (E. modérée).
  (Résidu 50 gr.)   + 78   + 23
Obs. 15 *bis*......... pendant l'injection de 100 gr. (E. doulour.), miction à côté
  (Résidu 50 gr.)   de la sonde P + 110.

On voit que la cystite n'a guère modifié le prostatisme, puisque notre 14 *bis* est bien comparable aux trois autres, les quatre malades sont absolument comparables aux deux prostatiques à la première période, dont nous avons parlé tout d'abord : l'envie survenait chez eux à la pression + 15, avec 100 grammes de liquide. Chez nos quatre malades, au début de la seconde période du prostatisme, nous trouvons comme moyenne que l'envie survient à la pression 23, avec 50 grammes de liquide. Le n° 15 *bis* ne saurait entrer dans cette moyenne, il est trop disparate.

Les deux malades suivants (obs. 11 et 12) sont déjà plus avancés dans la seconde période du prostatisme : leur résidu vésical est

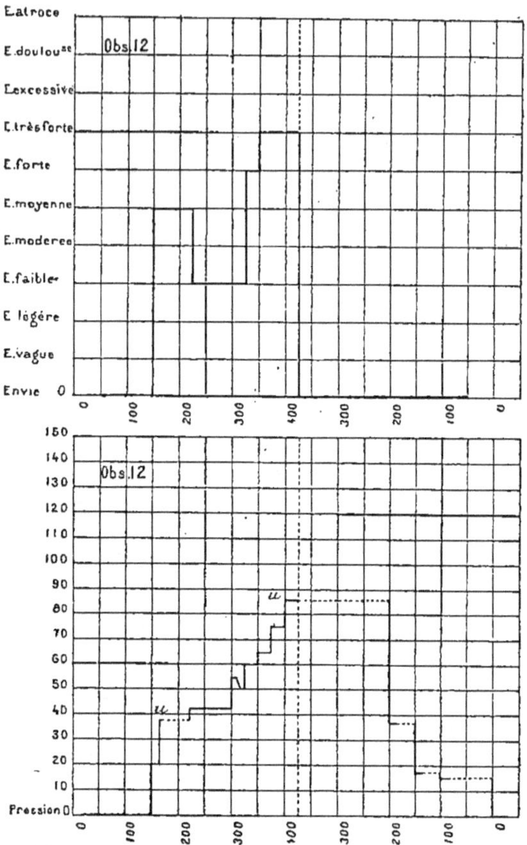

de 300 grammes. Ces deux malades ont annoncé l'envie aux chiffres suivants :

Le 1ᵉʳ... à 500 gr... P + 13 (E. vague)... A 600 gr... P + 17 (E. moy.).
Le 2ᵉ.... à 150 gr... P + 20 (E. moy.).... A 750 gr... P + 55 (E. doul.)
+ 37 (l'urine s'écoule).

A ces quantités considérables de liquide, malgré des pressions basses, on voit que la vessie a déjà pris l'habitude de se laisser distendre. Le premier surtout a la vessie bien peu contractile : il est vrai que les réflexes patellaires sont très diminués chez lui : y aurait-il avec l'hypertrophie de la prostate une affection médullaire concomitante, on ne peut l'affirmer, faute de signes ; nous devions seulement formuler cette réserve.

A côté de ces six prostatiques à la seconde période qui vident leur vessie, nous en avons examiné quatre autres qui, momentanément, sont obligés de se sonder : les n⁰ˢ 16, 16 *bis*, 18, 18 *bis* sont donc en état de rétention complète sans distension, suivant la classification de M. le professeur Guyon.

Le n° 16 se sonde depuis une quinzaine de jours, à la suite d'une

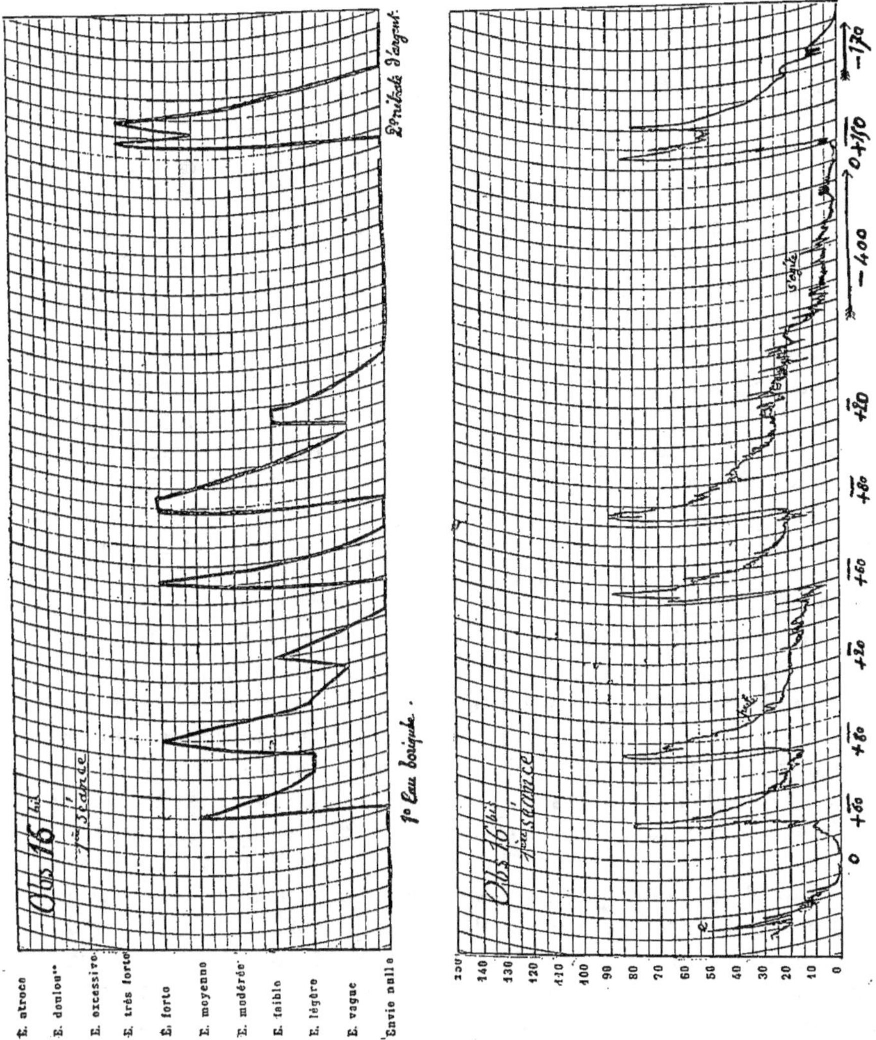

rétention aiguë qui lui a enlevé la faculté d'uriner spontanément.

Le 18 *bis* est dans le même cas depuis huit jours. Le 16 *bis* se sonde depuis un certain temps déjà. Le 18 a éprouvé, il y a dix-huit mois, une rétention aiguë et complète depuis laquelle il se sondait ; dans ces derniers temps, la miction spontanée avait reparu, mais depuis quelques jours la rétention complète a reparu.

L'examen de ces malades nous a donné les résultats suivants :

```
No 16            à 700 (E. légère)... P + 29   A 950 (E. douloureuse).... P +  47
                                                                               37
No 16 bis 1re s. à  80      »       ... P + 28   A 270 (E. excessive)....... P + 132
          2e s.  à  60      »       ... P + 30   A 300 (E. forte)........... P +  70
No 18            à 450      »       ... P + 30   A 600 (E. très forte)...... P +  60
No 18 bis.       à 200 (E. moy.)... P + 26   A 450 (E. douloureuse)... P + 104
```

En comparant ces chiffres, ce qui nous frappe tout d'abord c'est le taux sensiblement constant de la pression-type chez ces malades : de 26 à 30, elle a peu varié ; combien elle est au-dessus de la normale ! Quant aux quantités susceptibles de déterminer cette pression-type, ils sont aussi disparates que possible depuis 60 jusqu'à 700 grammes. Cela tient en partie aux degrés différents de cystite que présentent ces malades.

Sauf dans un cas (+ 132), la pression maxima n'a point dépassé + 104, c'est-à-dire environ un mètre, ce qui est une pression faible, étant donné qu'elle est maxima. Certes, nous trouverons tout à l'heure chez les faux urinaires des pressions maxima beaucoup plus basses, mais l'obstacle prostatique et la congestion pelvienne n'existent pas chez cette catégorie de malades : aussi ceux qui peuvent développer un mètre de pression parmi les urinaires sont-ils généralement à l'abri des troubles de la miction.

Pour en revenir aux prostatiques, nous voyons que ces vessies qui sont encore sous le coup d'une rétention aiguë et complète, et par conséquent d'une distension forcée plus ou moins récente, ont perdu plus ou moins de leur contractilité, et que cet affaiblissement du muscle vésical explique bien l'impossibilité de la miction spontanée. Pas plus que chez les autres prostatiques, nous ne pouvons essayer de trouver quelle serait la quotité de l'effort nécessaire à effectuer la miction : nous savons seulement que même la vessie qui a donné + 132 au manomètre est incapable de se vider, même incomplètement. Il ne faudrait point conclure cependant que les prostatiques à la seconde période ne peuvent uriner qu'avec une pression de 150 centimètres cubes d'eau, par exemple : il est probable qu'ils urinent avec moins, mais on sait que la miction demande de la part de la vessie un effort soutenu, et que le muscle vésical qui a développé la pression 132 n'a pu soutenir cette pression et est aussitôt redescendu, dès que l'injection eut cessé. Une bonne vessie fournit des crochets dont la base est large ; celle-ci fournit un crochet dont l'ascension et la descente se touchent presque.

Comme nous le faisions remarquer tout à l'heure, ces quatre malades sont infectés à des degrés différents, et les contractions énergi-

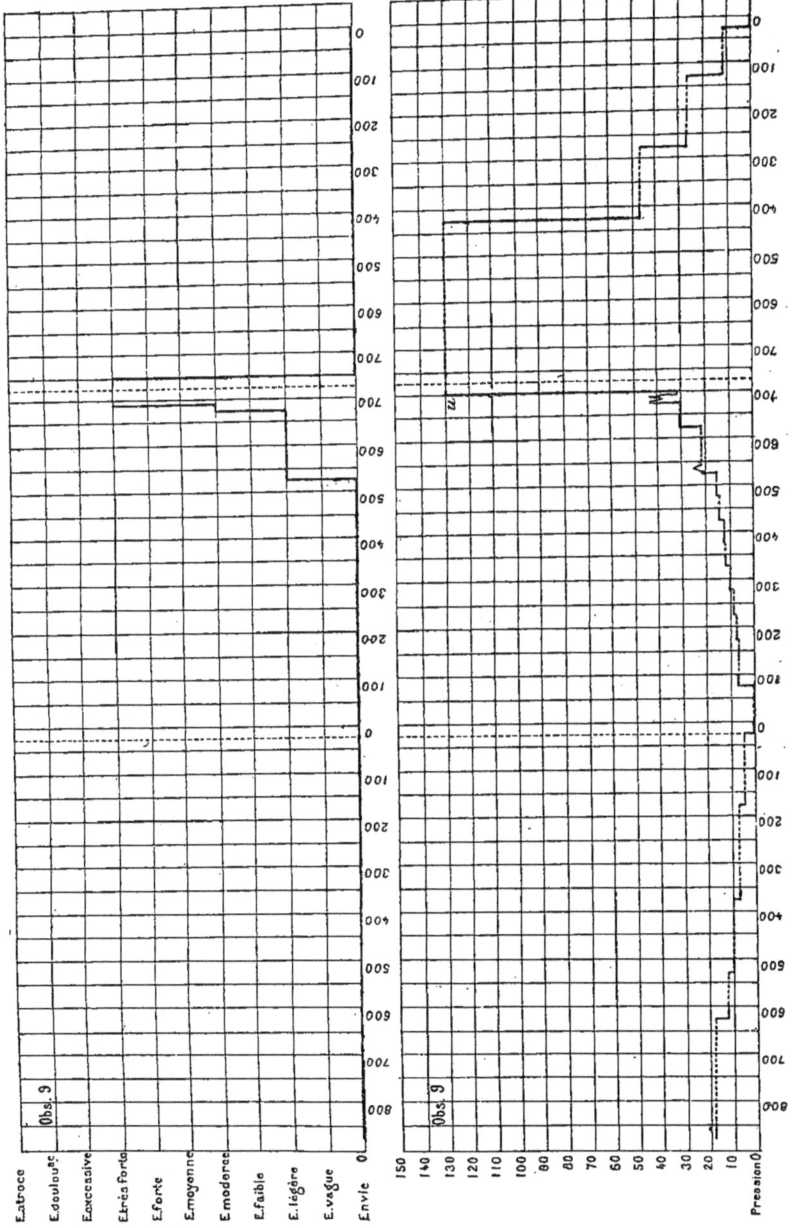

ques qu'ils ont présentées, en particulier la pression 132, sont certainement des contractions de contact : la forme dé la contraction le

montre bien : ces contractions de contact ont une brusquerie que n'ont point les autres.

La quotité de l'effort de miction est donc à peu près impossible à déterminer ici : la pression doit être sensiblement plus élevée qu'à l'état normal, en raison de l'obstacle prostatique, mais est-elle doublée, triplée, quadruplée même, il est impossible de le deviner, et encore plus difficile de le dire.

Sur les limites de la seconde et de la troisième période du prostatisme, nous avons trois malades assez aisément comparables entre eux : ce sont les nᵒˢ 9, 10 et 13.

Le nᵒ 9, le plus avancé de ces trois malades, fait de la rétention incomplète (résidu 600 grammes), mais avec distension, car il présente de l'incontinence nocturne et diurne depuis deux ans.

Le nᵒ 10 fait aussi de la rétention incomplète (résidu 650 grammes) et présente aussi de l'incontinence diurne et nocturne, mais seulement depuis quinze jours. La distension est donc plus récente.

Enfin le nᵒ 13 présente lui aussi de la rétention incomplète avec un résidu de 600 grammes, mais il n'accuse que de temps à autre de l'incontinence nocturne et diurne : la distension est en train de s'achever.

Les nᵒˢ 9 et 10 sont particulièrement intéressants pour nous au point de vue manométrique, parce que leur vessie n'est point infectée : ils ont toujours été sondés soigneusement, même lorsqu'ils l'ont fait eux-mêmes, et les réponses de ces vessies vierges de cystite sont des plus instructives à écouter.

Chez le nᵒ 10, l'envie d'uriner fut ressentie avec 50 grammes à la pression +12, avec envie légère ; l'envie modérée avec 550 grammes à la pression + 20.

Le nᵒ 9 ressentit aussi l'envie (légère) à 550 grammes, à la pression +20 ; il présentait avec 100 grammes la pression + 9 sans envie.

On voit que ces malades sont assez comparables, puisque l'on trouve :

Chez le 1ᵉʳ, avec 50 gr..... P + 12 Avec 550 gr..... P + 20
   »   2ᵉ,   »   100 » ....   — 9   » 550 » ....   — 20

L'envie seule diffère chez eux : évidemment parce que chez l'un la sensibilité à la distension est un peu plus développée que chez l'autre.

En les sondant, nous avions trouvé :

Chez le nᵒ 10, 930 gr. d'urine à........ P + 10 à 15 (sans envie).
   »   9, 850 » ....   + 18 (avec envie lég.).

Enfin nous déterminons l'envie très forte :

Chez le nᵒ 10, avec 1000 gr. d'eau.................... P + 60
   »   9, »   750 » ....   + 130

A tout prendre, la vessie du 9 est peut-être un peu plus contractile, mais en tout cas ce sont deux vessies qui se ressemblent fortement et qui montrent que, chez le prostatique déjà distendu, avec résidu notable :

1° Le tonus vésical est très amoindri, car il s'élève à peine malgré l'introduction de quantités d'eau dépassant 500 et 600 grammes. En outre, on peut trouver dans ces vessies des quantités d'urine considérables (930-850) sans envie, et à faible pression ;

2° La capacité totale de la vessie est considérablement augmentée : dans les deux cas elle semble être de 525 (car le chiffre de 50 grammes ne peut être pris comme capacité physiologique). Elle semble augmentée surtout en raison de la capacité anatomique, mesurée par le résidu ;

3° La pression-type, celle à laquelle le malade ressent le besoin d'uriner, nous paraît un peu au-dessus de la normale (9-12) ; remarquons qu'elle est bien au-dessous de la pression 28, que nous donnait notre série de quatre rétentions récentes : il est vraisemblable que le chiffre 28 est trop fort et que la cause de sa majoration tient à la cystite qui fait ici défaut ;

4° La sensibilité proprement dite ne paraît pas exagérée, car nous n'avons noté ici que des envies très fortes, sans hyperesthésie.

A côté de ces deux cas, bien typiques par leur ressemblance et surtout par l'absence de cystite, nous en avons un autre dans lequel il y avait cystite. On sait que la cystite exagère surtout la sensibilité au contact, et d'obtuse qu'elle est normalement, la rend plus ou moins intense ; elle exagère aussi la sensibilité à la distension, mais moins peut-être que la sensibilité au contact. Nous étudierons plus tard, d'une façon spéciale, les effets de la cystite : nous dirons seulement ici qu'elle exagère la sensibilité de la vessie, et spécialement la sensibilité au contact. Quant à exagérer directement la contractilité, nous ne croyons pas qu'on puisse l'affirmer : la vessie semble se contracter *plus souvent*, mais *pas mieux ;* plus souvent parce qu'elle y est sollicitée par des impressions sensitives exagérées.

Le malade n° 13, dont il nous reste à parler, présente un résidu de 600 grammes, il est donc absolument comparable de ce fait aux deux précédents. Nous l'avons examiné deux fois, et nous avons trouvé :

1re fois à 100 gr. (E. légère) + 11,5 puis 19
2e » 325 » (E. modérée) + 24 puis 10

Si, comme tout à l'heure, nous cherchons à comparer les pressions sans tenir compte des envies, nous avons :

1re fois à 100 gr. (E. légère) P + 11,5........ .. A 325 » (E. forte).   + 92
+ 19
»   250 » (E. moy.) + 15
2e fois à 135 » (E. 0).... + 11.... ...... A 325 » (E. mod.)   + 24
+ 105

Résultats très comparables : on voit seulement que, chez ce malade dont le résidu est analogue aux deux malades sans cystite, l'envie et la pression montent au même degré avec presque moitié moins de liquide

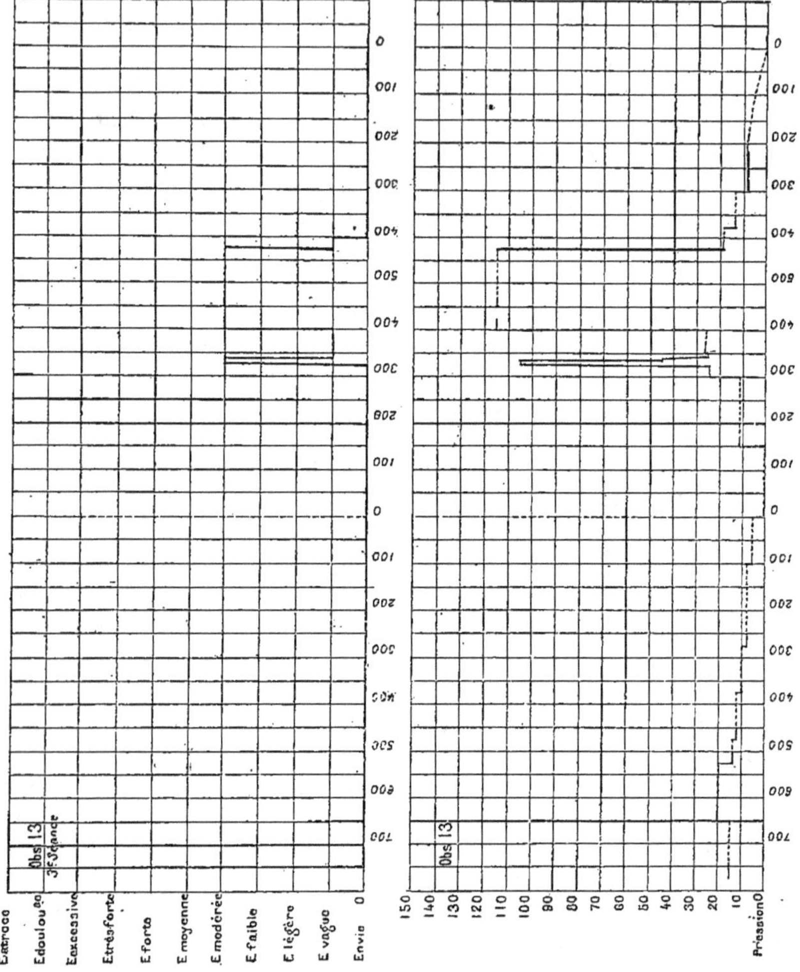

(325 au lieu de 525). Le fait est encore sensible si nous considérons que nous avons dû nous arrêter :

La 1re fois à 375 gr. (E. forte)..................... P + 95
La 2e   »   400 » (E. modérée)............. ....   + 115

Ces chiffres nous apprennent donc que, si la cystite empêche de remplir la vessie autant qu'une vessie saine, le résidu n'en est pas diminué pour cela ; en d'autres termes, elle n'influe que sur la capacité physiologique et non sur la capacité résiduale ; on pourrait s'attendre à ce que le nombre

des mictions fût moins considérable chez les prostatiques sans cystite :
il n'en est rien, et nos deux premiers malades urinaient l'un dix fois
dans sa journée, l'autre toutes les heures, et tous deux cinq à six fois
la nuit. Chez le troisième, ces chiffres ne sont pas notés, mais nous

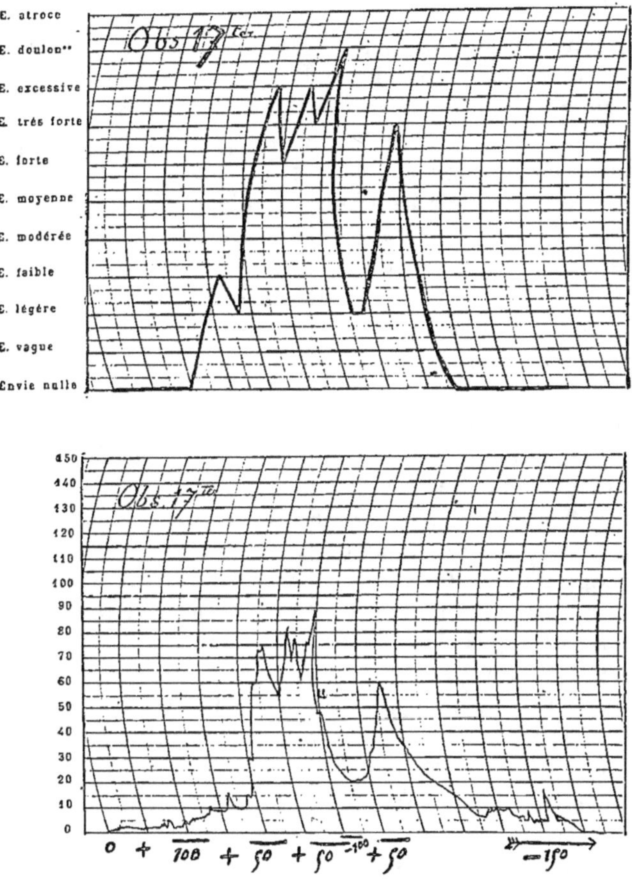

avons le souvenir très net qu'il ne se plaignait pas d'uriner souvent.
Nous lui trouvâmes dans la vessie, au début de nos deux expériences :

> La 1re fois 600 gr. à + 18 (E. 0.)
> La 2e » 780 + 16-20. (E impérieuse et subite.)

Au dernier échelon du prostatisme se trouvent trois malades (17,
17 *bis* et 17 *ter*) dont l'un (n° 17) est dans l'impossibilité d'uriner et se
sonde depuis trois ans : les deux autres, 17 *bis* et 17 *ter*, sont également
forcés de se sonder régulièrement, sous peine de présenter de l'incontinence nocturne et diurne : tous trois sont distendus, les deux derniers
urinent par regorgement. Tous les trois d'ailleurs sont infectés.

Le premier malade (obs. 17) présente une capacité physiologique fort diminuée par la cystite :

```
A 125 grammes, il a une envie moyenne, avec.....  P + 33
  160    »           »        forte,     »  ....    — 50
  300    »           »        douloureuse »  ....    — 35
```

Ainsi le malade qui ne vide pas sa vessie a une envie douloureuse avec 300 grammes, et de ce fait une pression relativement élevée. Mais il est évident que cette pression durerait peu si on attendait : nous en avons un exemple dans la courbe, qui montre à chaque fois une ascension brusque avec envie plus ou moins forte, pour redescendre à une pression basse avec envie faible. D'ailleurs nous lisons dans l'observation que, si le malade ne peut uriner seul, il est néanmoins forcé de se sonder toutes les deux heures, c'est-à-dire assez souvent. C'est là, croyons-nous, l'explication de cette anomalie apparente d'une vessie qui ne peut se vider, et qui cependant n'est susceptible de contenir que peu de liquide. En d'autres termes la sensibilité à la distension est exagérée, mais la contractilité est insuffisante à produire la miction et en tout cas très inférieure à ce qu'elle devrait être pour se montrer proportionnelle à la sensibilité. L'examen manométrique, en nous montrant que le detrusor est incapable de se contracter à plus de cinquante centimètres d'eau, nous révèle clairement la perte de contractilité presque complète de cette vessie.

Chez le second malade (n° 17 *bis*), l'injection atteint 100 grammes à peine, et il commence à uriner. A 175 grammes, la pression monte à +160, envie forte.

Le troisième (17 *ter*) ressent l'envie d'uriner (vague) à la pression +5 avec 50 à 60 grammes de liquide. A 130 grammes, la pression monte à +75, envie excessive, puis l'injection continuant, à 200 grammes, la pression atteint +89, envie douloureuse.

N'est-il pas curieux de voir combien ces vessies distendues, impuissantes, se contractent encore ? Elles peuvent monter à 89, à 160 grammes ; mais cette contractilité est plus apparente que réelle, c'est une secousse brusque qui accompagne l'envie, mais rien de plus, ce n'est pas la contraction puissante et utile d'une vessie capable de se vider ; c'est la réaction d'un muscle vésical affaibli, mais encore irritable, surtout irritable à cause de la cystite.

En outre, ces contractions sont peu intenses relativement au volume énorme de liquide contenu et surtout elles sont de très courte durée : ce sont « feux de paille », dit notre Maître M. Guyon, et il veut dire par cette métaphore que la vessie est incapable d'un effort soutenu, incapable de triompher de la « résistance anormale du col vésical, épaissi et circonvenu par l'hypertrophie prostatique » ; ce triomphe nécessite des contractions expulsives énergiques, continues et répétées. Or de tout cela la vessie du prostatique à la troisième période est incapable : elle montera jusqu'à + 160, chiffre bien suffisant à effectuer l'écartement du col vésical dans une vessie normale, mais impuissant à produire cet écartement, s'il n'est *continué* et répété. Aussi est-ce avec peine que ces vessies en apparence contractiles encore, et qui montent à 105, 115, 130, peuvent effectuer la miction : leur pression propre semble insuffisante, et le malade, accroupi, cramponné aux objets voisins, pousse quelquefois avec une vigueur considérable, mais malheureusement incapable de surélever beaucoup cette pression vésicale (1). On conçoit qu'à un pareil travail, la tunique musculaire de la vessie ne résiste pas, et que la distension mesurée par le résidu fasse chaque jour des progrès.

La cystite même, malgré l'augmentation de fréquence des contractions causée par l'exaltation de la sensibilité, n'apporte aucun secours à la vessie insuffisante ; la cystite n'est pas une compensation, dit M. Guyon, et nous en voyons la preuve palpable dans les résidus aussi considérables que ceux des vessies saines, malgré une contractilité apparente plus développée, contractilité sans effet, et qui n'est autre chose que l'expression d'une sensibilité exagérée.

En somme, on peut comparer la vessie du prostatique au muscle cardiaque placé en face d'une lésion valvulaire ou aortique (plus spécialement d'un rétrécissement d'orifice) : pendant une première période l'effort à fournir est peu supérieur à la normale, le muscle (cardiaque ou vésical) se contracte bien ; c'est la période d'*eusystolie*.

Puis la résistance augmente, l'effort à fournir est plus considérable, le muscle (cardiaque ou vésical) se contracte avec une énergie supérieure à la normale ; c'est la période d'*hypersystolie* à laquelle correspond l'hypertrophie musculaire vraie.

A la longue, le muscle se fatigue, l'hypertrophie musculaire arrive au stade de sclérose interfasciculaire, et cependant l'obstacle augmente toujours : le muscle (cardiaque ou vésical) commence à faiblir. et la cavité (ventricule ou vessie) se vide incomplètement, c'est l'*hyposystolie*.

Enfin la résistance croît toujours, le muscle est à bout de contraction, la cavité ventriculaire et vésicale se remplit, la contraction est impuissante : c'est l'*asystolie*. De même que pour le cœur, l'asystolie est le terme d'un pareil surmenage et d'un pareil processus. Mais aussi, comme pour le cœur, la vessie peut présenter des périodes d'asystolie passagère, dont elle peut se relever, grâce à un traitement approprié, qui sera le cathétérisme régulièrement pratiqué et à intervalles suffisamment rapprochés (trois à quatre fois par jour).

(1) Nous reviendrons plus loin, dans le chapitre d'ensemble, sur le rôle de l'effort dans la miction pathologique.

La comparaison peut se poursuivre encore : l'asystolie vésicale peut
se montrer sous l'influence d'une fatigue, du froid, etc., dès le début
de la deuxième période de l'hypertrophie prostatique, c'est-à-dire à
une époque encore précoce, de même que, sous des influences extérieures aussi, l'asystolie cardiaque peut se montrer à une période peu
avancée de la maladie cardiaque.

A ces troubles fonctionnels analogues correspondent des lésions
anatomiques identiques, comme l'ont montré Jean, Launois et Bohdanovicz (1).

Ces lésions anatomiques sont spéciales aux prostatiques ; cependant,
d'après M. Guyon et ses élèves, Jean et Bohdanovicz, on pourrait les
rencontrer quelquefois aussi chez les rétrécis, comme nous l'avons
vu : ces lésions se produisent sous la double influence du travail
exagéré fourni par le muscle vésical, mais aussi et peut-être surtout
sous l'influence générale de l'athérome. Déjà Hippocrate (2) avait remarqué la fréquence de la difficulté à uriner chez les vieillards, et il
l'attribuait à la déchéance générale de l'organisme sous l'influence
de la vieillesse.

Ce que Hippocrate avait déjà vu cliniquement, Jean et Launois l'ont
montré anatomo-pathologiquement. Mais il ne faut pas oublier que,
dans un certain nombre de cas, que les troubles fonctionnels font
étiqueter « hypertrophie de la prostate », on trouve une prostate petite
et à peine développée : ces malades sont des distendus, des scléreux ;
leur vessie s'est distendue par le fait de l'âge et surtout de l'athérome
qui a peu à peu modifié et sclérosé leurs parois, sous l'influence peut-
être d'une moindre élasticité de l'urèthre, plus difficile à entr'ouvrir
par le premier jet (Guyon).

Daniel Mollière (3), étudiant la *Dysurie* sénile, affirme également
qu'elle se présente non seulement chez les prostatiques, mais chez tous
les athéromateux qui ont la vessie scléreuse ; généralement on observe
alors de la polyurie trouble.

Ce complexus symptomatique s'observe même chez la femme, chez
laquelle M. le professeur Guyon a décrit un ensemble de symptômes
qu'il appelle le *prostatisme vésical* chez la femme, et dont une observation a été publiée récemment par notre ami le Dr Chevalier (4). Chevalier a fait quelques recherches sur des femmes âgées, mais il fut
moins heureux que Desnos (5) qui avait trouvé plusieurs cas de rétention incomplète, évidemment dus, d'après lui, à un défaut de contrac-

(1) Thèses citées.
(2) Cité par Pauli, *loc. cit.*
(3) D. Mollière, *Lyon médical*, 16 mars 1890.
(4) Chevalier, *Annales génito-urinaires*, 1891, p. 49.
(5) Desnos, art. Prostate du *Dict. encyclopédique*, p. 519.

tilité. Peut-être ces cas sont-ils comparables à ceux que Hermann (1) et après lui, Van de Varker (2) ont décrits sous le nom de rétrécissement sénile de l'urèthre chez la femme, comparant l'hypertrophie conjonctive du tissu uréthro-vaginal chez la femme à l'hypertrophie prostatique chez l'homme (3).

Pour en revenir aux hommes, c'est aller trop loin que de dire avec Englisch (4) que, chez certains vieillards, la prostate, au lieu de s'hypertrophier s'atrophie, et avec elle le muscle vésical, cette lésion amenant le même ensemble symptomatique que l'hypertrophie.

Ce qui est caractéristique chez ces malades âgés et athéromateux, c'est ce fait que leur muscle vésical se laisse distendre avec la plus grande facilité : il est peu à peu frappé d'*atonie*, suivant l'expression de notre Maître M. le professeur Le Dentu (5), cette atonie étant suivie de près, pour le même auteur, d'une atrophie vraie de la musculeuse, masquée par une sclérose hypertrophique. « La vessie lutte plus ou moins longtemps, dit-il, puis elle se lasse.... la miction devient incomplète, puis la paroi reste à l'état de distension perpétuelle. Elle cède sur toute sa surface, s'amincit uniformément, perd son élasticité. *Les fibres subissent la loi physiologique qui veut que tout muscle frappé d'impotence ou simplement gêné dans son fonctionnement s'atrophie graduellement.* »

Le plus souvent c'est à l'hypertrophie de la prostate qu'est due la difficulté d'uriner, et partant la rétention. D'autres fois, il s'agit de rétention, quelquefois simplement volontaire, qui, chez un adulte sain, n'aurait eu aucun résultat fâcheux, tandis que chez un vieillard athéromateux, elle contribue à distendre la cavité vésicale : Otis (6) affirme qu'une seule rétention peut produire une distension musculaire telle que, pour le reste de ses jours, le malade peut être condamné à se sonder. Il cite un cas où un malade, ayant oublié d'uriner avant de se coucher, se réveilla en rétention, et fut condamné à se sonder pendant deux ans.

Hâtons-nous de le dire cependant, il faut un muscle vésical prédisposé pour se laisser distendre aussi aisément. Le plus souvent la contractilité revient en quelques jours ; tel ce jeune malade de vingt-sept ans (obs. 7) atteint d'abcès de la prostate avec rétention d'urine, tel

(1) Hermann, *Transactions of the Obstetrical Society of London*, 1887, t. XXIX, p. 27.

(2) Van de Varker, *Journ. American Med. Association*, 1890, p. 490.

(3) Voyez notre mémoire sur le rétrécissement blennorrhagique de l'urèthre chez la femme. *Annales génito-urinaires*, 1892, p. 16.

(4) Englisch, *Centr. bl. f. Chirurg.*, 1890, p. 931, cité in *Annales génito-urinaires*, 1891.

(5) Voillemier et Le Dentu, *Maladies de la prostate et de la vessie*, t. II, p. 308.

(6) Otis, *Boston Med. Journal*, 1887, p. 558.

aussi notre rétréci avec abcès urineux (n° 7 *bis*). Mais si ces conditions pathologiques sont réalisées, le muscle perd facilement son élasticité.

M. le professeur Guyon (1) montre que, non seulement le muscle se distend graduellement, mais que surtout la couche musculaire cède sur certains points.

« La jonction entre les forces voisines ne peut plus s'opérer, et tandis qu'elles agissent isolément, l'affaiblissement des points intermédiaires devient de plus en plus irrémédiable. L'urine n'est plus uniformément et rigoureusement pressée par un muscle dont l'action puissante converge régulièrement vers le col vésical. La distension fait des progrès, et bientôt la rupture d'équilibre entre la force de la vessie et la résistance du col est un fait accompli. A travers une sonde, cette vessie à contractilité irrégulière chassera encore assez énergiquement le liquide urinaire, mais elle est incapable de lui faire écarter les parois épaissies du col. »

En effet, cette facilité d'écoulement à travers la sonde, on la constate non seulement chez les malades en rétention aiguë, mais même chez un prostatique dont on évacue le résidu : alors on peut élever le pavillon de la sonde au-dessus du pubis, et l'urine s'écoulera encore. Cependant à mesure que la vessie se vide, il faut abaisser la sonde, car la pression devient insuffisante pour produire l'écoulement, même au travers de la sonde.

On peut vérifier sur nos courbes d'évacuation, d'urine ou d'eau boriquée, combien, chez les prostatiques surtout, la pression baisse rapidement jusqu'à devenir presque nulle. Si on prend soin de maintenir exactement la sonde horizontale, ainsi que nous l'avons essayé plusieurs fois, on voit peu à peu le jet d'urine devenir plus faible, le débit moins considérable, et finalement la vessie ne se vider plus que goutte à goutte, quoiqu'il reste encore dans le bas-fond une quantité notable. Si alors on abaisse le pavillon de la sonde au-dessous de l'horizontale, un siphon s'établit et la vessie se vide. Mais on voit que le liquide qui vient en dernier est purulent, s'il y a cystite, et d'autant plus sale qu'on s'approche davantage de la fin. Il y a là une véritable lie que ces malades n'expulsent jamais spontanément : leur vessie *décante*, suivant l'expression de notre Maître, par suite de sa contractilité insuffisante et incomplète. On conçoit qu'un tel mode d'évacuation réalise des conditions pour ainsi dire idéales pour entretenir et même augmenter la cystite dans ces vessies. Aussi le cathétérisme régulièrement pratiqué est-il formellement indiqué dans ces cas. « La physiologie normale, aussi bien que la physiologie pathologique nous enseignent que la santé de la vessie dépend avant tout de son

(1) Guyon, *Leçons cliniques*, 2ᵉ édit., p. 121.

évacuation régulière et totale.... La retenue, fût-elle minime, est à redouter, si la vessie est infectée, car la vessie qui se contracte mal, *décante.*

Cette perte plus ou moins complète de la contractilité, cette *insuffisance* vésicale, est en somme le résultat de la distension, souvent de la distension graduelle, sans à-coups; on voit ainsi des malades arriver à la troisième période du prostatisme sans avoir jamais eu de rétention aiguë et complète. Quelquefois, on peut même dire assez souvent, des crises de rétention aiguë s'observent au cours de l'histoire d'un prostatique ; généralement, à la suite de la première rétention, il passe à la deuxième période, c'est-à-dire que son muscle vésical forcé, distendu, ne se videra plus complètement. Pendant la deuxième période, les rétentions aiguës ne sont pas rares : quelquefois même certains malades sont obligés de se sonder pendant un temps plus ou moins long, qui peuvent ensuite retrouver la faculté d'uriner sans sonde. Tout dépend d'ailleurs de l'état de la contractilité vésicale existante au moment de la rétention, et aussi du degré et de la durée de la distension. En effet, dans une série d'expériences entreprises en 1889, MM. Guyon et Albarran (1) provoquaient la rétention d'urine chez des animaux par ligature de la verge, puis les sacrifiant, à intervalles variables, ils virent la muqueuse se congestionner d'abord sous l'influence de la rétention. Puis, à la longue, la muqueuse était refoulée entre les fibres musculaires, donnant à penser que c'est là le mode de constitution des *cellules* de la vessie.

Avant de terminer cette étude de la contractilité chez les prostatiques, il nous semble légitime d'apporter l'appoint de nos observations et de nos expériences, dans la question discutée depuis quelques années de l'intervention chirurgicale dans l'hypertrophie de la prostate, en particulier de la prostatotomie et de la prostatectomie. Supprimez l'obstacle prostatique, disent les interventionnistes, et votre malade urinera spontanément comme il le fait avec une sonde ou, en tout cas, le cathétérisme sera beaucoup plus facile.

Les abstentionnistes répondent au contraire qu'on pisse avec sa vessie et non avec son canal, et que si le prostatique urine difficilement, c'est que sa vessie se contracte peu ou point. Cette opinion est défendue dans la thèse de Vignard (2). C'est celle que M. le professeur Guyon défend dans sa nouvelle édition des *Leçons cliniques* (1894) : il enseigne dans ce livre ce qu'il s'efforce de montrer tous les jours au lit des malades, à savoir : que par le cathétérisme pratiqué à propos, régulièrement et avec suite, on obtient d'aussi beaux résultats qu'avec la prostatotomie ou la prostatectomie (sauf quelques indications ex-

(1) Guyon et Albarran, *Archives de méd. expér.*, mars 1890.
(2) Vignard, Thèse Paris, 1890.

trêmement limitées de ces opérations). Heydenreich (1) et Gervais de Rouville (2) formulent les mêmes réserves que Vignard et M. Guyon. Kummet et Helferich (3) pensent également qu'on n'a rien à attendre de l'intervention sanglante quand la contractilité vésicale est anéantie.

Nous ne rappellerons que pour mémoire le récent et curieux travail de Launois (4) sur la castration dans l'hypertrophie de la prostate. Nous avons montré tout à l'heure chez les prostatiques de la deuxième et de la troisième période combien sont peu *utilisables* les contractions de ces deux vessies : 1° parce qu'elles sont partielles et non totales, et que l'exérèse de la prostate ne les fera pas davantage converger sur le col; 2° parce qu'elles sont de trop courte durée, feux de paille, dit M. le professeur Guyon. Nous avons vu d'ailleurs des prostatiques incontinents qui, malgré la liberté de l'urèthre prouvée par l'incontinence, ne pouvaient uriner tandis que leur pression vésicale pouvait monter à + 160. Ce sont, comme nous le disions, des contractions partielles, et d'une part la sclérose de la paroi vésicale, d'autre part la formation des cellules, créant des diverticules de la vessie qui s'échappent au dehors des mailles de réseau musculaire dissocié, sclérose, cellules, contractions partielles s'opposeraient au rétablissement de la miction, quand même on supprimerait l'obstacle prostatique, si tant est qu'il y ait obstacle.

Nos expériences manométriques nous semblent apporter de nouveaux arguments aux abstentionnistes, ou tout au moins leur permettre d'affirmer, tracés graphiques en main, que c'est la musculature vésicale qui fait défaut : l'intervention chirurgicale systématique dans l'hypertrophie de la prostate est donc un contresens physiologique, et sauf des indications spéciales et limitées, elle doit céder le pas au cathétérisme.

B. Contractilité dans les cystites.

Nous venons de voir, à propos des prostatiques, combien la cystite pouvait masquer les troubles fonctionnels et la physionomie véritable d'une affection vésicale. La cystite présentée par ces malades était simplement de la cystite chronique, c'est-à-dire caractérisée par une atténuation considérable des symptômes douleur et fréquence de la miction.

Nous avons tenu à connaître les résultats de l'examen manométrique chez un malade atteint de cystite aiguë, et nous avons examiné un jeune homme atteint de cystite tuberculeuse (obs. 19); on sait que

(1) Heydenreich, *Semaine médicale*, 1892, p. 409.
(2) Gervais de Rouville, *Gaz. Hôp.*, 1893.
(3) Cités *in Annales génito-urinaires*, 1889.
(4) Launois, *Annales génito-urinaires*, 1894.

ces malades, plus encore que les blennorrhagiques, ont des mictions fréquentes et des douleurs aiguës. Son examen nous a donné les chiffres suivants :

A 20 grammes (E. faible)............................... P + 9
  30   »   (E. forte)......... .... — 34
  40   »   (E. douloureuse)....................... .. — 4
            (le malade urine le long de la sonde)..

On voit à quel point la cystite peut amoindrir la capacité physiologique de la vessie. Dans une expérience manométrique, nous avions deux raisons pour une de voir les douleurs et la pression prendre rapidement des proportions considérables ; d'abord la sensibilité à la distension était très augmentée (comme le prouvent surabondamment les envies fréquentes d'uriner), et ensuite la présence de la sonde mettait en éveil la sensibilité au contact, anormalement exagérée. Mais ici, chez ce malade jeune (16 ans), le muscle vésical était encore relativement sain, et la contractilité répondait, si l'on peut dire ainsi, à toutes les exigences d'une sensibilité exagérée. Ceci ne veut pas dire que la cystite augmente la contractilité ; une seule condition est susceptible d'augmenter la contractilité, c'est l'hypertrophie musculaire vraie. Or, dans la cystite, il n'y a pas de véritable hypertrophie musculaire ; le muscle vésical est rendu plus irritable parce que la sensibilité à la distension, à laquelle la contractilité est intimement liée, est exagérée, mais la cystite, somme toute, n'ajoute rien à la contractilité ; c'est une hyperesthésie sans compensation, sans profit ; il n'en résulte aucun travail utile. La capacité physiologique se trouve réduite ainsi par l'effet d'un double processus ; d'abord l'hyperesthésie amène des contractions violentes avec un contenu faible, et ensuite il se fait un travail de sclérose tel que la capacité de pareilles vessies, même sur le cadavre, est fortement diminuée ; la vessie est rétractée, revenue sur elle-même, non seulement par une véritable contracture réflexe, mais par une rétraction presque cicatricielle.

A côté de ce cas de cystite récente, chez un malade jeune, nous en avons recueilli un autre tout différent : le malade de l'observation 19 *bis* est un calculeux qui fut taillé quelques jours après notre examen manométrique et chez lequel on trouva un calcul de nature secondaire formé autour d'un corps étranger (poinçon), évidemment introduit par l'urèthre deux ans auparavant. Quand nous l'avons examiné, le malade repoussait énergiquement l'hypothèse du corps étranger ; on le considérait comme un calculeux avec vessie infectée. Les douleurs et la cystite, sans doute, remontent à deux ans et demi ; les symptômes ne se sont un peu amendés que depuis environ huit mois.

Ce malade n'a jamais éprouvé de difficulté à uriner, mais il a présenté de la fréquence des mictions ; c'est un homme de quarante ans, vigoureux, et qui devrait avoir une vessie bien musclée. Or, le graphique de sa contractilité est bien ordinaire, et plutôt faible. Il ne monte que vers 80 grammes, et, pour un contenu de 150 grammes, il n'atteint que la pression +15. L'envie vague a paru vers 80, puis, tandis qu'on injectait le reste des 150 grammes, tandis que la pression

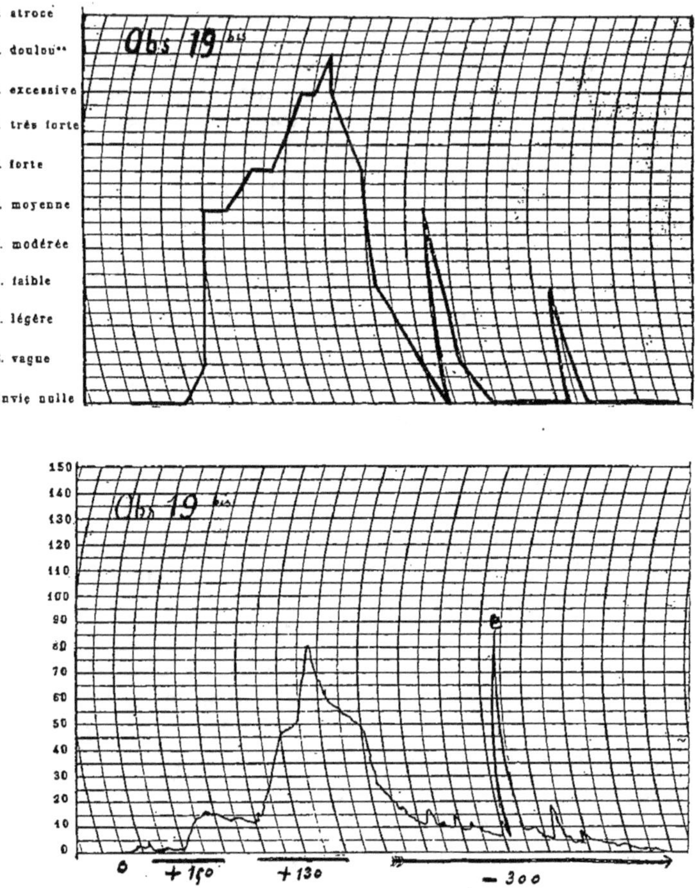

atteignait +15, l'envie est devenue modérée; quand l'injection a cessé, l'envie monte jusqu'à devenir moyenne, mais la pression redescend de 2 à 3 centimètres. Il faut une nouvelle injection de 130 grammes pour faire contracter la vessie qui monte à +80, envie douloureuse. La dissociation de l'envie et de la pression est déjà manifeste. A la descente, on voit sur le tracé de pression deux petits crochets montant chacun à +17, et un grand crochet d'effort montant à +86. Or, le crochet d'effort n'a coïncidé avec aucune envie, tandis que les deux crochets +17 coïncident avec deux envies, moyenne et modérée. Dissociation fonctionnelle entre la contractilité d'une part et d'autre part la sensibilité à la distension, voilà ce que nous constatons chez ce malade ; en d'autres termes : envies violentes, douloureuses même, et contractions peu énergiques. Nous verrons plus loin qu'un trouble fonctionnel analogue, la *dissociation* des envies et des pressions, s'observe couramment chez les névropathes. Faut-il donc regarder ce malade comme un névropathe, et seulement comme un névropathe? Comme un névropathe, évidemment oui ; un individu qui jouit de la plénitude de ses facultés intellectuelles et mentales ne s'introduit pas un poinçon dans l'urèthre. — Comme un névropathe seulement? évidemment non, car la vessie est infectée, elle est habitée par un calcul et (qui plus est) par un corps étranger. Nous sommes donc ici en présence d'une cystite chez un névropathe. Le cas est peut-être alors un peu complexe ; cependant il nous semble prouver suffisamment que la cystite, malgré sa durée, n'a point amené d'hyper-contractilité de la musculeuse vésicale ; la vessie est toujours sensible, surtout aux contacts, mais elle l'est aussi à la tension, et la contractilité est loin d'être augmentée. L'a-t-elle été autrefois, nous ne pouvons l'affirmer, mais c'est peu probable; l'examen du malade précédent (obs. 19) nous a montré que c'était à l'augmentation de la sensibilité vésicale qu'on devait ces contractions énergiques, et non à une augmentation de la contractilité elle-même. L'examen des prostatiques nous avait prouvé déjà que la cystite n'est pas une compensation, comme l'a dit M. Guyon. L'observation de ce calculeux nous montre que, lorsque la cystite est apaisée, elle ne laisse pas après elle un muscle vésical hypertrophié et susceptible de se contracter plus vigoureusement que la normale.

CONCLUSIONS DU CHAPITRE II

A. Les PROSTATIQUES urinent fréquemment à la première période,
quand ils vident leur vessie : cette fréquence tient à une augmentation
de sensibilité à la tension et non pas à un accroissement de la contractilité.

Le manomètre nous montre en effet que la contractilité n'est point
augmentée.

Dès le début de la seconde période, l'étude manométrique des prostatiques est gênée par la cystite qui produit des contractions de contact
(faciles à reconnaître d'ailleurs) avant que la paroi ne soit en tension.
Quand on expérimente sur un malade non infecté, on constate une
diminution de contractilité très manifeste. L'intervention chirurgicale
chez les prostatiques nous paraît, de ce fait, avoir des indications assez
restreintes.

B. La CYSTITE n'est point une compensation, elle n'augmente pas la
contractilité vésicale : la sensibilité au contact, anormalement développée, détermine alors des contractions réflexes qui sont caractérisées
par leur brusquerie et par leur courte durée ; ces contractions par
contact sont quelquefois extrêmement énergiques, mais ne durent point
et sont incapables par elles-mêmes d'effectuer la miction.

CHAPITRE III

CONTRACTILITÉ VÉSICALE CHEZ LES FAUX URINAIRES MÉDULLAIRES.

Sommaire. — A. Les *ataxiques* urinent avec grande difficulté : ils font des efforts, s'accroupissent pour uriner. Examen de la contractilité : rôle du spasme uréthral. Date d'apparition des troubles urinaires dans l'ataxie, leur importance diagnostique au début. Différences et analogies chez les autres myéliques, chez un sujet atteint de mal de Pott.
B. Les paraplégies urinaires : leur analogie avec l'hystéro-traumatisme. Autres troubles urinaires dépendant de lésions cérébro-spinales.

A. La contractilité vésicale chez les médullaires, et en particulier chez les ataxiques.

Les troubles fonctionnels de la miction ont été étudiés dans les *Leçons cliniques* de M. le professeur Guyon (1), dans la thèse de son élève Geffrier (2), dans un mémoire de Féré (3), enfin dans les travaux de M. le professeur Fournier (4).

Si d'abord nous suivons les différentes phases de la miction chez les ataxiques (les médullaires que nous ayons pu le plus facilement examiner), nous voyons chez eux l'urine s'accumuler dans la vessie sans que la pression s'y élève d'une manière appréciable, et dans des proportions supérieures, comme quantité, à la capacité physiologique normale. Ainsi, chez trois de nos malades, et chez deux d'entre eux, à deux reprises, ce qui donne en tout cinq examens, nous avons trouvé des quantités considérables d'urine, à des pressions faibles, et sans envie (sauf une fois envie vague).

Chez le premier (obs. 20), expériences B et C du tableau ci-après :

> La 1re fois............ 300 grammes à P + 4 (sans envie).
> La 2e — .... 560 — — —

Chez le deuxième (obs. 21), expériences E et F du tableau ci-après :

> 1re fois...... 550 grammes à P + 7 (avec envie vague).
> 2e — ..... 500 — — 15 (sans envie).

(1) Guyon, *Leçons cliniques*, 1re édit., 1881.
(2) Geffrier, Th. Paris, 1884. *Troubles de la miction dans les maladies du système nerveux.*
(3) Féré, *Archiv. Neurologie*, 1884, n° 20. Troubles urinaires dans les maladies du système nerveux.
(4) Fournier, *Ataxie locomotrice d'origine syph.*, 1882, et *Période préataxique du tabes.*

Chez le troisième (obs. 21 *bis*), expérience H du tableau ci-après :

300 grammes à.................... P + 7 (sans envie).

Ce sont donc des vessies où l'urine peut s'accumuler sans mettre en jeu la sensibilité à la distension, et partant la contractilité. En moyenne on aurait une accumulation de 440 grammes à la pression 7, c'est-à-dire une capacité physiologique très supérieure à la normale, avec une contractilité notablement diminuée surtout dans certains cas.

Quand, au contraire, on expérimente sur ces malades, il semble que chez eux la vessie puisse présenter quelquefois une certaine hyperesthésie au contact de la sonde : cette hypothèse expliquerait deux cas dans lesquels nous avons vu survenir l'envie avec une pression relativement forte, et avec une quantité d'eau faible ou nulle.

Voici d'ailleurs, en dehors des courbes auxquelles on pourra se reporter, un tableau d'ensemble sur six ataxiques, dont deux examinés deux fois, en tout huit expériences :

A	Obs. 22.	1re envie	tr. forte avec	0	P + 15	Maximum	450	P + 24	(E. tr. forte).
B	— 20	—	légère......	550	— 5	—	600	— 10	—
C	—	—	—	80	— 0	—	700	— 7	(E. forte).
D	— 23	—	—	50	— 37	—	550	— 73	(E. doul.).
	—	—	faible	300	— 8				
E	— 21	—	légère......	300	— 24	—	750	— 66	(E. exces.).
F	—	—	vague	450	— 17	—	850	— 63	(E. doul.).
G	— 20 *bis* —		légère......	120	— 14	—	500	— 44	(E. exces.).
H	— 21 *bis* —		—	300	— 32	—	450	— 67	(E. forte).

Si de ce tableau nous mettons à part en A l'envie très forte survenue avec 0 liquide et P + 15, et si nous remplaçons, en D, la première envie (à 50, P + 37) par la deuxième (300, P + 8), nous pouvons dire que, sauf certains cas où la présence de la sonde semble réveiller une sensibilité anormale au contact, comme en A et D, dans les autres expériences on voit l'envie survenir avec une pression variable, soit faible (0, — 5, — 8), soit un peu au-dessus de la normale (24, — 32, — 32), soit normale (14) et avec une quantité généralement plus considérable que la normale (en moyenne 260 grammes). Dès que l'envie est accusée, les contractions ne se montrent pas pour cela bien nombreuses et, avant d'arriver au maximum, on peut injecter une quantité d'eau variable entre 450 et 850, en moyenne 600 grammes, chiffre certainement inférieur à celui de la vessie distendue des prostatiques, mais dans l'appréciation duquel il ne faut pas oublier que tous ces malades, sauf celui de l'observation 21, qui est en outre un prostatique, n'ont pas de résidu vésical. L'effet du tabes chez ce dernier est même assez curieux : depuis quelques années il urinait fréquemment et se levait une fois par nuit; depuis un an, que les principaux symptômes du tabes sont survenus, les mictions sont devenues rares (une fois par jour, mais toujours une fois la nuit). Les autres n'urinent point la nuit. Il faut dire que ce sont des hommes jeunes encore (45, 30, 36 et 39 ans — un seul a 54 ans).

La pression qui correspond à ces envies intenses peut être faible (7, 10, 24) ou moyenne (73, 67, 66, 63, 43), mais jamais elle ne s'élève, même comme chez les prostatiques, au-dessus de 73. Ce chiffre est élevé pour un ataxique. Notons enfin que l'hyperesthésie au contact de la sonde, dont nous parlions tout à l'heure, peut coïncider avec une contractilité peu développée : en effet, chez le malade A, qui avait envie très forte avec 0 liquide et P + 15, nous voyons, à 100 grammes, l'envie monter de *légère* à *forte*, et la pression seulement de + 13 à + 14 ; finalement la pression n'est jamais montée au-dessus de + 29 (à 400 grammes, avec envie forte).

Nous pouvons d'autant mieux parler d'hyperesthésie au contact que nous avons vu tout à l'heure quelles quantités considérables d'urine la vessie d'un ataxique peut contenir sans envie, et sous faible pression, tant que la sonde ne vient pas, par son contact, mettre en jeu la sensibilité, et, par son intermédiaire, la contractilité.

Nous pourrons encore remarquer que, chez les ataxiques, la proportion est sensiblement la même entre la quantité moyenne trouvée dans la vessie sans envie et la quantité qui détermine l'envie, entre 475 et 275 ; qu'entre la quantité qui exprime la capacité physiologique naturelle de l'homme normal (250), et la capacité expérimentale ou artificielle (135). Il y a donc, chez les ataxiques, un défaut de sensibilité à la distension, dans certains cas, tandis que la sensibilité au contact paraît chez eux plus développée.

Il y a dans ce renversement de la proportion normale entre la sensibilité au contact et celle à la distension d'une part, et d'autre part dans cette discordance entre la sensibilité et la contractilité, des faits dont rendent compte les autres symptômes du tabes : il y a une véritable ataxie vésicale (1), au point de vue sensitif comme au point de vue moteur. Mais on peut dire que, d'une manière générale, la contractilité vésicale est fort diminuée chez ces malades, de même que, chez plusieurs d'entre eux la sensibilité à la distension.

Cette diminution de la contractilité, véritable parésie vésicale, rend compte des différents symptômes qu'on observe chez les ataxiques au cours de la miction. Nous avons vu quelle quantité considérable d'urine peut s'accumuler sans envie dans leur vessie, nous avons vu expérimentalement que leur contractilité est diminuée; dans ces conditions, la miction sera extrêmement pénible, et non seulement le

---

(1) Mot employé dans un sens différent par M. le professeur Fournier. Nous l'employons ici, faute de synonyme.

début, mais toute la miction. « L'effort qui se continue pendant toute
« la durée de la miction appartient à ce petit groupe de rétrécis qui
« ne peuvent uriner qu'au prix de poussées plus ou moins violentes ;
« on l'observe au contraire d'une façon plus constante et des plus
« démonstratives chez les myéliques et chez les malades auxquels la
« contractilité vésicale fait défaut et a besoin d'être complétée par
« l'action synergique des muscles abdominaux (1). »

En effet ces malades essayent de suppléer leur contractilité vésicale
insuffisante par des efforts désespérés : ils s'*accroupissent* le plus souvent, et poussent de toutes leurs forces. Mais la pression abdominale
est impuissante à les faire uriner ; en effet, par elle-même, elle est
incapable de produire une pression élevée : il suffit de jeter les yeux
sur les courbes de nos expériences comparatives, sur la pression abdominale et la vésicale, pour s'en convaincre (obs. 60, 61 et 62).

Mais il semble en outre que la contraction vésicale elle-même soit
nécessaire pour produire l'écartement du col vésical. Peut-être aussi
la contraction du muscle lisse vésical, lente, mais tenace et durable (à
l'état normal), est-elle, plus propre à entamer la miction que la contraction des muscles abdominaux, qui a pour limite forcée le besoin
de reprendre haleine ; ainsi, dans l'effort abdominal, se trouvait interrompue l'œuvre commencée, tandis que le muscle vésical qui n'a
pas besoin de reprendre haleine, peut continuer jusqu'à ce qu'il ait
atteint le résultat cherché. Cette perte de la contractilité vésicale et
la difficulté considérable de miction qui en résulte malgré l'intégrité
de l'urèthre, a fait proposer à divers auteurs un procédé d'évacuation de la vessie qui ne manque pas d'originalité. Le sujet étant couché sur le dos, les jambes fléchies, le chirurgien exerce des deux mains
une pression progressive sur la région hypogastrique, et voit alors
l'urine s'écouler en un jet vigoureux.

Ce procédé d'*expression manuelle de la vessie*, décrit par Heddaüs (2),
fut décrit de nouveau par Jesos Chico (3), qui en réclama la priorité
pour son maître Brassetti. Quoi qu'il en soit, ce fait montrerait qu'un
effort continu, et non interrompu par le besoin de reprendre haleine,
peut, jusqu'à un certain point, évacuer la vessie.

Entre les ataxiques et les autres myéliques, il y a de grands traits
de ressemblance, mais il y a aussi des différences ; ainsi la plupart des
ataxiques arrivent, avec effort il est vrai, mais enfin arrivent à vider
leur vessie.

Les myéliques présentent, plus souvent peut-être, l'impossibilité
absolue d'uriner sans sonde. D'ailleurs nous ne pouvons poser de

(1) Guyon, *Leçons cliniques*, p. 32-33.
(2) Heddaüs, cité *in Annales G. U.*, 1889, et *Berlin. Kl. Woch.* 1888 et 1893.
(3) Jesos Chico, cité *in Annales G. U.* 1889.

conclusions fermes, vu le petit nombre de cas que nous avons examinés.

Les deux myéliques que nous avons pu examiner étaient tous deux des syphilitiques, ainsi qu'on peut le voir dans leur observation ; voici, à leur égard, le tableau résumé de nos expériences :

Chez le 1er (obs. 24), nous trouvons dans la vessie 160 gr. d'urine à P + 30 (E. faible).
   —   2e   — 60),   —   —   165 gr.   — · —   7 (pas d'E.).

Mais chez les deux, au bout de quelques instants, la pression monte

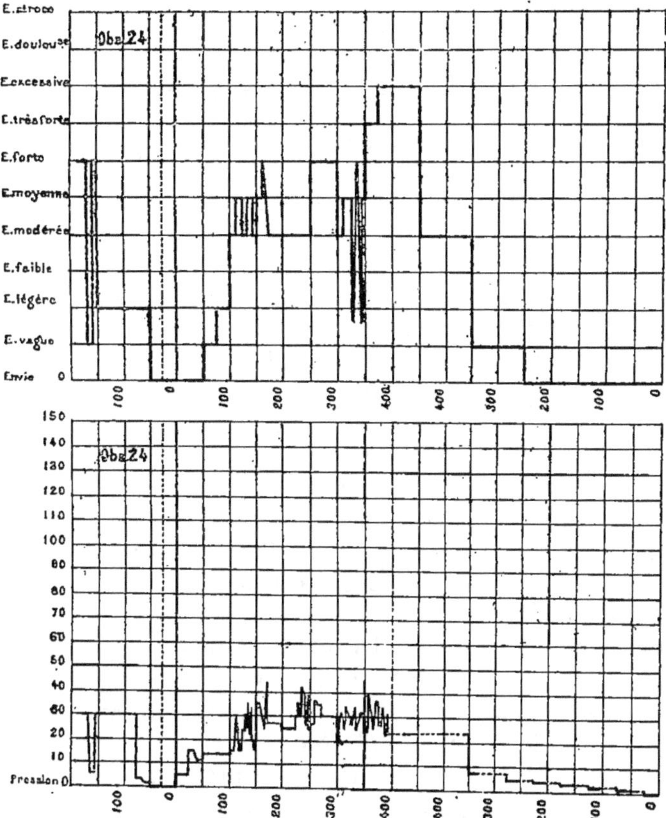

et l'envie s'accentue ; nous avons ainsi, sans avoir retiré une goutte d'urine, un maximum d'envie et de pression, qui est de :

P + 30 Envie moyenne chez le 1er.
P + 91 Envie forte — 2e.

Nous voyons déjà chez le deuxième une vessie plus contractile. Plus tard, après une injection d'eau boriquée, la première envie survient.

Chez le 1er à 75 grammes P + 13 (Envie vague).
   —   2e à 90   —   ·— 43 (Envie légère).

Chez tous deux nous avons de fortes oscillations : le premier monte à 44, avec de grandes oscillations (de contractions, allant de 17 à 35, de 25 à 44, de 26 à 41).

Chez le deuxième, les oscillations sont beaucoup plus étendues ; l'une d'elles monte à + 106, avec envie forte, et l'urine s'écoule le long de la sonde.

Enfin, le maximum atteint chez les deux fut :

Chez le 1er	400 grammes à P + 27 (Envie excessive).			
—	—	—	— 34	—
—	—	—	— 23	—
—	2e 450	—	67 (Envie forte).	
—	—	—	110	—
Debout, avec effort, 155			—	

Voilà donc deux vessies de myélitiques qui se contractent assez bien : la 1re monte à des pressions peu élevées, elle ne dépasse pas 44. Mais la 2e va à 106, à 110.

Et ici, chez ce deuxième malade, notons que la pression abdominale n'est pour presque rien dans ces chiffres élevés ; c'est un des malades dont nous avons pu explorer à la fois la pression vésicale et abdominale (rectale). Nous avons ainsi trouvé que, partis de la pression rectale 20, sans effort, la vessie étant vide, cette pression n'a jamais dépassé + 31, tant que le malade n'a pas fait effort. Quand il a fait effort couché : la pression est montée à + 49, assis avec effort + 55 ; debout avec effort + 64. Ce qui nous prouve que les contractions vésicales sont très supérieures, même chez un myélique, à la pression que peut fournir l'effort des muscles abdominaux.

Ceci étant dit pour la pression abdominale revenons à nos deux malades : Nous avons, chez le premier (obs. 24), une vessie qui, depuis une rétention survenue il y a 10 mois, ne se vide plus ; le malade est obligé de se sonder, ce qui a amené une cystite chronique.

Chez celui-là donc, impossibilité d'uriner.

Chez le deuxième (obs. 60), nous notons tantôt des envies impérieuses, qu'il ne peut retenir, tantôt une impossibilité absolue d'uriner malgré les plus grands efforts. Nous en avons eu la preuve quand, avant notre expérience, nous avons demandé au malade s'il pouvait uriner ; il avait 165 grammes, mais ne put en évacuer une goutte.

Voici donc un malade qui, sans la moindre cystite, a des envies impérieuses à côté de courtes rétentions, et pourtant la vessie se contracte à peu près normalement.

Il est probable que les troubles urinaires présentés par ce malade tiennent à une lésion localisée de la moelle, très voisine du centre moteur du detrusor ; les contractions exagérées du detrusor, produisant les envies impérieuses, seraient dues à un processus irritatif localisé dans la moelle, et d'autre part l'absence de contraction quand le malade veut uriner (contraction sous l'influence indirecte de la volonté) (1) semble prouver que la communication n'existe plus avec les centres psychiques susceptibles d'éveiller la contraction du muscle vésical par l'idée de miction. Ce malade est alors, quand il fait effort pour uriner, dans le cas d'un homme sain à qui on commanderait de faire effort sans lui dire qu'on veut le faire uriner ; on sait que jamais, par ce procédé, sauf quand la vessie est très pleine, la contraction vésicale ne se produit. Sans cela nous ne pourrions pas faire effort (à moins que notre vessie fût vide) sans que la miction ne se produisît. C'est surtout à ce processus que nous semblent devoir être rattachés les troubles urinaires du deuxième malade : quant au premier, il est probable qu'on peut aussi attribuer à semblable cause l'impossibilité absolue d'uriner qu'il accuse. Mais il est certain que, de plus, il présente une diminution sensible de la contractilité vésicale.

Il nous paraît intéressant de rapprocher de ces observations d'ataxiques et de myéliques, deux autres malades qui présentent avec ceux que nous venons d'étudier des analogies et des différences instructives à constater.

Le premier malade (obs. 25) atteint de poliomyélite aiguë infantile ancienne, accompagnée d'une myopathie de l'adulte à type scapulohuméral (2), fut observé par nous. Chez lui la vessie nous a semblé absolument indemne ainsi que l'indique sa courbe ; il n'accusait d'ailleurs pas de troubles fonctionnels de la miction. Cette observation est donc fort instructive ; elle montre que l'affection médullaire ancienne est restée localisée aux membres comme elle l'est presque toujours quant à la myopathie récente, elle n'a point touché les muscles de la vie organique. Il nous a paru que la constatation valait la peine d'être faite.

Le second malade (obs. 24 *bis*) touche de plus près aux médullaires ; c'est un malade chez lequel la moelle est comprimée vraisemblablement par suite d'un affaiblissement des corps vertébraux dans la région dorso-lombaire ; cet affaissement paraît devoir être attribué à un mal de Pott. Le malade n'a jamais eu que de la parésie incomplète, jamais la paraplégie n'a été complète. Néanmoins la vessie ne peut se vider spontanément, et le malade se sonde depuis six mois que l'accident s'est produit. Or, sa vessie a certainement conservé de la contractilité, puisqu'on voit, par le tracé graphique, la pression

(1) Voyez à la fin de la première partie de ce travail le chapitre : De l'influence de la volonté sur la miction (page 66).

(2) Observation publiée in extenso *in Médecine moderne*, du 23 septembre 1893, par M. le professeur agrégé Dejerine. Nous la résumons avec nos observations (obs. 25).

présenter deux ascensions assez considérables (de 29 à 79), soit
50 centimètres, et de 40 à 77, soit 37 centimètres, et le malade uriner

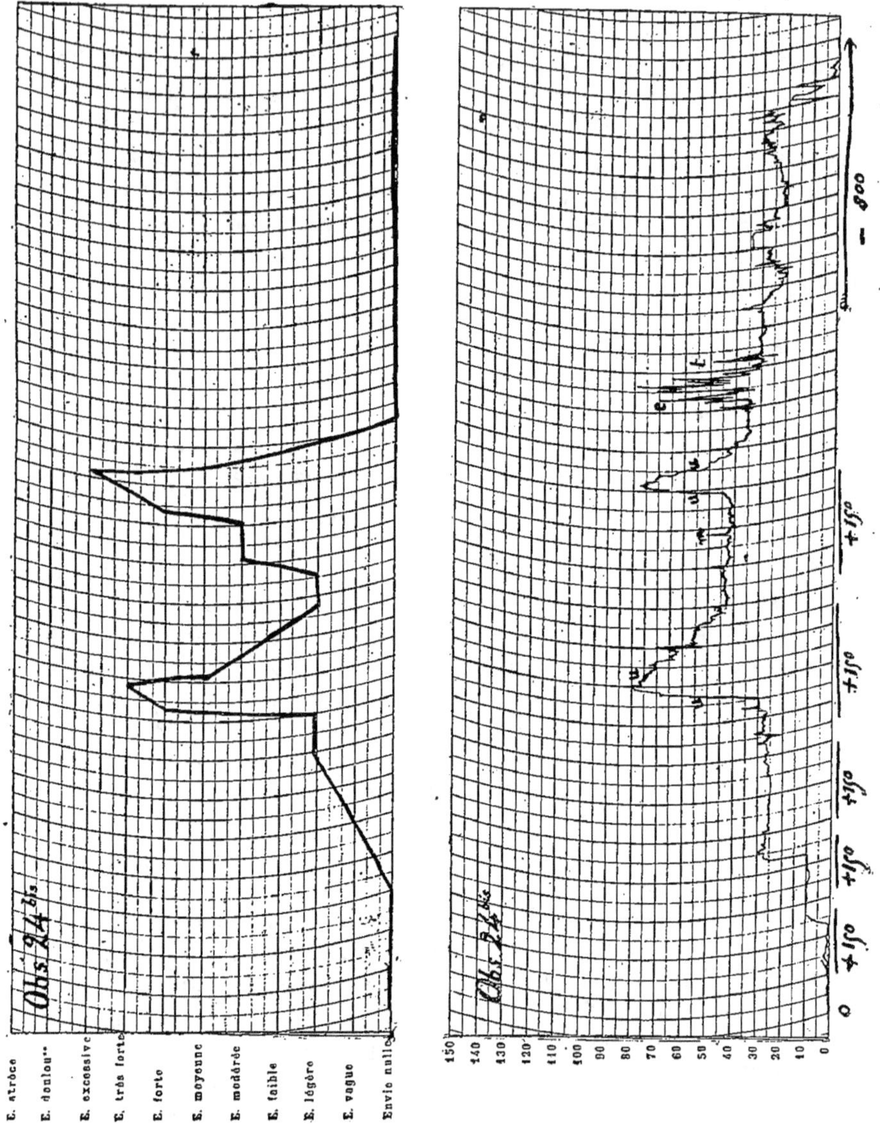

à deux reprises le long de la sonde. D'autres contractions, moins énergiques, se sont produites encore au cours de cet examen. Mais,
remarquons que les pressions 79 et 77, atteintes avec des envies
forte et très forte, semblent être le maximum que puisse donner cette
vessie, et c'est aux environs de ce chiffre, à 63, 67, 73, que nous

GENOUVILLE. 9

avons vu arriver les meilleures vessies d'ataxiques ; notre second myélique (obs. 60) est seul arrivé à 110.

De plus, la quantité de liquide injectée chez ce malade a été considérable, puisqu'elle a pu atteindre 700 grammes. C'est là encore
un caractère qui tend à rapprocher ce malade des médullaires
et particulièrement des ataxiques : comme eux il a du spasme
uréthral énergique, comme eux il a une contractilité affaiblie,
comme eux enfin il présente une sensibilité à la distension également affaiblie, affaiblie parallèlement à la contractilité. Or, cet affaiblissement parallèle de la sensibilité et de la contractilité est
caractéristique des affections médullaires, et il est intéressant de le
retrouver dans un cas où la moelle semble seulement comprimée. En
résumé, les médullaires présentent tous un abaissement plus ou
moins marqué de la contractilité vésicale et cet abaissement nous
rend bien compte des symptômes fonctionnels présentés par eux,
en particulier de l'effort considérable du début de la miction, de
l'effort prolongé pendant la miction, et, faute de cet effort prolongé, ou malgré lui, des interruptions du jet qui se produisent
quelquefois.

Les petites mictions involontaires signalées par M. le professeur
Fournier (1), les envies impérieuses et subites, semblent expliquées
par le processus irritatif qui se passe dans le voisinage des centres
vésicaux. Enfin la perte du besoin d'uriner, l'absence de la sensation
de miction sont des troubles sensitifs comparables à ceux qu'on
observe du côté de la sensibilité générale ou sensorielle, chez ces
malades.

En outre de la diminution de la contractilité vésicale, il est une
autre cause signalée par les auteurs, et sur laquelle insiste M. Guyon (2) :
c'est le spasme de l'urèthre membraneux ; en effet, on conçoit qu'il
n'est pas indifférent à une vessie déjà inférieure à la normale de
rencontrer un obstacle qui n'existe pas normalement, et qui peut
s'exagérer jusqu'à des proportions parfois considérables.

Sur nos 8 ataxiques, 5 avaient du spasme, 2 seulement du spasme
léger, les 3 autres plus intense. Quant au sixième (obs. 22) nous ne
lui avons trouvé aucune exagération de la contractilité uréthrale.
Chez les 2 myéliques, point de spasme à noter, rien chez l'amyotro-
phique. Contractilité vésicale généralement diminuée, ou n'obéissant
plus (indirectement) à la volonté d'une part, et d'autre part contractilité quelquefois exagérée du sphincter membraneux de l'urèthre,
autrement dit force d'impulsion diminuée, et obstacle à l'expulsion
augmenté, c'est ainsi que se solde le bilan des médullaires.

(1) Fournier, *loc. cit.*
(2) Guyon, *loc. cit.*, p. 82.

Le tableau de la page 113 montre que l'envie d'uriner survient chez les ataxiques avec des pressions très variables ; l'hyperesthésie au contact qui existe dans certains cas marque les résultats qui seraient probablement très faibles si on pouvait supprimer le contact. Ce qui le prouve, ce sont les quantités considérables de liquide qu'on peut injecter la plupart du temps avant de produire l'envie (250, 300, 300, 450, 120, 300), en moyenne 300 grammes.

La quotité de l'effort vésical que doivent fournir les vessies d'ataxiques ne doit pas être bien supérieure à la normale, à moins que le spasme ne soit exagéré. Mais ce qu'il y a de remarquable ici, c'est que la vessie ne *s'irrite* pas contre l'obstacle uréthral comme chez les prostatiques ou chez les rétrécis : elle n'essaye pas d'en triompher en multipliant et renforçant ses contractions : c'est que l'innervation du detrusor est touchée, et le réflexe de miction ne s'exécute plus d'une façon normale. Enfin, comme le fait remarquer M. le professeur Guyon, il semble que chez les sujets qui présentent du spasme uréthral, il se produise par une sorte d'inhibition réflexe une diminution de la contractilité vésicale. Le fait est encore plus net, quand on étudie les troubles de la miction chez les névropathes.

B. Les paraplégies urinaires et les troubles urinaires dépendant de lésions cérébro-spinales.

A côté de l'histoire des myélitiques doit se placer la question si discutée autrefois des *paraplégies urinaires*.

Rayer (1) le premier, attira l'attention sur ce point : « Le développement de maladies de la moelle épinière et de paralysies, à la suite des maladies des voies urinaires, est encore aujourd'hui un fait ignoré d'un grand nombre de médecins. »

Leroy d'Étiolles (2) prit pour sujet de thèse : De la paraplégie produite par les désordres des organes génito-urinaires. Il rapporte de nombreuses observations de myélites qu'il regarde comme consécutives à une rétention d'urine, entre autres l'observation célèbre du professeur Sanson.

Toutes ces observations, quand on les relit aujourd'hui, sont bien faciles à retourner contre l'auteur de ce travail. Il en est de même des faits soi-disant probants accumulés par Graves, Stanley, Rayer. Dans une intéressante revue critique, Étienne (3) discute les différentes observations apportées par les auteurs anglais et français. Il montre

(1) Rayer, *Maladies des reins*, t. III, p. 168.
(2) Leroy d'Étiolles, Thèse Paris, 1850.
(3) Étienne, Les paraplégies urinaires. *Revue générale de clinique et de thérapeutique*, 1887, p. 696.

qu'en somme il ne reste guère que deux observations à conserver : une relatée par M. le professeur Le Dentu, et une du docteur Godet (des Sables), observation qui se résume ainsi :

Taille hypogastrique ; 3 jours après éclate une paraplégie qui guérit en 8 jours (Godet accuse le ballon de Petersen d'avoir comprimé le plexus sacré).

Ne pourrait-on même voir dans ce cas une véritable paralysie hystéro-traumatique ou même une rétention post-opératoire ? Ne pourrait-on pas le rapprocher des paraplégies hystériques, dont nous avons observé un cas (obs. 32), avec expériences manométriques ? Même dans le cas rapporté par M. le professeur Le Dentu, peut-être pourrait-on aussi invoquer l'hystérie. Voici d'ailleurs l'observation qu'il donne *in extenso* (1) ; on peut la comparer à notre obs. 32.

Le malade, âgé de 38 ans, urine difficilement depuis six mois : depuis un mois il perd son urine involontairement ; la nuit il mouille ses draps. Sa pusillanimité est telle, qu'il pousse des cris au moment où la bougie exploratrice commence à pénétrer dans son canal. Le spasme de l'urèthre nous oblige à surseoir à l'examen. Nous avons affaire à un névropathe, quelque peu hypochondriaque, d'une sensibilité exagérée.

Nous trouvons le lendemain, au collet du bulbe, un rétrécissement admettant seulement un n° 4. Nous constatons du côté des membres inférieurs des phénomènes curieux : sur les deux jambes, mais surtout sur la gauche, sont disséminées des plaques d'analgésie incomplète, dont il n'est pas toujours facile de reconnaître les limites précises. Sur chacune d'elles, la sensibilité au froid est à peu près abolie, mais le tact est conservé. Dans les régions intermédiaires, les diverses sortes de sensibilité sont faciles à constater. Les réflexes restent normaux. Le malade se plaint de fourmillements et de sensation de froid dans les deux pieds.

La faiblesse des membres inférieurs est telle qu'il marche avec beaucoup de peine. Cependant il n'offre aucun symptôme d'ataxie proprement dite. Il se tient difficilement sur la jambe droite seule, la gauche étant relevée, mais l'attitude inverse est absolument impossible. La jambe gauche fléchit immédiatement sous le poids du corps.

Si donc la paraplégie est incomplète, elle n'est pas douteuse, et rien ne saurait l'expliquer, si ce n'est l'influence quelque peu mystérieuse du rétrécissement. Les facultés intellectuelles, quoique peu développées, sont évidemment intactes. Il n'existe aucun signe de myélite primitive, pas de douleurs rachidiennes, pas de sensation de constriction abdominale ; le malade n'a jamais eu de syphilis. L'incontinence d'urine elle-même pourrait être le fait de l'inertie vésicale passagère qu'on voit souvent succéder aux affections de l'urèthre et du col de la vessie ; rien ne prouve qu'elle soit sous la dépendance du trouble des fonctions médullaires.

Dans ces conditions, nous diagnostiquons une paraplégie urinaire incomplète ; mais en poussant plus loin l'examen de notre malade, nous constatons une différence de volume sensible entre les 2 membres inférieurs. Voici les résultats de nos mensurations :

(1) Voillemier et Le Dentu, *Mal. de la prostate et de la vessie*, t. II.

Cuisse droite : partie supérieure, 49 centimètres ; partie moyenne, 43 centimètres ; partie inférieure, 34^{cm},5.

Cuisse gauche : partie supérieure 47 centimètres ; partie moyenne, 42 centimètres ; partie inférieure, 33^{cm},5.

Entre les deux mollets pas de différence notable.

Le traitement du rétrécissement par les bougies à demeure au commencement, puis par la dilatation temporaire, se poursuit sans difficulté, et nous arrivons à la disparition graduelle du plus grand nombre des phénomènes indiqués plus haut.

Chose remarquable, l'atrophie elle-même cède à l'influence du repos et du traitement. Au moment de la sortie du malade, vers le 15 juin, il n'y a plus de différence entre les deux cuisses qu'au-dessus de la rotule ; l'écart de 1 centimètre persiste. Le malade se tient à cloche-pied et saute aussi bien sur la jambe gauche que sur la droite. Les forces sont entièrement revenues ; l'insensibilité seule persiste en certains points. Cependant les plaques d'analgésie sont bien moins nombreuses et moins étendues, et il y en a une très nette au niveau de la malléole interne gauche, mais non à droite dans le point symétrique.

La vessie fonctionne bien ; l'incontinence a entièrement cessé depuis longtemps, le jet est fort et plein. En un mot la guérison serait complète sans la persistance d'un peu d'atrophie à la cuisse gauche et d'un peu d'analgésie à la jambe du même côté.

Cette observation nous semble avoir plus d'un point de ressemblance avec notre obs. 32, et même avec l'obs. 34, celle d'un hémiplégique hystérique.

De plus en plus la question des paraplégies urinaires semble se rapprocher de la pathologie purement nerveuse, et les troubles vésicaux de *dissociation* de la contractilité et de la sensibilité, que nous étudierons tout à l'heure, et qui se retrouvaient très marqués chez nos deux malades, nous semblent un argument de plus en faveur de ce rattachement des paraplégies dites urinaires, à l'hystérie qui les explique si bien.

Quant à la *rétention* qu'on a quelquefois appelée *médicale* et qui a fait, entre autres travaux, le sujet de la thèse inaugurale de Jean Camescasse (1), tout en reconnaissant avec cet auteur que la rétention peut se produire dans diverses maladies générales retentissant toutes plus ou moins sur le système nerveux, nous devons ici rappeler qu'elle a été étudiée expérimentalement par P. Dubois (2) (de Berne) chez les typhiques en particulier et dans quelques autres cas d'adynamie : il a constaté qu'il existe bien là une parésie ou paralysie vraie de la vessie, sans spasme uréthral pouvant provoquer une paralysie par inhibition. Janet (3) conteste qu'une rétention d'urine par simple décu-

<hr>

(1) Jean Camescasse, *De la rétention médicale des urines en dehors des affections du système nerveux*, Thèse Paris, 1887.
(2) P. Dubois, voyez l'analyse de ce travail dans notre étude historique, page 16.
(3) Janet, Thèse citée.

bitus puisse se produire autrement que chez des malades dont le système nerveux est déjà malade, chez des neurasthéniques ou des dégénérés, en un mot. C'est peut-être aller un peu loin.

Quoi qu'il en soit, cette question des paraplégies urinaires, depuis que l'histoire des faux urinaires a été bien élucidée par MM. Guyon, Charcot, Fournier et par leurs élèves, est singulièrement restreinte, et M. Tuffier (1) dans le *Traité de Chirurgie*, résumant son opinion et celle des auteurs qui se sont occupés de la question, a pu conclure ainsi: « Siredey n'a jamais observé la paraplégie dans les affections utérines sans hystérie ou inflammation primitive de la moelle. N'en est-il pas de même dans les affections vésicales? Est-il bien certain que, dans les rares faits signalés, on ait assez soigneusement éliminé ces deux causes d'erreur? Nous ne pouvons évidemment pas nier des faits que nous n'avons pas observés, mais sommes en cela de l'avis de notre maître M. Guyon qui n'a jamais pu trouver un cas d'affection myélitique d'origine vésicale, et qui désire en rencontrer un cas avant d'y croire. »

A côté de ces affections de la moelle susceptibles de déterminer des troubles urinaires prémonitoires, on a signalé des crises de rétention d'urine précédant les attaques apoplectiques.

Dans un court mémoire, Gem (2) rapporte d'abord 4 cas où il a vu la rétention d'urine précéder de 4, 6, 7 et 10 jours une attaque d'apoplexie.

Prévenu par ces symptômes, il croit ensuite avoir pu prévoir et écarter par une médication appropriée (KBr, aloès, sels d'ammoniaque et iodures) deux attaques imminentes chez des malades en rétention depuis 2 et 3 jours. Le fait lui paraît certain pour le premier malade, qui souffrait d'une céphalée intense et localisée, avec hémorrhagies rétiniennes : il lui semble prouvé encore mieux par cette raison que, quelque temps après, le même malade revint avec une hémiplégie. Le second ne présenta pas la même preuve, mais Gem se croit autorisé à dire qu'il lui a évité une attaque.

Nous citons cet exemple à titre de curiosité, car il nous a semblé peu connu que des hémorrhagies cérébrales pussent être précédées de rétention d'urine. Peut-être y a-t-il là simple coïncidence, et puisque nous savons que les prostatiques sont des athéromateux, nous comprenons aisément qu'une hémorrhagie cérébrale puisse se produire quelques jours après des efforts comme ceux que fait un prostatique en rétention.

(1) Tuffier, *Traité de chirurgie*, t. VII, p. 721.
(2) Gem, *Lancet*, 19 novembre 1887.

CONCLUSIONS DU CHAPITRE III

A. Les ataxiques et autres myéliques urinent difficilement : cela tient 1° à ce que leur contractilité vésicale est considérablement affaiblie ; 2° à ce qu'ils présentent presque tous du spasme de l'urèthre membraneux. Il en résulte une résistance anormale à l'expulsion de l'urine, en même temps qu'un affaiblissement dans la force d'expulsion. La sensibilité à la distension est diminuée dans la même proportion que la contractilité : le parallélisme de cette diminution de la sensibilité et de la contractilité est caractéristique des affections médullaires : il permet presque toujours de les différencier des troubles névropathiques.

B. Dans les autres affections cérébro-spinales, la contractilité est diminuée : dans les soi-disant paraplégies urinaires, la contractilité a presque entièrement disparu.

CHAPITRE IV

LA CONTRACTILITÉ VÉSICALE DANS LA NÉVROPATHIE ET DANS QUELQUES AUTRES AFFECTIONS DU SYSTÈME NERVEUX.

Sommaire. — A. Les *névropathes* forment une catégorie nombreuse de faux urinaires : hystériques, dégénérés, neurasthéniques, ils présentent des stigmates généraux de névropathie dans le présent ou dans le passé. Au point de vue des troubles urinaires, ils se plaignent de pollakiurie et de difficulté de miction; beaucoup présentent du spasme de l'urèthre membraneux. État de la contractilité vésicale chez ces malades : est-elle augmentée chez les pollakiuriques, est-elle diminuée quand la miction est difficile? État de la sensibilité au contact, de la sensibilité à la tension : leurs rapports avec la contractilité; ces rapports sont caractéristiques de la catégorie des névropathes : sensibilité et contractilité DISSOCIÉES.
B. État de la contractilité vésicale chez un épileptique, chez un jeune choréique et chez un enfant atteint de méningite tuberculeuse à forme chronique. Diminution considérable de la contractilité chez ces deux derniers.

A. La contractilité vésicale chez les névropathes urinaires.

Contrairement à la classe de faux urinaires que nous venons d'observer, et qui, s'ils ne présentent point de lésions des organes urinaires, sont atteints d'une maladie du système nerveux et généralement de la moelle, les névropathes urinaires sont des malades dont l'affection est purement psychique. Depuis longtemps M. le professeur Guyon a attiré l'attention sur cette catégorie de malades, impressionnables, méticuleux, scrupuleux, tous préoccupés de leur état, revenant sans cesse demander conseil pour un symptôme banal et sans importance. Ils appartiennent à la classe des dégénérés, si nombreuse, ou à celle des hystériques mâles, bien voisines par leurs manifestations du côté des organes urinaires, en un mot à deux classes de névropathes que nous pouvons confondre, au point de vue fonctionnel, dans une même description.

Bien souvent, M. Guyon est revenu dans son enseignement, sur leur histoire; il en parle déjà dans ses *Leçons cliniques* en 1881 ; plusieurs cliniques non publiées (entre autres une de 1889) traitaient de ce sujet: en 1891, une clinique est publiée dans les *Annales génito-urinaires* (1), ayant pour titre : *Rétentions d'urine de cause nerveuse et neurasthénie vésicale*. Récemment encore, en mai 1893, notre maître nous faisait

____

(1) *Annales génito-urinaires*, mars 1891, p. 129.

réunir les éléments d'une clinique (1) sur *Les neurasthéniques urinaires*, et nous avions pu rassembler quarante observations pour servir de base et de documents à ce travail. De ces observations, nous ne rapportons guère ici que la moitié, car toutes se ressemblent plus ou moins, et nous n'avons conservé que les cas où l'examen manométrique a été pratiqué.

Nous aurions mauvaise grâce à passer sous silence un des travaux les plus intéressants et les plus complets qui aient été publiés sur cette question, l'excellente thèse de Janet (2), à laquelle nous avons déjà fait et nous ferons encore de nombreux emprunts.

Ces neurasthéniques, ces psychopathes viennent généralement consulter pour deux grands symptômes, souvent associés, quelquefois séparés : dans la moitié des cas ils se plaignent de *douleurs*, qui sont surtout périnéales, douleurs indépendantes de la miction. L'autre moitié, beaucoup plus intéressante pour nous, se plaint de *difficulté à uriner :* ils sont obligés de faire effort pour uriner. Quelques-uns, moins nombreux, se plaignent de pollakiurie, toujours diurne, jamais nocturne, quelquefois d'incontinence, diurne et nocturne, enfin de troubles génésiques qui ne nous intéressent point ici.

Seules la difficulté de miction, la pollakiurie et l'incontinence doivent nous arrêter.

Ces malades, affectés de pareils symptômes, et qu'on pourrait prendre pour de vieux urinaires, d'après les quelques mots que nous en avons dit, ces malades sont presque tous jeunes ; ils ont de 20 à 45 ans et ceux qui ont dépassé 35 sont rares. Dans leurs antécédents héréditaires on retrouve, deux fois sur cinq, des ascendants ou collatéraux nerveux. Personnellement, ils sont, comme nous l'avons vu, impressionnables, ont présenté des troubles génitaux (masturbation, coït pratiqué très tard et quelquefois jamais), et quelquefois ont uriné au lit dans leur enfance, jusque vers huit, dix, douze ans, et cela dans la proportion de 1/7 (3).

En raison de leur entrée tardive dans la vie génitale, s'ils ont eu la blennorrhagie, la plupart n'en ont eu qu'une, et souvent de cette époque date le début des troubles fonctionnels accusés par le malade. La blennorrhagie est, en effet, comme le répète souvent M. Guyon, une véritable pierre de touche, qui réveille les prédispositions et les diathèses, tuberculeuse, arthritique ou nerveuse.

Ces troubles fonctionnels sont donc surtout caractérisés par de la difficulté de la miction : le jet est faible, la miction nécessite des

(1) Clinique publiée *in Annales génito-urinaires*, septembre 1893.
(2) J. Janet, *Les troubles psychopathiques de la miction,* 1890.
(3) Voy. pour les détails sur les *Neurasthéniques urinaires*, la Clinique publiée dans les *Annales génito-urinaires* de septembre 1893.

efforts, non seulement au début, pour entamer la miction, mais souvent pendant toute la durée de l'évacuation de l'urine. Faute de cet effort continué et prolongé, le jet peut s'interrompre parfois, et le malade est obligé de pousser de nouveau pour reprendre la miction interrompue. Mais c'est au début de la miction que les phénomènes sont peut-être les plus caractéristiques : souvent d'abord (une fois sur quatre) les malades sont dans l'impossibilité absolue d'uriner, non seulement devant quelqu'un, mais même s'ils pensent que quelqu'un pourra les entendre uriner, à travers une cloison peu épaisse. Cette impossibilité d'uriner en public, a reçu les noms d'urèthre pudique, de timidité vésicale : M. Guyon lui réserve généralement l'expression imagée de *bégaiement urinaire*, nom donné par J. Paget (1) à ce trouble bizarre et que le chirurgien anglais a spécialement étudié. « Les sujets qui en sont atteints, dit-il, pissent normalement aux moments et aux endroits accoutumés, mais quand ils se trouvent avec des étrangers ou dans des endroits associés dans leur esprit avec le bégaiement, ils ne peuvent uriner et sont exposés à la rétention. » Mais cette rétention, dit Janet, est passagère, et il est extrêmement rare qu'elle puisse devenir aiguë, complète et définitive. Nous y reviendrons tout à l'heure.

Il est bien évident que, dans les cas où le malade est atteint de bégaiement urinaire, il aura beau pousser, rien ne viendra : en effet, tandis que chez l'homme normal l'idée de miction appelle la contraction du detrusor, chez le psychopathe elle appelle tout d'abord, par une association fâcheuse et fatale, une deuxième idée, qui est celle de l'impossibilité d'uriner : dans ces conditions, la miction devient impossible, car le malade est dans la position de ces médullaires qui *font effort de leurs muscles* abdominaux sans pouvoir contracter leur vessie.

Même alors que le bégaiement urinaire n'existe pas, la miction est souvent retardée (une fois sur six): les malades sont obligés d'attendre quelques instants avant que l'émission de l'urine ne commence à se faire, et ce délai d'attente, ordinairement (chez eux) de quelques secondes, peut s'augmenter jusqu'à durer un quart d'heure comme chez le malade de l'observation 31. Ce malade est, il est vrai, un de ceux qui accusaient du bégaiement urinaire, mais nous l'avons tout particulièrement interrogé à cet égard, et il nous a formellement déclaré que, placé dans les meilleures conditions de tranquillité, loin de toute condition pouvant éveiller le bégaiement urinaire, il avait quelquefois attendu *un quart d'heure* (2).

A la fin de la miction, il arrive souvent que le malade croie la miction terminée, se rhabille, puis se sente mouillé quelques instants

(1) James Paget. *Clinical lectures and Essays.*
(2) Alex. Peyer (*loc. cit.*) signale deux cas analogues.

après. Ce phénomène signalé et étudié par Janet (1) tient à ce que, chez les psychopathes, le sphincter membraneux est toujours plus ou moins contracturé pendant la miction : il se passe alors, la miction terminée, ce qui se passe chez les rétrécis ; un peu d'urine s'était accumulée en arrière de sphincter contracté, comme en arrière d'un rétrécissement ; cette urine accumulée s'échappe goutte à goutte, après la miction — ce qui fait croire à ces malades, déjà prédisposés à s'inquiéter, qu'ils sont atteints d'incontinence d'urine.

La pollakiurie, presque exclusivement diurne, rarement nocturne, est également accusée par ces malades ; nous l'avons rencontré moins souvent que Janet (une fois sur quatre). D'autres fois $\left(\frac{1}{8}\right)$ c'est de la rareté des mictions. D'autres fois encore on rencontre des phases d'alternance de pollakiurie et de rareté, chez le même malade : l'observation 26, entre autres en est un exemple frappant.

Enfin dans quelques cas $\left(\frac{1}{10}\right)$ nous avons noté de l'incontinence nocturne et diurne : cette incontinence ne nous a semblé avoir aucun rapport avec celle du jeune âge, avec laquelle d'ailleurs nous ne l'avons vue coïncider qu'une fois : elle serait plutôt comparable à l'incontinence des prostatiques, qui urinent par regorgement, mais avec cette différence capitale que nos malades vident en général complètement leur vessie, quand ils urinent : l'incontinence est presque toujours passagère, et a lieu entre les mictions ; comme si, la vessie se contractant avec trop d'énergie, et le sphincter membraneux résistant mollement, il se faisait par moments un écoulement insensible du trop-plein que contient la vessie.

En effet, quand on sonde ces malades sans les avoir fait uriner au préalable, on trouve en général de l'urine dans leur vessie ; s'ils viennent d'uriner, on ne trouve point de résidu.

Avant de passer à l'examen de la contractilité vésicale, terminons l'examen physique de ces malades : dans les trois quarts des cas, les urines sont absolument claires. Les autres fois, elles peuvent être légèrement troublées par du mucus, quelquefois par les filaments d'une ancienne uréthrite et quelquefois tout simplement par des sels.

Trente-sept fois sur quarante le canal fut trouvé souple et sain, sans lésion ni bride appréciable. Ces malades enfin, comme nous le disions, vident tous leur vessie : dans deux cas seulement (obs. 28 et 35) nous avons noté un léger résidu, et encore, dans l'un des deux (28), le résidu, noté un jour, n'existait pas le lendemain. Dans le deuxième cas (35) le malade était un incontinent.

(1) Janet, *loc. cit.*, p. 28.

L'examen de l'urèthre de ces malades est, pour M. Guyon, absolument typique. C'est en parlant d'eux qu'il a souvent dit : Il suffit de sonder les gens pour connaître leur caractère. En effet, l'urèthre est hyperesthésié : quelquefois d'un bout à l'autre, le plus souvent au niveau de l'urèthre menbraneux seul : cette hyperesthésie membraneuse facile à réveiller par le passage de la boule olivaire exploratrice, existe chez eux dans la proportion de $\frac{2}{3}$ des cas.

Beaucoup plus rarement la sensibilité de cette région est diminuée ou absente $\left(\frac{3}{40}\right)$.

A côté de cette hyperesthésie et l'accompagnant la plupart du temps, on trouve un spasme plus ou moins énergique de la région membraneuse : le spasme est quelquefois $\left(\frac{3}{40}\right)$ tel qu'il est impossible d'introduire l'olive exploratrice; dans deux cas sur cinq $\left(\frac{16}{40}\right)$, il est seulement très accentué.

Ces deux caractères, hyperesthésie et spasme, sont pour M. le professeur Guyon de véritables stigmates de la neurasthénie génito-urinaire.

A côté de ces stigmates locaux, si l'on peut ainsi dire, nous n'avons pas manqué de compléter nos observations par la recherche des stigmates ordinaires et généraux de l'hystérie : nous avons ainsi trouvé dans plus des $\frac{3}{4}$ des cas (trente-deux fois sur quarante) de l'anesthésie pharyngée, et presque toujours absolue.

En outre, seize fois sur quarante $\left(=\frac{2}{5}\right)$ nous avons rencontré d'autres stigmates tels que hémianesthésie sensitive ou sensorielle, rétrécissement du champ visuel, etc. Quant aux autres réflexes, nous avons presque toujours trouvé le crémastérien normal ; le réflexe patellaire, sur vingt malades explorés, fut trouvé normal treize fois, exagéré quatre fois, diminué trois fois, jamais aboli.

Nous avons tenu à rappeler les différents symptômes qui caractérisent la *Neurasthénie urinaire*, en résumant les principaux traits du tableau clinique tracé par M. le professeur Guyon, spécialement dans sa dernière clinique (septembre 1893). En effet, le type du névropathe urinaire est encore peu connu, et nous avons cru devoir, d'après l'enseignement de notre Maître et d'après nos propres observations, le préciser surtout au point de vue des troubles de la miction.

Nous n'avons rapporté ici que vingt-cinq observations de neurasthériques sur les quarante qui ont servi de base à la leçon clinique de

M. Guyon. Ceux-là seuls avaient été examinés au manomètre. Par contre nous y joignons quatorze autres neurasthéniques examinés depuis, ce qui porte le total à trente-neuf, dont plusieurs examinés deux et trois fois, ce qui porte le total de nos expériences à 46. Ce total de trente-neuf observations forme une série importante sur laquelle nous avons établi une série de moyennes.

Nous avons tenu à donner à ce chapitre une importance particulière;

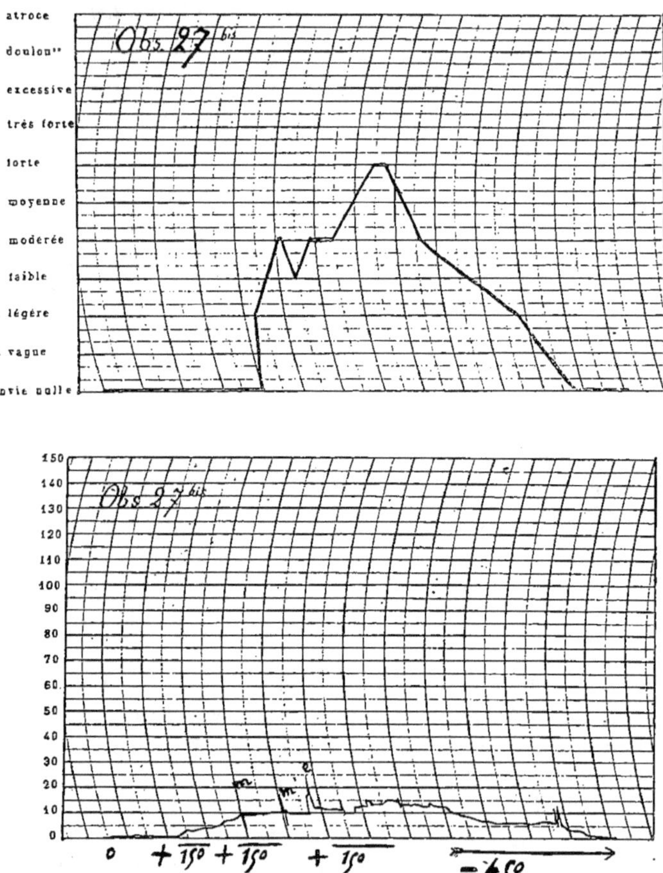

en effet, pour les rétrécis, pour les prostatiques, pour les médullaires, nos examens manométriques avaient surtout un rôle de confirmation ; on savait très bien et depuis longtemps, que chez les prostatiques, par exemple, la contractilité vésicale était diminuée. Il n'en était pas de même des névropathes, chez lesquels nous avons marché un peu à la découverte. Mais, comme on va le voir, la lumière n'a pas été longue à se faire, car les faits que nous avons trouvés nous semblent des plus concluants ; on pourrait presque, si on voulait pousser les choses à l'extrême, dire que de la courbe manométrique d'un individu on peut conclure s'il est ou non neurasthénique. Dans quelques cas (27 *bis*, 28 *bis*, 29 *bis*), cet examen a réellement aidé au diagnostic.

Les troubles fonctionnels les plus ordinairement accusés par les névropathes urinaires sont la difficulté de la miction, et souvent la pollakiurie. Mais difficulté à uriner signifie obstacle dans le canal ou défaut de contractilité vésicale, assez intense pour expliquer à lui seul la difficulté de la miction. Sauf exceptions rares, par exemple dans 3 cas sur 40, où l'urèthre membraneux résistait à tous les diamètres d'explorateurs olivaires, le spasme est modéré. Force nous est donc de conclure à un défaut de contractilité vésicale, et l'examen manométrique justifie pleinement cette supposition. On pourrait presque dire que la vessie de certains névropathes ne se contracte pas ; elle se contracte quelquefois moins que celle des médullaires, moins que celle des prostatiques ; jamais un neurasthénique n'a dépassé la pression +86(1), et encore ce chiffre est-il exceptionnel. Il en est un certain nombre qui n'ont pas dépassé la pression + 20 : en général la vessie du neurasthénique ne nous a présenté que des changements de tonus, mais pas de contractions à proprement parler : quelques courbes sont bien intéressantes de cet égard (obs. 26 *bis*, 27, 27 *bis*, 29, 37, 38, 40, 42, 47, 52, 53, 54).

Or l'obstacle, quand il existe, est faible ou nul. Dans quelques cas, assez nombreux dit M. le professeur agrégé Albarran (2), il existe chez ces malades des rétrécissements larges qu'il suffit de traiter pour faire disparaître les troubles fonctionnels. Or la difficulté de miction apparaît facilement chez un malade dont la vessie est par elle-même peu contractile : de même que chez les femmes, il suffit alors d'un léger degré de stricture, bien plus, d'une simple diminution de la souplesse uréthrale en un point, d'un de ces rétrécissements larges bien étudiés par MM. Albarran (3), Vigneron (4), de la Calle (5), pour que la vessie ait de la peine à évacuer son contenu. La raison de cette dysurie est-elle seulement dans le degré de rétrécissement du canal, M. Albarran (6) ne le croit pas ; il pense que le rétrécissement large a, comme le spasme, mais à un moindre degré, une influence de voisinage sur la contractilité, influence inhibitrice. Dans d'autres cas, et ils sont nombreux, l'obstacle uréthral est constitué par le spasme de la région

(1) Sauf le 49 *bis*, *névropathe d'une excitabilité extraordinaire.*
(2) Albarran. *Les rétrécissements larges de l'urèthre.* Clinique publiée *in Annales génito-urinaires*, 1893.
(3) Albarran, *Ibid.*
(4) Vigneron, *Annales G. U.*, 1891.
(5) De la Calle, Th. Paris, 1893.
(6) Communication orale.

membraneuse. Mais ce spasme ne semble pas pouvoir expliquer à lui
seul la difficulté de la miction, et nous avons vu que la contractilité
vésicale nous semblait devoir être incriminée; mais cette diminution
de la contractilité est-elle spontanée, n'est-elle point causée par une
influence inhibitrice? M. le professeur Guyon pense que dans un cer-

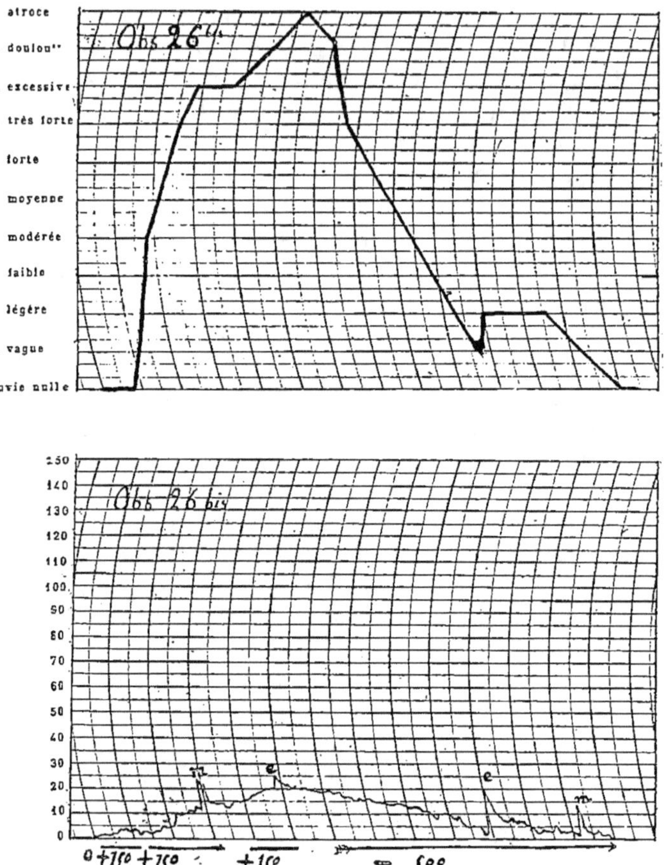

tain nombre de cas le spasme de l'urèthre influence la contractilité
vésicale en l'amoindrissant. Nous l'avons déjà dit en parlant du
spasme uréthral et de l'atonie vésicale chez les ataxiques; c'est ici le
cas de le répéter et de rapprocher l'influence du spasme de celle du
rétrécissement large, dont nous parlions tout à l'heure.

S'il nous était permis d'employer une comparaison qui n'a rien de
physiologique, nous dirions que, tandis que la vessie du prostatique
réagit et *s'irrite* en face de l'obstacle, celle du médullaire et du névro-

pathe *se décourage* et ne tente rien pour triompher de la résistance uréthrale.

Comment interpréter maintenant la pollakurie dont se plaignent un certain nombre de ces malades ? Pollakiurie semble signifier contractilité vésicale exagérée. Or, sauf quelques cas exceptionnels où la contractilité était normale, le muscle vésical était toujours très faiblement contractile. Mais pollakiurie signifie également sensibilité exagérée à la distension. Or c'est précisément de cette sensibilité exagérée à la distension, mal *servie* par une contractilité affaiblie, que viennent tous les troubles fonctionnels accusés par les neurasthéniques. Encore faut-il distinguer, dans cette sensibilité exagérée, une propriété extrêmement curieuse : chez un individu normal, 250 à 300 grammes d'urine détermineront l'envie d'uriner, mais il suffit d'injecter, même avec douceur, 150 grammes d'eau tiède pour amener la même envie.

Chez les pollakiuriques, il semble que la proportion soit renversée, et tandis qu'on les voit uriner pour 50, 60, 100 grammes au maximum. la première envie d'uriner, par injection d'eau tiède, ne se montre guère avant 100, 200 grammes, et quelquefois 400.

Mais alors, tandis que chez le sujet normal, la vessie se contracte parallèlement à l'envie d'uriner, et que la pression et l'envie montent suivant deux courbes sensiblement parallèles, il n'en est plus de même chez les névropathes ; l'envie augmente, plus rapidement que chez les sujets normaux, elle devient *toujours* plus forte que chez eux, et c'est seulement chez les névropathes que nous avons trouvé ces envies d'uriner pour ainsi dire suraiguës, que nous avons appelées, dans notre classification, *douloureuse* et *atroce*. Il est peu de névropathes chez lesquels l'envie n'ait atteint au moins l'intensité *très forte ;* chez un grand nombre l'envie fut *excessive*, chez quelques-uns, *douloureuse* et *atroce*. Or les prostatiques avec cystite et les médullaires nous ont seuls présenté quelques envies *douloureuses* et jamais *d'atroces*.

Pendant que l'envie monte ainsi chez les neurasthéniques, et qu'elle atteint des proportions inusitées, la pression vésicale reste basse, et aux envies les plus violentes on peut voir à peine le manomètre atteindre la pression $+$ 8 (obs. 42).

Cette disproportion entre l'envie et la pression était souvent telle que, chez plusieurs malades, nous nous sommes demandé si vraiment le manomètre restait bien en communication avec la vessie, et si la sonde ne s'était pas dérangée, si le robinet à 3 voies était ouvert dans le bon sens, enfin si, d'une manière générale, l'appareil fonctionnait bien : il nous a suffi chaque fois d'une légère pression sur l'hypogastre pour nous rendre compte que cette manœuvre faisait immédiatement monter le manomètre et que tout fonctionnait à souhait... sauf la vessie. De même, en faisant faire effort au malade, on voyait monter la colonne de liquide. Mais ce fait, de nous demander, en face d'une envie violente et d'une pression extrêmement basse, si la vessie communiquait bien avec le manomètre, a été pour nous, la première fois, une véritable surprise ; la deuxième fois c'était une vérification, la troisième fois nous avons soupçonné une véritable loi, et nos expériences ultérieures nous ont montré que nous étions bien dans le

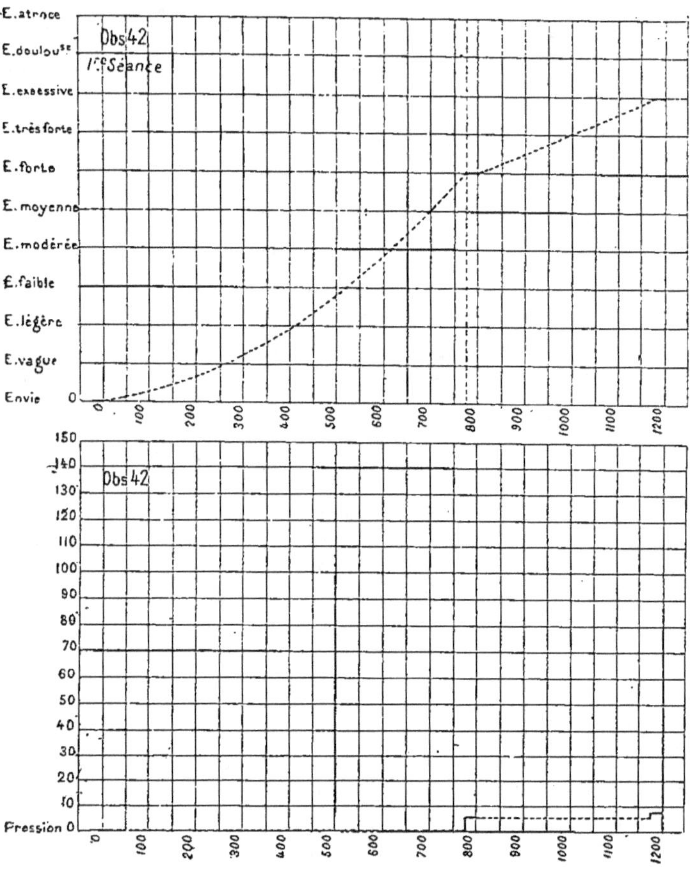

vrai. Nous insistons sur cette surprise que nous avons éprouvée la première fois, parce que, vérifiée depuis par de nombreux cas similaires, elle nous a semblé constituer un véritable signe pathognomonique de la neurasthénie vésicale. En effet, nous ne croyons pas nous tromper en affirmant que seul le neurasthénique vésical présente à la fois une vessie qui se vide complètement, un canal libre et sain, et d'autre part les envies d'uriner violentes correspondant à des pressions extrêmement faibles.

Il y a donc chez ces malades une véritable *dissociation* de la sensibilité à la distension (1) et de la contractilité vésicale ordinairement associées pour marcher parallèlement; nous emploierons donc quelquefois le terme de *dissociés* pour désigner les malades qui présentent ce trouble fonctionel et ce défaut d'association entre deux fonctions ordinairement parallèles.

La pollakiurie se produit plutôt chez des malades dont la vessie a

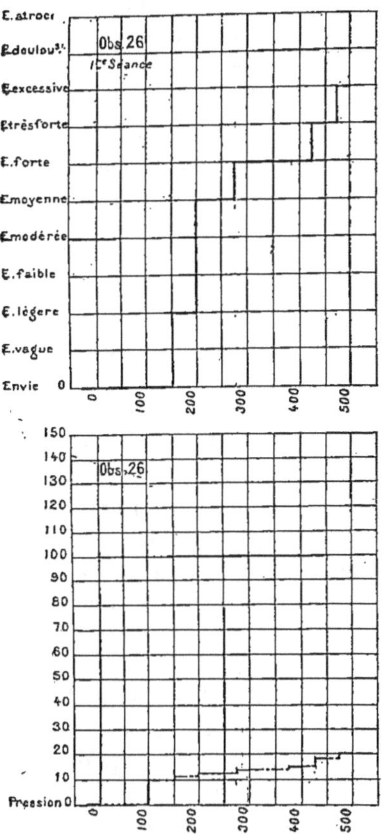

conservé un peu de contractilité. Chez d'autres, au contraire, plus rares, la rareté des mictions, 2 par 24 heures (obs. 26 et 40), est bien en rapport avec le défaut de contractilité. Mais alors elle n'est plus en raison de la sensibilité à la distension, ordinairement exagérée chez nos malades quand c'est le rein qui remplit graduellement la vessie; c'est que, dans certains cas, cette sensibilité exagérée à la distension par l'urine n'existe pas (ex. dans l'obs. 26); mais la sensibilité à la distension artificielle, par l'eau boriquée, est la même que pour tous les neurasthéniques, c'est-à-dire, dissociée d'avec la contractilité.

Si maintenant nous essayons de résumer ces principales propriétés, pour ainsi dire mécaniques, de la vessie des névropathes, avec leurs exceptions, nous dirons :

La contractilité vésicale est presque toujours diminuée, plus ou moins; quelquefois conservée, exceptionnellement exagérée.

La sensibilité au contact est normale. La sensibilité à la distension est toujours exagérée dans les examens manométriques avec remplissage artificiel; la sensibilité s'éveille tard (quelquefois seulement à 400 grammes) et monte rapidement jusqu'à l'hyperesthésie.

La même sensibilité à la distension, mais à la distension graduelle par l'urine, en dehors de toute expérience, est tantôt augmentée et

(1) Nous n'avons pas parlé de la sensibilité au contact, qui est obtuse, comme à l'état normal, sauf exceptions rares.

alors elle dépasse la sensibilité au remplissage artificiel (chez les pollakiuriques par exemple); tantôt elle est très diminuée, et ne se révèle pour ainsi dire jamais au malade (dans le cas de miction rare); du moins on peut dire qu'elle est dans la même proportion et de même sens que la sensibilité au remplissage naturel et artificiel chez les sujets normaux. Si la pollakiurie alterne alors chez certains malades avec la rareté des mictions, ce n'est point affaire chez eux de contractilité, mais bien de sensibilité à la distension, qui s'exagère ou s'atténue.

Elle s'atténue même à tel point, chez quelques malades à mictions rares, qu'ils ne sentent plus le besoin d'uriner. Les deux malades (26 et 40) nous ont déclaré n'avoir jamais, dans la vie ordinaire, d'envie bien pressante : ils urinent plutôt par raison; mais le n° 26 déclare que souvent il attend jusque vers onze heures du matin pour faire sa première miction, il n'a pas uriné en se levant. Cependant il est conducteur de tramway, et les trépidations de la voiture devraient réveiller sa sensibilité à la distension et sa contractilité. Quant au n° 40, il est peut-être encore plus curieux, en ce sens qu'il nous déclare que, depuis quinze jours à trois semaines, il ne ressent plus du tout le besoin d'uriner ; il urine, par habitude, en se levant et en se couchant, mais sans en avoir la moindre envie. Chez lui, la rareté des mictions date d'un mois environ ; auparavant il urinait une ou deux fois dans la journée et deux fois par nuit.

Ces mictions nocturnes sont rares, car le malade dont la pollakiurie est purement psychique urinera, le jour plusieurs fois par heure, mais ne se réveillera jamais la nuit pour uriner : il dort et dès lors, comme l'a bien montré Janet, ses préoccupations urinaires dorment avec lui.

Cette absence presque complète des mictions nocturnes malgré la pollakiurie diurne la plus accentuée est caractéristique des nerveux. C'est elle qui, jointe à ces bizarreries de la sensibilité à la distension, a fait dire à Janet que chez cette classe de malades, plus que chez toute autre, on pouvait dire que la vessie avait une *capacité psychologique*.

Mais il est temps de résumer les résultats de nos recherches en tableaux : nous classerons nos trente-neuf malades par catégories, de manière à bien faire voir dans quels rapports les troubles fonctionnels se présentent avec l'état de la contractilité et de la sensibilité.

Si d'abord nous prenons les malades accusant de la *difficulté à uriner*, nous trouvons chez eux (vingt-trois malades) :

	Grammes.	Pression.		Grammes.	Pression.
Obs. 26 1re envie, légère, à..	175	12	Maximum à.	500	21 (E. excessive).
— — — ..	175	10	—	550	18 (E. douloureuse).
— (eau froide et électricité)	150	8	—	300	15 —
			—	—	28 (E. atroce).
— 26 *bis* 1re envie, légère...	150	5	—	450	20 (E. douloureuse).
					25 (E. atroce).

	Grammes.	Pression.		Grammes.	Pression.
Obs. 27 (envie modérée).....	250	6	Maximum à	500	12 (E. très forte).
— 27 *bis* 1re envie, légère...	200	9	—	450	16 (E. forte).
— 28 (K) (1) — modérée..	200	11	—	375	28 (E. très forte).
— 28 *bis* 1re envie, faible..	200	2	—	400	111 (E. forte).
— 29 — modérée..	150	7	—	400	10 (E. très forte).
— 29 *bis* — légère....	150	3	—	300	15 (E. excessive).
			—	—	24 (E. forte).
— 30 (E. légère).........	250	9	—	478	18 (E. très forte).
— 31 (K. —	100	16	—	300	23 (E. douloureuse).
— 32 —	250	10	—	600	23 (E. excessive).
— 33 Envie faible)........	0	0	—	235	8 (E. atroce).
— 34 — légère)........	50	10	—	150	17 (E. forte).
— 35 —	150	26	—	300	62 (E. moyenne).
— 36 (K) —	100	12	—	400	42 (E. très forte).
— 37 (K) (E. moyenne)....	200	7	—	450	12 (E. excessive).
— 38 (K) (E. légère).......	200	7	—	600	15 (E. très forte).
— 39 (E. moyenne........	100	10	—	300	15 (E. forte).
			—	—	31 —
			—	—	15 —
— 40 (E. légère).......,...	125	7	—	300	15 (E. très forte).
41 (E. vague)..........	600	26	—	900	42 (E. douloureuse).
— 42 (K) (Envie moyenne).	800	5	—	1200	8 (Excessive).
— —	800	15	—	1200	35 —
— — (E. légère)..........	300	3.5	—	450	9 (E. très forte).
— 43 (K) (E. légère)......	100	6	—	600	20 (E. douloureuse).
En moyenne (2) :					
(E. faible ou légère) à..	241	9	—	411	21 (E. très forte ou excessive).

Les treize malades qui n'accusent *pas de difficulté de la miction* présentent des chiffres sensiblement différents :

	Grammes.	Pression.		Grammes.	Pression.
Obs. 51 (K) 1re envie, légère....	300	9	Maximum à.	450	8 (E. légère).
— — —	30	11	—	600	25 (E. forte).
— 45 — modérée..	100		—	300	11 (E. excessive).
— 46 (K) — d'emblée à			—	100	80 (E. moyenne).
— 47 — légère....	300	4	—	500	6 (E. forte).
— 48 (K) — —	160	8	—	450	18 (E. très forte).
— 49 (K) — — ...	125	14	—	450	34 (E. forte).
— — —	400	24	—	475	33 —
— 49 *bis* (K) — —	40	16	—	300	225 (E. atroce).
— 50 — —	200	20	—	500	29 (E. forte).
— 44 — vague....	100	4	—	600	86 (E. très forte).
— 52 — modérée..	100	9	—	300	13 —
— 53 (K) — légère....	400	9	—	600	25 —
— 54 — —	150	5	—	600	14 (E. excessive).
— 55 (K) — vague....	275	10	—	600	83 (E. douloureuse).
— 62 (K) — légère....	350	3	—	700	61 (E. très forte).
En moyenne : — (E. lég.) à	210	9,4	—	480	34 (E. forte ou très forte).

(1) Voy. deux pages plus loin, la note expliquant la lettre K dans ce tableau.
(2) Nous ne faisons pas entrer dans cette moyenne ni dans les suivantes les chiffres de l'observation 49 *bis* : ils sont exceptionnels et tellement considérables qu'ils pourraient fausser les moyennes. De même nous retranchons de cette moyenne et pour la même raison la pression 111 obtenue chez le 29 *bis*.

Comparons :

Mictions difficiles. 241   9 (E. légère ou faible),   à 411   21 (E. tr. forte, exces.).
—   faciles... 210   9,4 (E. légère),   480   34 (E. forte, très forte).

Nous voyons, par l'examen rapide de ces chiffres, que les malades qui accusent de la difficulté à uriner sont *dissociés* à un degré un peu

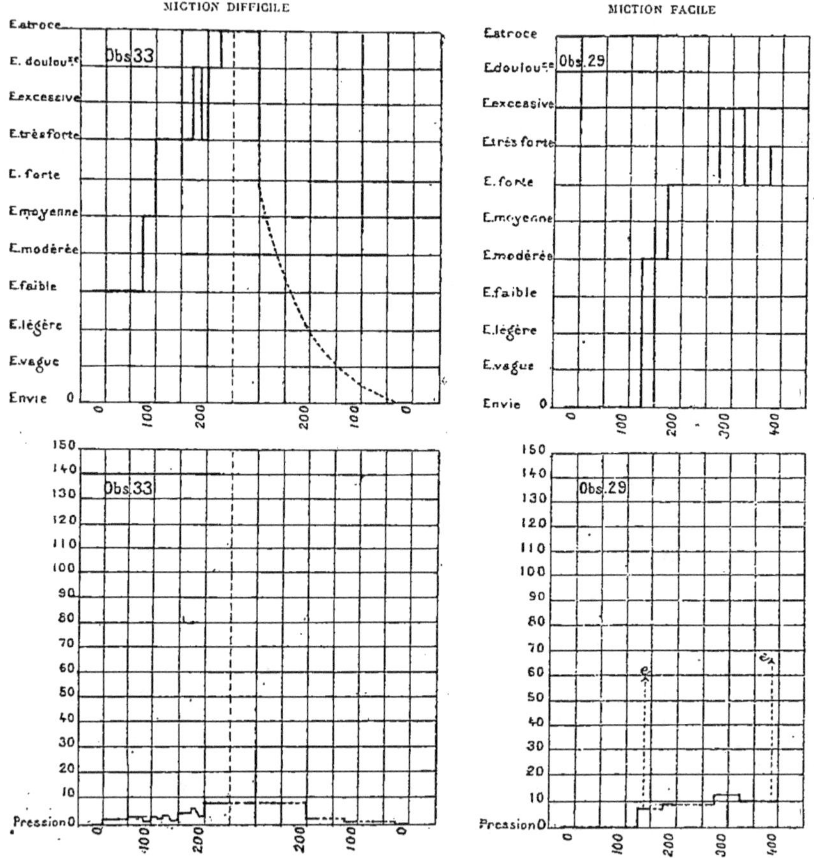

plus considérable que les autres, qui le sont déjà : la pression étant à peu près identique à la première envie, la capacité est plus grande, et l'envie plus forte, chez les malades qui urinent difficilement. Mais le chiffre maximum est encore plus remarquable : la pression est notable-ment plus faible dans les cas où la miction est difficile (environ $\frac{2}{3}$ de la pression des mictions faciles ; exactement $\frac{23}{34}$). Et cependant la capacité est plus grande et l'envie plus forte dans les cas de mictions difficiles.

Si nous essayons de grouper autrement nos malades, et si nous prenons en deux séries les pollakiuriques et les non-pollakiuriques, nous trouvons en moyenne (1) :

Pollakiuriques......... 207   14 (E. lég. ou faible).   475   22 (E. très forte).
Non-pollakiuriques.... 242   6,2   —   416   31   —

Nous voyons par ces moyennes que la vessie des pollakiuriques,

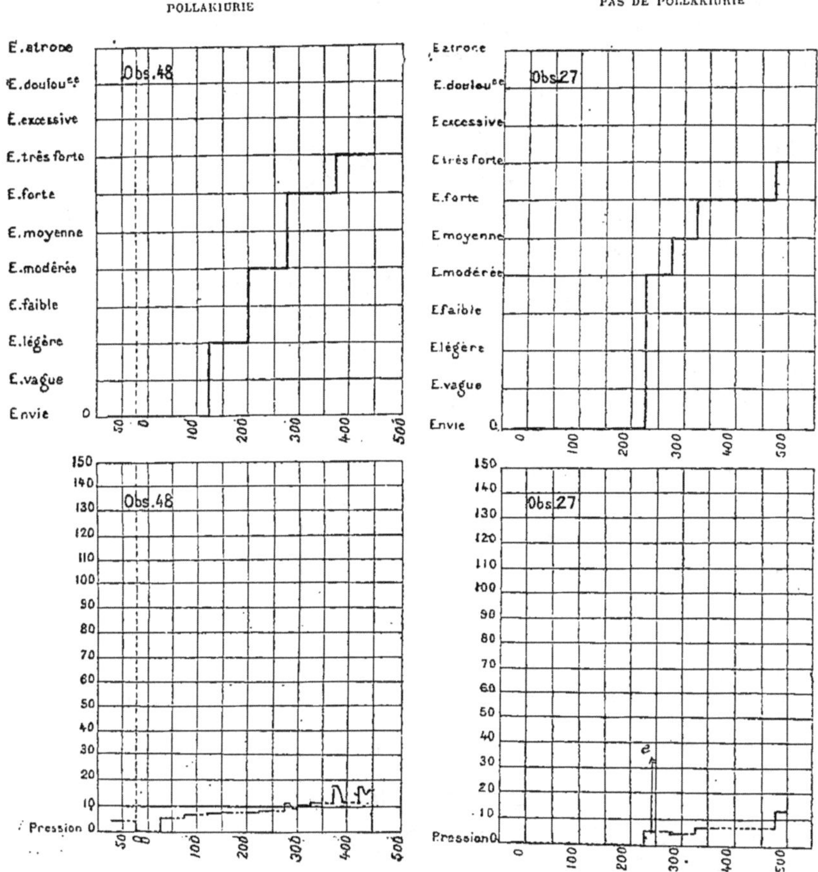

d'abord plus sensible à la distension, et réagissant pour une quantité de liquide égale à environ $\frac{4}{5}$ des non-pollakiuriques, et surtout avec une pression plus que double, n'aura finalement qu'une capacité supé-

(1) Pour éviter de répéter ici les chiffres, nous marquons de la lettre K, les pollakiuriques sur les deux séries précédentes.

rieure de $\frac{1}{8}$ environ à celle des non-pollakiuriques, avec une pression qui est les $\frac{2}{3}$ seulement des non-pollakiuriques.

En somme, pour des quantités de liquide réellement peu différentes et pour des envies identiques, si on ne considère que les pressions, on voit que la pression à la première envie et celle de l'envie maxima, chez les pollakiuriques, représentent deux chiffres peu écartés, moyens, tandis que ceux des non-pollakiuriques sont, au contraire, les chiffres extrêmes. Pollakiurie ne signifie donc pas, en réalité, vessie plus contractile, mais seulement vessie plus sensible à la distension au début, et souvent moins sensible à la fin.

De tous les modes de groupement que nous avons essayés au sujet de nos neurasthéniques, le plus suggestif est certainement celui qui consiste à choisir, pour en faire deux séries extrêmes, les malades dont les pressions sont toujours restées basses et ceux, au contraire, chez lesquels le manomètre est monté le plus haut. Nous avons ainsi créé deux séries de neurasthéniques : 1° à contractilité vésicale très diminuée ; 2° à contractilité sensiblement conservée, ou à peine diminuée (nous avons vu que la contractilité chez ces malades ne nous a jamais paru exagérée).

Les malades restants ont formé une troisième série dont les résultats sont sensiblement les mêmes que ceux de la moyenne générale : cela se comprend aisément, puisque nous avons enlevé seulement pour l'établissement de cette moyenne, les chiffres extrêmes, en haut et en bas.

Nous avons ainsi trouvé sur dix malades à pression basse (obs. 28, 29, 37, 38, 40, 42, 47, 52, 53, 54) :

1re envie, faible, avec 315 gr. P + 7.   Maximum à 500 gr.   P + 12 (E. tr. forte).

Sur cinq malades à pressions hautes (obs. 35, 45, 46, 55, 62) : auxquels il faut ajouter, sans le faire entrer dans la moyenne, le 49 *bis* :

1re envie, légère, à... 200 gr.   P + 25.   Maximum à 460 gr.   P + 74 (E. forte).

Ainsi, tandis que ces derniers malades, par la capacité vésicale plus faible à la première envie, par les pressions plus élevées, et les envies moins intenses, se rapprochent sensiblement du type normal, les malades à pression basse nous présentent au contraire, bien accusée, bien exagérée, la *dissociation* que nous donne déjà la moyenne générale ; ils présentent des envies plus intenses que les autres, avec des pressions très basses, et pour ainsi dire nulles. Le tracé de l'obs. 33, qui se trouve deux pages plus haut, avec la mention : Miction difficile, est caractéristique.

Si nous voulons maintenant nous rendre compte des troubles fonctionnels présentés par ces dix malades à pression basse, nous trouvons que 9 d'entre eux accusent de la difficulté à uriner ; les trois autres urinent sans difficulté. Parmi ces dix malades, on note encore deux cas de bégaiement urinaire s'accompagnant tous deux de difficulté à uriner, trois pollakiuriques, un malade à mictions rares, enfin cinq présentant de l'hyperesthésie et du spasme de l'urèthre membraneux.

Chez les cinq malades à pression haute, nous trouvons, au contraire, trois mictions faciles, une seule difficile, et une avec bégaiement et interruption ; trois pollakiuriques, un incontinent, un malade dont la vessie ne se vide pas complètement ; enfin et surtout, trois malades ont de l'hyperesthésie de la région membraneuse, *aucun n'a de spasme.*

Réunissons en tableau ces quelques chiffres, et comparons-les aux moyennes trouvées sur l'ensemble des trente-neuf malades, nous avons :

	Malades à pression basse (10).	Malades à pression haute (6).	Moyenne des 39 malades.
Mictions faciles	3	3	16
— difficiles	7	2	22
Bégaiement	2	1	9
Interruption	0	1	1
Pollakiuriques	3	4	14
Mictions rares	1	0	2
Incontinence	0	1	2
Résidu	0	1	3
Hyperesthésie de la région membraneuse	5	4	20
Spasme de l'urèthre membraneux	5	0	17

Ces tableaux, ainsi que l'énoncé des pressions trouvées chez ces différentes classes de neurasthéniques, se passent de commentaires. On voit que, chez tout neurasthénique, les troubles de la contractilité sont toujours caractérisés par une diminution, quelquefois à peine sensible, quelquefois très considérable de la contractilité ; les troubles de la sensibilité, au contact et surtout à la distension, tantôt exagérée, tantôt diminuée, tous ces troubles s'expliquent et s'enchaînent ; et que l'examen manométrique, en nous montrant cette *dissociation* des deux propriétés de contractilité et de sensibilité, nous donne ainsi la clé de tous les troubles fonctionnels présentés par nos malades.

Il nous semble résulter de cette étude qu'il y a dans la névropathie vésicale des faits qui se rapprochent beaucoup de ceux que présentent les dyspeptiques asthéniques. Notre excellent collègue et ami M. Soupault (1), dans son intéressante étude sur les dyspepsies nerveuses, a bien mis en lumière les troubles fonctionnels dus, chez cer-

(1) Soupault, *Les dyspepsies nerveuses.* Th. Paris, 1893, p. 71 et suivantes.

tains neurasthéniques, à l'atonie de la musculature stomacale. Il a vu que, indépendamment de la diminution d'activité des actes sécrétoires, il y avait diminution très sensible de la contractilité de la musculeuse, diminution se traduisant par un abaissement du tonus, et se vérifiant par ce fait que la masse alimentaire retirée de l'estomac, après le repas d'épreuve classique, est dans un état moins grand de division que chez les individus sains. Malheureusement, comme le dit Soupault, on ne peut mesurer directement le tonus gastrique : mais la vessie, plus facilement accessible à ce genre d'expériences, nous a montré cette diminution très réelle et souvent très considérable, du tonus vésical. Or les troubles fonctionnels sont bien facilement comparables, dans les neurasthénies vésicale et stomacale ; d'après nos expériences, il nous semble donc tout naturel de penser, avec Soupault, que l'examen manométrique de l'estomac dénoterait une diminution plus ou moins considérable de sa contractilité. Ainsi la contractilité des muscles lisses serait partout diminuée chez les neurasthéniques, opinion qui tend à se répandre aujourd'hui (1). Chez le neurasthénique aussi, on trouverait, à côté de cette diminution de la contractilité, des troubles de la sensibilité non moins remarquables ; ces troubles sensitifs se traduisent par ces douleurs vives et fixes, véritables points névralgiques, ressentis par le neurasthénique vésical au périnée (2) et par le neurasthénique stomacal au creux épigastrique (3).

Peut-être trouvera-t-on que nous nous sommes trop étendu sur cette classe de faux urinaires, que nous nous y sommes arrêté avec trop de complaisance. Notre excuse, nous l'avons déjà dit, est dans ce fait que la question était à peine élucidée, et bien loin d'être au même point que pour les rétrécis, les prostatiques et les médullaires.

D'autre part les documents que nous avions amassés pour la clinique de notre Maître sur les *Neurasthéniques urinaires* nous auraient presque fourni le sujet d'un travail séparé. La question était neuve, et pour qui voulait étudier la contractilité vésicale dans toutes les catégories d'urinaires, la classe des neurasthéniques, extrêmement nombreuse, méritait d'être étudiée et, autant que faire se pouvait, mise au même point que les autres.

L'étude de cette question étant moins avancée que celle des autres classes, elle nous a demandé plus de travail ; c'est la seule raison de la longueur du chapitre que nous lui avons consacré.

En terminant cette étude sur les névropathes urinaires, il nous semble pouvoir tirer de nos expériences manométriques, un enseignement utile et pratique : nous avons vu que les rapports anormaux de la sensibi-

(1) Bouveret, *La neurasthénie*. Paris, 1891.
(2) Guyon, Les neurasthéniques urinaires. *Annales génito-urinaires*, sept. 1893.
(3) Soupault, Thèse citée.

lité et de la contractilité étaient les mêmes chez les névropathes pollakiuriques et chez les névropathes à mictions rares ou normales. Or, le
fait même d'examiner les pollakiuriques au manomètre, c'est-à-dire
de leur injecter dans la vessie 400, 500, 600 grammes de liquide, a *toujours* diminué la pollakiurie. Faut-il attribuer ce résultat à une véritable dilatation mécanique de la paroi vésicale (nous disons *paroi*, et
nous n'osons pas dire *muscle*), est-ce, au contraire, que ce remplissage
inusité de la vessie a pu agir par suggestion sur des malades dont la
pollakiurie est certainement psychopathique ? Si la cause est douteuse,
l'effet nous paraît certain, car, sur 75 pollakiuriques examinés, nous en
trouvons cinq chez lesquels la pollakiurie a diminué d'une façon notable,
à la suite de nos expériences. Chez les autres, quoique moins net, le
soulagement fut néanmoins sensible. Chez un malade, le résultat de
l'examen dépassa la mesure thérapeutique : le sujet fut atteint de
rétention pendant deux autres jours.

Nous signalons ici l'heureux effet d'un remplissage un peu considérable de la vessie chez les pollakiuriques, et nous croyons pouvoir en
recommander la pratique, le cas échéant. Nous avons observé ce fait
par hasard, sans le chercher ; c'est une raison de plus pour affirmer
que nous l'avons observé sans parti pris. Nous devons rappeler que
M. le Dr Guiard avait déjà proposé la distension vésicale comme moyen
de traitement de la pollakiurie nerveuse, dans un travail intitulé : La
pollakiurie psychopathique et son traitement (*Annales génito-urinaires*, 1890).

B. Contractilité dans quelques autres affections du système nerveux.

Au cours de nos recherches, les hasards de la clinique nous ont
amené un malade atteint d'épilepsie, un enfant choréique et un petit
garçon atteint de méningite tuberculeuse à forme chronique. Le cas
nous parut intéressant, surtout étant donné que les trois malades
venaient pour des troubles fonctionnels de la miction. On trouvera
plus loin leurs observations.

Il s'agit, comme on le voit à la lecture de l'observation 58, d'un épileptique vraisemblablement traumatique, qui présente des troubles de
la miction dus à un canal en mauvais état : on lui trouve plusieurs
anneaux dans le région pénienne ; de plus, et là commence la différence avec le rétréci vulgaire, le malade à du spasme de l'urèthre
membraneux, spasme qui ne se laisse forcer que par le béniqué 42.
Or les troubles fonctionnels annoncés par le malade, troubles consistant en impossibilité d'uriner survenant à certains moments, annoncent
une impulsion vésicale insuffisante. Certes, le spasme de l'urèthre
membraneux doit gêner la miction, surtout joint aux anneaux trouvés

dans l'urèthre antérieur : mais une vessie saine triompherait aisément de pareils obstacles. Il y a donc, tout d'abord, diminution de la contractilité : en effet, si nous résumons l'expérience, nous trouvons que le malade avait dans la vessie :

225 grammes d'urine, sans envie, à la pression + 5.

La vessie est vidée, et nous trouvons ensuite :

250 gr. P + 10 (1re envie, légère). Maximum à 600 gr. P + 34 (E. forte).

La pression avait donc à peine monté, pour cette quantité de 600

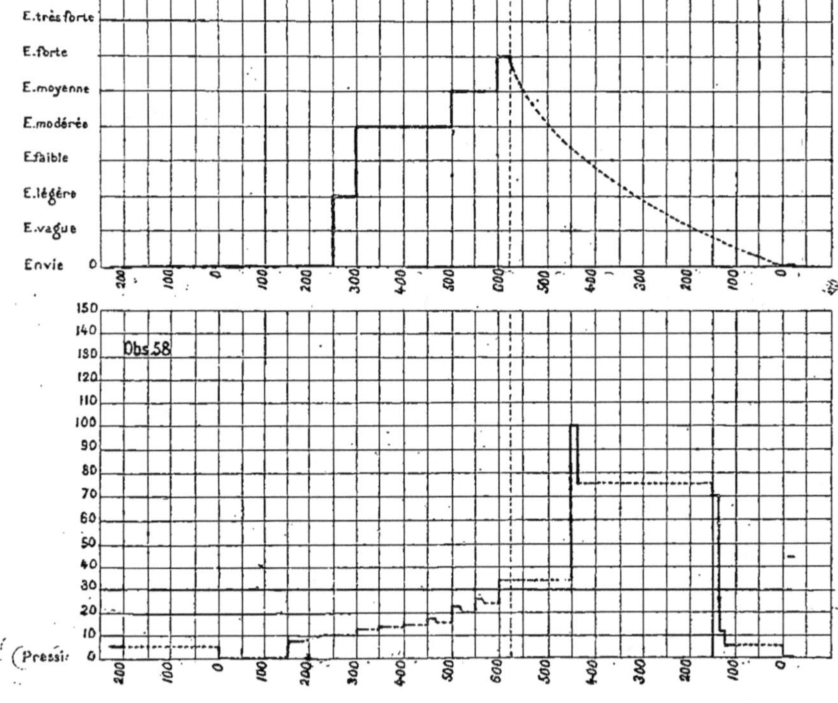

grammes d'eau boriquée, et nous voyons en outre que, avec 225 grammes d'urine, le malade n'accusait aucune envie d'uriner.

Le fait le plus curieux de cette courbe s'est passé quand nous avons évacué la vessie, c'est-à-dire dans la troisième partie de notre expérience ; après évacuation de 250 grammes, le malade accuse une envie plus vive et la pression monte à un mètre : après écoulement de 200 grammes encore, la pression restait à + 70 ; puis elle baissa.

Ainsi la contractilité de cette vessie s'est réveillée alors que nous vidions la vessie : il y a là une sorte d'anomalie. Certes nous ne pouvons pas dire que cette vessie ne se contracte pas, mais en réalité, les contractions en sont bien bizarres.

N'était ce crochet dans la courbe de descente, nous aurions conclu à une vessie peu sensible et peu contractile. Cette oscillation, bien qu'elle soit probablement due à une contraction par contact, doit nous faire un peu réserver notre avis à cet égard ; néanmoins, un malade dont la vessie accepte 600 grammes sans se révolter est une vessie bien peu énergique.

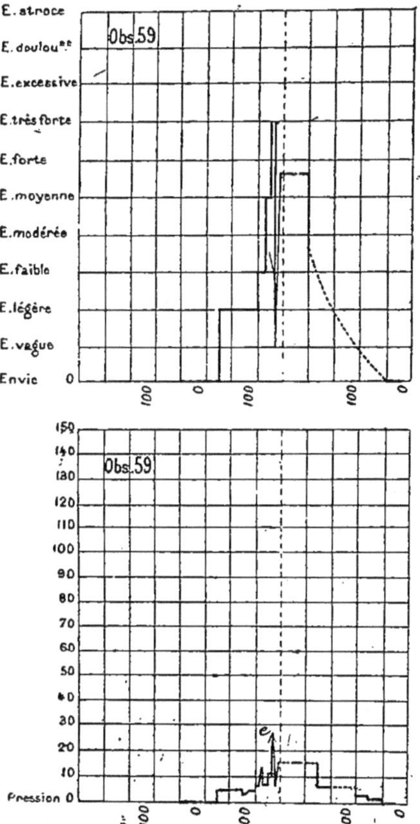

Un autre malade, également épileptique traumatique, et que nous avons examiné seulement en lui remplissant la vessie au maximum de l'envie, nous a montré que la pression était faible pour un contenu assez considérable, car, malgré l'injection de 250 grammes de liquide, et une envie très forte, le liquide n'était point expulsé par l'extrémité de la sonde, simplement relevée verticalement au-dessus de la symphyse, ce qui prouve une pression inférieure à $+15$ grammes.

Il y a donc lieu, selon nous, de rapprocher les épileptiques des hystériques au point de vue de la contractilité : tous deux ont la contractilité diminuée, mais chez l'épileptique la sensibilité paraît également affaiblie.

Quant aux choréiques, nous avons pu observer un petit garçon de huit ans, venu pour se faire électriser les membres inférieurs, et chez lequel la miction ne se faisait qu'une fois par jour (obs. 59). Chez cet enfant, la miction était fortement retardée, puisqu'il ne put uriner qu'au bout de cinq minutes, et cependant il n'existait pas de bégaiement.

Notons encore chez lui la sensation que nous n'avions notée qu'une fois, chez un ataxique, de pénétration de l'eau injectée dans la vessie.

C'est là, certainement, une exagération de la sensibilité au contact, naturellement obtuse pour les liquides non irritants. De plus, il y a ici diminution de la sensibilité à la distension, puisque le besoin d'uriner ne se fait sentir qu'une fois par jour, deux fois au plus.

Enfin, contrairement à ce qui se passe pour les pollakiuriques, lesquels urinent par petites quantités, supportant facilement sans envie des quantités considérables, le petit malade qui urine 300 grammes (ce qui est beaucoup pour un enfant de huit ans, car c'est presque son urine de vingt-quatre heures), ce petit malade ressent l'envie d'uriner après injection de 80 grammes. C'est évidemment chez lui un trouble de la sensibilité au contact, et ce besoin d'uriner ne nous paraît pas ressortir de la sensibilité à la distension.

Néanmoins, si la sensibilité au contact nous semble ici exagérée, et la sensibilité à la distension diminuée, la contractilité vésicale nous paraît également diminuée, et nous en voyons la preuve d'abord dans le retard considérable de la miction, puis dans les chiffres peu élevés que le manomètre nous a signalés ; et ce fait s'est produit, comme nous le faisons remarquer dans l'observation 59, malgré une tension qui a certainement dû contribuer pour une bonne part à l'ascension du manomètre.

La chorée aurait-elle donc, avec l'épilepsie, avec l'hystérie, avec les autres névroses en somme, le caractère commun de diminuer la contractilité vésicale, en portant aussi le trouble dans la sensibilité, au contact ou à la distension? Nous ne pouvons répondre sur cette question, mais cette rareté de la miction nous avait frappé, et sur le conseil de M. le professeur Guyon nous avons prié notre excellent ami le Dr Pierre Boulloche, chef de clinique à l'hôpital des Enfants, de vouloir bien faire pour nous une petite enquête sur les choréiques de son service.

Le résultat de son enquête fut que les choréiques urinaient ni plus ni moins souvent que les autres.

Nous avons eu l'occasion d'examiner également un autre enfant de neuf ans (obs. 59 *bis*) qui présentait, lui aussi, des mictions rares et a même présenté de la rétention complète.

Nous renvoyons à l'observation pour les détails : il nous suffira de rappeler ici que M. le professeur Guyon pensait être en présence d'une méningite tuberculeuse à forme chronique et insidieuse. Nous en parlons ici, faute de lui trouver une meilleure place.

On voit que pendant cinq mois l'enfant a dû être sondé, et que c'est seulement depuis trois semaines qu'il peut uriner de temps à autre, et rarement. La vessie n'est point contractile chez lui, et c'est à peine si, dans les deux séances, nous avons pu produire deux ou trois contractions de 4 à 5 centimètres de hauteur. Par contre, les deux fois, nous avons remarqué que la tension abdominale était chez lui fort élevée, et que c'est à elle que nous devions la pression immédiatement élevée de +18, obtenue avec 20 grammes de liquide, dans la première séance.

On voit que cet enfant n'a jamais pu, même avec effort, monter au-

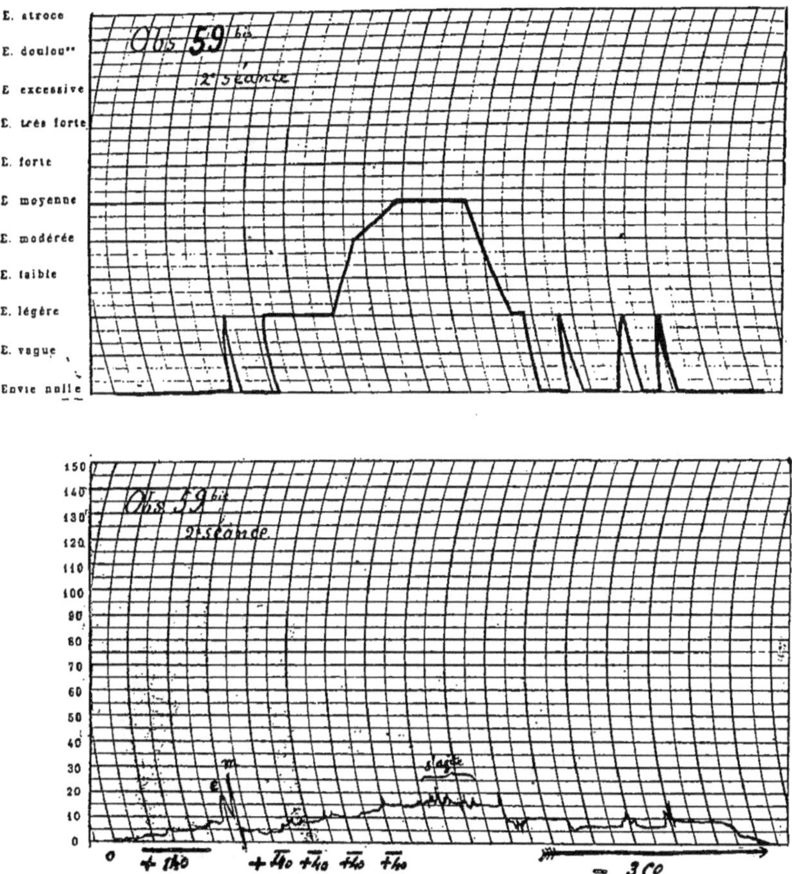

dessus de + 26 ; le petit choréique était monté à + 25. La courbe graphique du second examen qui n'a guère dépassé + 18, sauf efforts ou mouvements, est assez exactement superposable à celle du petit choréique.

Nous ne pouvons et ne voulons rien conclure, nous n'avons pas les éléments de conclusions fermes et précises, nous nous bornons à signaler le fait, dans le seul but de contribuer à l'étude de la contractilité vésicale dans toutes les catégories de malades.

Rappelons encore le fait suivant : Arnozan (1) rapporte un cas de
rétention d'urine chez un enfant de six mois, bien conformé et vigoureux, six semaines après des convulsions qui ne semblaient avoir pour
origine que la dentition. Nous insistons sur cette observation dans
une autre partie de ce travail (page 253) : mais ce cas nous a semblé
intéressant à rapprocher de notre petit malade 59 *bis*.

(1) Arnozan, *Journ. méd. de Bordeaux*, 1885, p. 287.

CONCLUSIONS DU CHAPITRE IV

A. Les *névropathes* peuvent uriner difficilement et souvent : 1° *diffi-cilement* parce que leur contractilité vésicale est diminuée, et qu'ils ont la plupart du temps du spasme uréthral ; dans les cas où le spasme fait défaut, le malade n'accuse point de difficulté à uriner ; 2° *souvent* parce que la sensibilité à la tension est exagérée ; mais la contractilité n'a pas suivi cette exagération, et l'on observe alors une dissociation très manifeste des deux propriétés principales de la vessie, contractilité et sensibilité à la tension. Cette *dissociation* est la principale caractéristique des névropathes, c'est un véritable stigmate de la neurasthénie vésicale.

Dans un certain nombre de cas, l'examen manométrique seul peut mettre sur la voie du diagnostic ; peut-être pourrait-il aider à trancher une hésitation.

B. Dans les autres affections du système nerveux, cas qui se rapprochent de la névropathie, la contractilité vésicale est diminuée.

CHAPITRE V

ÉTUDE D'ENSEMBLE SUR LA CONTRACTILITÉ VÉSICALE
A L'ÉTAT PATHOLOGIQUE

Sommaire. — Nous examinerons successivement, et chez les différentes catégories
d'urinaires :
A. Le *besoin d'uriner*, avec les variations de la capacité vésicale, de la contractilité
du detrusor, de la sensibilité à la tension, et de la pression-type ;
B. L'*effort* dans la miction, son rôle, son utilité, sa nécessité ;
C. Les *troubles de la miction* (retardée, interrompue) : le bégaiement urinaire;
D. La *rétention d'urine :* observations cliniques et expériences.

Nous avons étudié la contractilité vésicale dans les diverses classes
de malades, classes assez différentes pour mériter une étude à part.
Mais en face du tableau de la miction normale que nous avons essayé
de tracer dans la première partie de ce travail, il nous paraît utile
de résumer en un tableau d'ensemble, tracé sur le même plan, les
principales modifications que subit la miction dans les diverses catégories d'urinaires.

A. Le besoin d'uriner.

§ 1. — DE LA CAPACITÉ VÉSICALE.

Tout d'abord chez l'individu normal (dans des circonstances physiologiques), le besoin d'uriner se produit, faible ou léger, à une pression moyenne oscillant entre + 10 et + 20, et avec une quantité
moyenne de 250 grammes (pour l'urine, qui s'accumule lentement) et
de 135 grammes pour l'eau boriquée (toujours injectée plus rapidement,
quoiqu'on fasse).

Nous avons dit que ces chiffres n'étaient que des moyennes, surtout
en ce qui concerne la capacité. Néanmoins il est des capacités extrêmes
au delà desquelles la vessie doit être, sans nulle hésitation, proclamée
anormale: c'est quand, par exemple, le malade est forcé d'uriner dès
que la vessie contient 50 grammes à peine : de cette capacité physiologique si réduite résultera donc une fréquence de miction exagérée;
or cette pollakiurie, dans laquelle les mictions peuvent se rapprocher
jusqu'à se produire toutes les 10 ou 15 minutes, cette pollakiurie se

présente chez deux catégories de malades bien différentes : dans la première, celle des vrais urinaires, se rangent les cystites aiguës (tuberculeuses, blennorrhagiques, etc.), affections dans lesquelles la pollakiurie s'accompagne de douleurs vives et de purulence des urines, souvent même d'un léger saignement à la fin de la miction, tous indices d'une lésion de la muqueuse.

D'autres malades, et ceux-là comptent parmi les faux urinaires, ne présentent avec une pollakiurie tout aussi marquée, et *sans polyurie*, ni douleurs accompagnant la miction, ni purulence des urines. La pollakiurie a pu être appelée chez eux *pollakiurie essentielle* (Guyon) ; elle est exclusivement alors d'ordre nerveux, et se rencontre chez les névropathes urinaires.

Combien sont plus dissemblables encore, au point de vue mécanique, ces deux classes de vessies : dans la cystite, la contractilité n'est pas touchée (sauf lésions ayant atteint la musculeuse, et cela surtout chez les tuberculeux ; la sensibilité est exagérée dans ses deux modes, sensibilité au contact et sensibilité à la distension : c'est une hyperesthésie (si pareil mot peut être employé) causée par un état inflammatoire intense de la muqueuse.

La contractilité, qui peut sembler exagérée, à un examen peu attentif, n'est réellement pas augmentée, mais, comme nous l'avons fait remarquer, la musculeuse répond à toutes les excitations que lui envoie la muqueuse enflammée, et ces excitations sont nombreuses et violentes.

Du côté des nerveux, au contraire, la contractilité est souvent diminuée, la sensibilité au contact est le plus souvent normale, c'est-à-dire obtuse, et la sensibilité à la distension est elle-même souvent diminuée : ou du moins, chez les pollakiuriques, elle présente une particularité extrêmement curieuse : chez un malade dont la vessie se contracte pour 50 grammes d'urine, on peut injecter jusqu'à 400 grammes d'eau tiède sans éveiller le besoin d'uriner (1) et sans faire monter la pression au-dessus de $+ 10$ à $+ 15$. Il y a dans ces deux faits une véritable contradiction, et nous avons suffisamment insisté tout à l'heure sur ces bizarreries de la vessie des névropathes pour n'y plus revenir ici.

En opposition avec les mictions fréquentes des malades à capacité vésicale très réduite, nous avons à observer les malades qui ne ressentent le besoin d'uriner que pour des quantités très considérables ; mais ici tous les malades ne présentent pas des mictions rares, comme il serait logique de le penser ; la cause en est la suivante : un certain nombre d'entre eux, en particulier les prostatiques à la deuxième période, ne vident jamais complètement leur vessie. Il s'ensuit que

(1) J. Janet, Thèse citée.

l'envie d'uriner peut ne survenir qu'à 700 grammes (obs. 13) ; mais comme le résidu vésical, après la miction est, chez le malade n° 13, de 600 grammes, le besoin se produira toutes les fois que, par l'arrivée de 100 grammes d'urine, le contenu de la vessie aura atteint 700 grammes. Précisons : si le malade urine 1400 grammes par jour, il urinera (en moyenne) quatorze fois en vingt-quatre heures, au lieu de deux fois.

Cette différence est essentielle à poser : elle donne à elle seule la raison des mictions fréquentes chez les malades qui vident incomplètement leur vessie. Elle montre aussi pourquoi, chez les ataxiques et les médullaires en général, la miction est souvent rare, le besoin d'uriner se faisant sentir pour des quantités considérables, et cela parce qu'il existe une certaine diminution de la sensibilité à la distension (anesthésie serait trop dire), en même temps qu'une diminution véritablement parétique de la contractilité. Tels les cas analogues à notre observation 32, et chez lesquels on observe de véritables paraplégies urinaires de nature hystérique.

Nous avons vu aussi, et nous le rappelons seulement pour mémoire, que souvent la sensibilité au contact nous a paru exagérée dans ces cas. Nous avons vu enfin, et ce détail tout mécanique nous intéresse plus directement, que les médullaires vident généralement leur vessie : ils la vident avec peine, comme nous le verrons tout à l'heure, mais ils la vident.

Enfin nous avons vu qu'ils présentent des mictions rares. Quelques neurasthéniques (obs. 26 et 40) également, présentent des mictions rares et chez eux ce symptôme paraît dû à une véritable anesthésie vésicale, quelquefois vésico-uréthrale, si bien que le malade ne se sent pas uriner.

Nous citerons enfin, à titre de curiosité, le cas de vessie à capacité exceptionnelle signalé par M. Duponchel (1), chez un sujet polyurique et polydipsique. Ce malade, qui urinait treize litres par jour, pouvait uriner en une seule miction jusqu'à trois litres, trente centilitres. La vessie remontait jusqu'à 16 centimètres au-dessus du pubis.

Sans atteindre ce chiffre exceptionnel, ni même les chiffres extrêmes de 50 grammes et de 700 grammes dont nous venons de parler, il est des cas où la capacité vésicale est encore nettement augmentée ou diminuée, mais dans des limites moins étendues ; ces chiffres se rapprochent davantage de la moyenne normale, mais néanmoins en restent encore assez éloignés (100 grammes, 400 grammes), pour qu'on puisse y trouver une réelle différence.

Nous avons insisté sur cette question de la quantité de liquide susceptible d'éveiller le besoin d'uriner dans des vessies malades, en

____

(1) Duponchel, *Soc. méd. des hôp.*, 28 novembre 1890.

cherchant à la comparer à la quantité moyenne qui éveille ce besoin chez l'homme sain. Et cependant nous avons cité Mosso et Pellacani et bien d'autres qui ont dit avec eux : « Le besoin d'uriner dépend de la pression, nullement de la quantité de liquide ». Nous avons adopté cette manière de voir. Mais nous avons eu soin de faire remarquer que les physiologistes, et en général tout ceux qui font des expériences sur la vessie, produisent, par ces expériences mêmes, des modifications très sensibles dans la contractilité et surtout dans la sensibilité du ré-servoir urinaire : c'est ainsi qu'une vessie en expérience pourra pré-senter la pression + 15 avec 100 grammes, avec 300 grammes et avec 50 grammes indifféremment, au cours d'un examen manométrique. Pareil écart est beaucoup plus rare dans les circonstances physio-logiques, et la preuve en est que généralement (sauf conditions ali-mentaires, climatériques ou psychiques particulières), nos mictions représentent presque toujours la même quantité de liquide (1), rare-ment variable (sauf les exceptions ci-dessous) au delà de 150 à 350 grammes. Nous avons discuté, et nous n'y reviendrons pas, les limites de ce qu'on peut appeler la capacité physiologique normale de la vessie (p. 41).

Toutes ces recherches, ces évaluations, nous les avons faites pour pouvoir comparer les quantités de liquide qui éveillent le besoin d'uriner chez les rétrécis, les prostatiques, les médullaires, les nerveux et chez quelques malades atteints de cystite. Les quantités trouvées chez certaines catégories de ces malades sont tellement différentes que, tout en proclamant vrai d'une matière générale l'aphorisme de Mosso et Pellacani (la quantité n'est rien, la pression est tout), nous devons reconnaître et conclure :

1° Que la capacité physiologique normale de la vessie est en moyenne de 250 grammes, mais qu'elle peut varier dans des limites très étendues ;

2° Que chez beaucoup d'urinaires ou de faux urinaires, la capacité vésicale est susceptible d'augmenter ou de diminuer dans des propor-tions extrêmement considérables (2).

§ 2. — DE LA PRESSION.

Quant à la *pression*, son étude nous a fourni des résultats analogues : nous avons vu que chez les rétrécis, la pression, comme la capacité vésicale, est très sensiblement normale. Chez les prostatiques, il y a lieu de diviser l'étude de la pression en trois séries, correspondant à peu près aux trois périodes de l'hypertrophie prostatique ; on voit alors que, proportionnellement aux quantités de liquide contenues

(1) Guyon, *Gaz. hebd.*, 1884-85.
(2) Voyez le développement de cette idée, Ire partie, p. 38 et suiv.

dans la vessie, la pression est d'autant plus basse que les malades sont plus avancés dans l'évolution de la maladie.

Elle est sensiblement normale à la première période et au début de la seconde, puis décroît à la deuxième et à la troisième.

Cependant, si on considère seulement la pression de la première envie, c'est-à-dire celle que nous avons appelée la pression-type, on voit qu'elle varie peu pour tous les malades dont le système nerveux est intact ; que l'envie se produise pour 50 grammes ou pour 400, ce sera presque toujours entre + 10 et + 20 que le manomètre montera. Une exception doit être faite pour les malades atteints de cystite, mais il faut remarquer que chez eux la sensibilité à la distension, très surexcitée, est toujours mise en jeu d'une façon violente et que violemment aussi se contracte le detrusor.

Au contraire, la pression-type est généralement abaissée chez les faux urinaires (ataxiques, médullaires ou neurasthéniques), sauf de rares exceptions.

Cet abaissement de la pression chez des malades dont la vessie est saine tient vraisemblablement à ce que, chez les médullaires, il y a un certain degré de parésie des muscles et peut-être aussi diminution de la sensibilité à la distension ; chez les neurasthéniques, nous avons signalé la *dissociation* fonctionnelle très remarquable qui existe entre la contractilité vésicale (souvent très diminuée) et la sensibilité à la distension restée normale ou même plus ou moins exagérée.

Il en résulte que la pression-type peut arriver chez les neurasthéniques à des chiffres tels que + 8 (obs. 42) avec une quantité de 1200 grammes et une envie forte.

Nous voyons par ces chiffres dans quelles conditions de contenu et de pression s'éveille le besoin d'uriner dans les différentes classes d'urinaires. Nous devons rappeler, pour être complet, que quelquefois le besoin d'uriner n'est pas senti, et qu'alors le malade urine pour ainsi dire par raison : deux névropathes que nous citions tout à l'heure à propos des mictions rares (obs. 26 et 40), présentaient ce phénomène, surtout le n° 40, qui depuis un mois environ nous a déclaré n'avoir jamais ressenti l'envie d'uriner.

Les conditions physiologiques ou plutôt physiques du besoin étant élucidées, nous continuerons notre parallèle en étudiant ce que devient la pression quad on augmente la quantité de liquide contenu dans la vessie : nous savons que, dans une vessie saine, la simple résistance au besoin peut produire une contraction plus ou moins énergique ; à *fortiori*, si on ajoute de nouvelles quantités de liquide. Alors l'envie et la pression montent parallèlement : la pression monte, soit lentement et graduellement, suivant le mode qualifié : changement de tonus par Mosso et Pellacani ; soit rapidement, et ce sont alors de vraies contractions du muscle vésical, contractions toujours accompagnées d'une recrudescence de l'envie.

Chez les différents urinaires, on voit rarement la pression monter aussi rapidement qu'à l'état normal, sauf chez les rétrécis et les prostatiques à la première période, qui sont très proches de l'état normal. Une exception toute particulière doit être faite pour les cystites qui présentent des contractions soudaines, subites si l'on peut dire, et s'accompagnent d'envies extrêmement aiguës. Par contre les autres prostatiques et tous les faux urinaires ont, à de très rares exceptions près, une contractilité vésicale très diminuée : l'augmentation de pression due à l'adjonction de nouvelles quantités de liquide ne se manifeste souvent que par des changements de tonus, à peine de petites contractions, et l'on peut arriver à des contenus d'un litre et plus (obs. 42, première séance) avec une pression + 8.

Nous ne ferons que rappeler ici que la parésie vésicale semble devoir être attribuée, surtout lorsqu'elle s'exagère, à une influence inhibitrice de voisinage, tenant à du spasme uréthral (Guyon), ou à un rétrécissement large (Albarran).

§ 3. — L'ENVIE.

Et cependant l'envie a pu monter peu à peu comme chez un sujet normal et s'élever, par exemple chez ce même n° 42, et dans cette séance à un degré *excessif*. Cette dissociation de l'envie restée normale ou même exagérée avec une contractilité très diminuée ne se produit guère que chez les neurasthéniques. Chez les médullaires en effet, si la pression reste généralement faible, l'envie reste faible aussi, sauf certaines envies brusques et subites qu'on pourrait presque mettre sur le compte de la sensibilité au contact, mise en jeu par un mouvement de la sonde.

Ainsi donc, comme la capacité et la pression, l'envie peut présenter des intensités variables, et, quelquefois diminuées jusqu'à n'être plus perçues comme chez le malade n° 40, elle peut au contraire s'exalter jusqu'à une véritable hyperesthésie, comme dans la cystite (obs. 19) et chez certains neurasthéniques (obs. 46 et 48).

Quant aux contractions proprement dites du muscle vésical, examinées au point de vue purement graphique et physiologique, nous avons vu que normalement elles durent au minimum cinq à six secondes, et au maximum deux minutes environ ; nous avons vu aussi que la continuité, ou mieux la continuation de l'effort était nécessaire à l'acte d'entr'ouvrir le col vésical pour le début de la miction. Or toutes les vessies ne se contractent pas de même; dans la cystite, comme nous l'avons vu, les contractions sont brusques, rapides (1), et

(1) Fait déjà signalé par Desnos. Thèse Paris, 1882.

si rapides même qu'elles se rapprochent un peu de la contraction des muscles striés, tant est grande la modification de toute la paroi vésicale (muscle et muqueuse).

Mais ces contractions si rapides ne durent pas, « ce sont feux de paille, » dit M. le professeur Guyon, et nous avons vu combien une telle impulsion, vive mais saccadée, interrompue, sans continuité, est impuissante à triompher de l'obstacle présenté par le col vésical « épaissi et circonvenu par l'hypertrophie prostatique ».

En dehors de la cystite nous n'avons rien remarqué de particulier sur la durée des contractions vésicales : sur leur intensité nous nous sommes déjà expliqué longuement. Il nous reste à examiner la question de l'effort abdominal.

B. De l'effort dans les différentes classes urinaires.

Nous avons vu que si l'homme normal fait ordinairement un léger effort au début de la miction, cet effort n'est point nécessaire, et que la miction (sauf un léger retard), s'exécute tout aussi bien sans ce renfort ; ce qui est superflu chez l'homme sain reste-t-il superflu chez l'urinaire ? C'est la question que nous devons nous poser.

Il semble tout d'abord que l'effort, qui a pour résultat d'augmenter la pression abdominale, doive augmenter par conséquent la pression du contenu de la vessie : cela est exact, et nos expériences nous ont montré que l'effort abdominal est susceptible d'élever la pression abdominale de 40 centimètres environ. Mais il ne semble pas que la pression vésicale ait bénéficié de tout ce surplus de pression produit par l'effort. Et d'ailleurs la pression abdominale peut-elle beaucoup aider à la miction ? La question mérite d'être discutée, car nous voyons des prostatiques, des ataxiques pousser désespérément pour arriver à uriner quelques gouttes, et certes la pression produite par cet effort considérable semblerait devoir faire évacuer facilement la vessie.

Un autre élément, jusqu'ici inconnu, doit évidemment donner la clef de ce problème : il est certain que la pression abdominale, agissant seule, est incapable de vider la vessie ; sans cela, il suffirait aux prostatiques de faire effort pour évacuer leur résidu. Il y a donc certaines conditions, dans lesquelles doit être placée la vessie pour se vider, et ces conditions, les prostatiques nous le montrent bien, ce sont les suivantes : il faut que le contenu de la vessie atteigne, de par la contraction du detrusor, un certain degré de pression, pour que la pression abdominale, se surajoutant à lui, puisse devenir utile : il est probablement nécessaire que la pression vésicale soit supérieure à la pression abdominale, pour que l'effort soit utilisé. Une comparaison nous vient à l'esprit, qui nous semble exprimer assez exactement l'idée que nous voulons développer : étant donnée une vessie de caoutchouc, pleine de gaz ou de liquide, il nous suffira de presser, même légèrement à sa surface, pour en hâter l'évacuation, mais quand cette vessie de caoutchouc est presque vide, que les parois ne sont plus tendues par le contenu, gaz ou liquide, chacun sait qu'on a beaucoup de difficulté à la vider complètement ; quelque soin qu'on y mette, il restera toujours un résidu.

De même la vessie peu élastique et peu contractile, ne pourra se vider que si la pression abdominale, agissant sur ses parois, trouve un globe vésical suffisamment résistant, suffisamment tendu par une pression intérieure déjà existante. Sinon la pression abdominale se transmettra mal à ce réservoir incomplètement tendu, analogue à un réservoir incomplètement rempli, et l'effort nécessaire à remplacer la contractilité vésicale est tellement considérable qu'il est impossible à produire.

Il y a en outre le col vésical, qui demande à être entr'ouvert au début de chaque miction, et dont le muscle vésical, probablement grâce à la direction de ses fibres, peut seul arriver à écarter les lèvres. Il y a donc là une double action de tension des parois vésicales et d'ouverture du col, que les muscles abdominaux, malgré la vigueur de leurs efforts, ne peuvent produire si le detrusor ne se contracte le premier. La miction ne peut s'accomplir sans la *complicité* du sphincter lisse, dit M. Guyon (1), or cette complicité ne lui est acquise que si le detrusor se contracte lui-même.

Aussi voyons-nous les prostatiques, à la fin de la deuxième et de la troisième période, malgré les plus grands efforts, incapables d'uriner une goutte de liquide ; les prostatiques à la deuxième période, dès que l'élasticité de la vessie n'est plus en jeu, et qu'il ne leur reste plus que le résidu habituel, incapables d'expulser le résidu ; les médullaires et les neurasthéniques, dont la vessie se contracte faiblement, obligés de pousser avec une force considérable. Et cependant, si on fait à ces malades une instillation de nitrate d'argent, qui provoque une contraction très énergique, une partie du résidu sera expulsée.

Par contre les rétrécis, dont la vessie a gardé toute sa vigueur, utilisent parfaitement le renfort de la pression abdominale, et arrivent ainsi, malgré un canal de calibre souvent filiforme à uriner avec un jet vigoureux.

Telle nous semble être l'explication la plus plausible à donner à cette question ; c'est une hypothèse évidemment, mais peut-être pourrait-on la vérifier expérimentalement. D'ailleurs, elle se vérifie dans tous nos examens manométriques et nous paraît expliquer suffisamment, dans

(1) *Gaz. hebd.*, 1884-1885.

l'état actuel de nos connaissances sur le mécanisme de la miction, la part de l'effort abdominal dans l'évacuation de l'urine.

C. Miction retardée, interrompue.

Quelques mots seulement nous suffiront à dire que la miction est quelquefois longue à débuter : chez l'individu normal, aussitôt que sont accomplis les détails de toilette nécessaires à la miction, l'urine s'échappe presque immédiatement. Seuls les malades atteints de cystite urinent aussi rapidement que l'homme normal, et même la miction est souvent si rapide, le besoin si impérieux, que les vêtements sont souillés. Mais ces cas ne rentrent pas dans le cadre de la miction volontaire, puisque précisément l'urine s'échappe presque involontairement. De même chez certains ataxiques se produisent de petites mictions involontaires (ataxie vésicale de M. le professeur Fournier) (1).

On peut donc affirmer que chez tous les urinaires, sauf les exceptions que nous venons de mentionner, la miction est retardée : elle est retardée précisément parce que la contractilité vésicale est affaiblie, et que l'effort abdominal est nécessaire, indispensable même dans certains cas, pour entamer la miction. Les prostatiques, les médullaires, les névropathes sont dans ce cas. Seuls les rétrécis se plaignent rarement du retard de la miction.

Non contents d'être obligés de pousser pour entamer la miction, certains malades sont obligés de continuer l'effort pendant toute la durée de la miction, sous peine de voir le jet s'interrompre. Le fait s'observe surtout chez les prostatiques et les rétrécis, mais quelquefois aussi chez les médullaires et chez les névropathes (2).

L'effort est donc, non plus un renfort superflu, mais un aide indispensable chez beaucoup d'urinaires, et, d'une manière générale on peut dire que tout malade qui fait un effort un peu intense pour uriner présente à coup sûr une lésion dynamique de la vessie (défaut de contractilité) ou un obstacle dans l'urèthre (rétrécissement ou spasme).

D. De la rétention d'urine.

Un dernier point nous reste à envisager, c'est le cas où l'urine ne peut plus être évacuée, malgré les efforts abdominaux les plus énergiques. Cette impossibilité d'émettre l'urine renfermée dans la vessie peut tenir à diverses causes :

Tout d'abord nous savons déjà que les prostatiques à la troisième

(1) Fournier, *loc. cit.*
(2) Nous laissons de côté les interruptions toutes mécaniques qu'on observe chez les calculeux.

période ont perdu toute (ou presque toute) contractilité vésicale, que chez les prostatiques à la deuxième période et chez quelques rétrécis la vessie se vide incomplètement (1), et que le résidu ainsi constitué ne peut plus être évacué.

Enfin nous avons vu que dans nombre de cas, où aucun obstacle uréthral ne pouvait expliquer l'impossibilité d'évacuer la vessie, cette impossibilité paraissait tenir au défaut de contractilité du detrusor. Les médullaires, les névropathes ont en général des vessies qui se contractent peu et mal, mais qui se contractent encore, certains d'entre eux ne peuvent vider leur vessie : mais alors la rétention complète d'urine observée chez ces faux urinaires s'accompagne toujours d'autres troubles fonctionnels du côté des membres inférieurs, et le malade est en somme un paraplégique; on peut presque poser en principe que, tant qu'un faux urinaire peut se tenir sur ses jambes, il peut uriner.

En effet, on sait que dans les fractures du rachis le malade ne peut pas plus vider sa vessie qu'il ne peut mouvoir ses membres inférieurs ; dans les myélites aiguës, au cours desquelles on observe de la paraplégie complète, on observe en même temps que ces troubles moteurs des membres et souvent même avant eux, une paralysie vésicale révélée par de la rétention complète. Posner en a rappelé plusieurs cas à la Société de médecine interne de Berlin (2).

La paraplégie peut être atténuée, et se montrer au degré de simple parésie, particulièrement chez la femme et chez l'enfant : Arnozan (3) cite le cas d'un enfant de six mois, bien conformé et vigoureux : six semaines après des convulsions qui avaient laissé un peu de faiblesse des membres inférieurs, survint une rétention d'urine qui durait depuis trente-six heures quand Arnozan le sonda et retira 130 grammes d'urine : on fut obligé de répéter le cathétérisme pendant deux jours encore. Ces convulsions, six semaines avant la rétention, convulsions mises sur le compte de la dentition, ont semblé seules pouvoir expliquer ce cas, qui guérit d'ailleurs après quelques récidives. De même, chez la femme, la paraplégie ne serait pas forcément concomitante ainsi qu'il résulte d'un fait publié par M. Tuffier (4); il s'agissait d'une rétention d'urine chez une hystérique, sans paraplégie. Enfin nous vons observé à Necker une femme atteinte d'une sciatique d'origine probablement médullaire, et chez laquelle survinrent à plusieurs reprises des rétentions d'urine aiguës et complètes; lors d'une de ces

(1) Voyez l'expérience de Ducamp, Note 1, au chapitre « Rétrécis » page 89.

(2) Posner, Paralysie vésicale précoce dans la myélite aiguë (*Soc. méd. int. de Berlin*, mai 1891, cité in *Mercredi médical*, 1891, p. 296).

(3) Arnozan, Rétention d'urine chez un enfant de six mois (*Journal médical de Bordeaux*, 1885, p. 287).

(4) Tuffier, Rétention d'urine chez une hystérique (*Soc. anat.*, 23 octobre 1891).

rétentions, nous pûmes examiner la pression intravésicale, qui s'élevait à 6 à 8 millimètres de mercure (8 à 10 cent. d'eau), pression faible.

D'ailleurs il n'est pas étonnant que la pression soit faible dans ces cas : nous avons pris la pression vésicale d'un homme atteint de rupture traumatique de l'urèthre, et chez lequel la miction était impossible depuis l'accident (trente-six heures) ; le malade fut ponctionné, et au trocart nous adaptâmes un manomètre à mercure : nous vîmes la pression s'élever à 3 centimètres (environ 40 cent. d'eau). Nous n'avons pas rapporté ces deux observations ni construit les courbes parce que la lecture des pressions sur le manomètre à mercure est trop difficile dans ces cas, et qu'on n'est jamais sûr à 5 millimètres près.

Ce qui paraît certain, c'est que la paroi musculaire d'une vessie en rétention est pour ainsi dire forcée, comme MM. Guyon et Albarran l'ont montré dans leurs expériences sur la rétention d'urine (1), comme M. Pierre Delbet l'a montré dans ses expériences de rupture (2). La limite de l'élasticité a été dépassée, et désormais la vessie est impuissante à expulser son contenu. Nous avons déjà rappelé les cas où Otis (3) avait observé qu'une simple rétention volontaire, le seul fait de ne pas uriner le soir avant de se mettre au lit, avait condamné un malade à se sonder pendant deux ans. On peut même observer certains cas où des sujets normaux, s'étant retenus volontairement, ont pour ainsi dire forcé la limite d'élasticité de leur vessie, et se sont vus ensuite dans l'impossibilité absolue d'uriner. Ces cas se voient quelquefois : un des exemples les plus frappants et des mieux observés est rapporté par Ambroise Paré : nous l'avons trouvé cité dans le *Traité des rétentions d'urine* de Ségalas (4).

« Un jeune serviteur, qui revenoit des champs, menant en croupe une honneste damoiselle, sa maîtresse, bien accompagnée, et estant à cheval, luy print de vouloir pisser ; toutefois n'osoit descendre, et moins encore faire son urine à cheval : estant arrivé en cette ville, Paris, il voulut pisser, mais il ne peust nullement et avoit de très grandes douleurs et espreintes, avec une sueur universelle, et tomba presque en syncope. Et alors l'on m'envoya quérir, et disait-on que c'étoit une pierre qui lenguardoit de pisser ; et estant arrivé, luy mis une sonde dedans la vessie, et pressay le ventre, et par ce moyen, tirai environ une pinte d'eau, et n'y trouvai aucune pierre, et depuis ne s'en est senti. »

On peut encore rapprocher de ces faits nos observations 7, 7 *bis*, et 7 *ter*, ayant trait à des rétentions de cause mécanique.

<hr>

(1) Guyon et Albarran, *Arch. de méd. expérimentale, loc. cit.*
(2) Pierre Delbet, *Annales G. U., loc. cit.*
(3) Otis, *Boston med. Journal, loc. cit.*, 1887.
(4) Ségalas, *Traité des rétentions d'urine.* Paris, 1828, p. 205.

La rétention d'urine peut enfin se produire dans certains cas où les organes urinaires semblent parfaitement sains ; et cependant, si on y regarde attentivement on voit que l'urèthre est perméable, qu'une sonde de Nélaton y passe facilement, mais que la vessie ne se contracte plus : ces cas, nous l'avons vu, ont été longtemps regardés comme des *paraplégies urinaires* quand ils s'accompagnaient de paralysie des membres inférieurs ; nous avons dit ce qu'il fallait dire et penser de ces soi-disant paraplégies urinaires. Nous n'y reviendrons pas. Quant aux cas où le simple décubitus dorsal *semble* être la cause de la rétention (cas étudiés par Camescasse) (1) quant aux cas signalés par Vincent (2) où un léger traumatisme, tel qu'une ablation de kyste synovial du poignet a pu déterminer une rétention d'urine, nous avons vu qu'il faut penser avec Janet (3) que ces malades sont presque toujours des névropathes ; seuls les états adynamiques graves, la fièvre typhoïde par exemple, nous semblent pouvoir créer de toutes pièces la paralysie vésicale (4).

Les conclusions de cette étude d'ensemble feraient double emploi avec nos CONCLUSIONS GÉNÉRALES. Nous renvoyons donc le lecteur aux dernières pages de ce travail, entre les observations et l'index bibliographique, pour ces conclusions d'ensemble.

(1) Camescasse, *De la rétention médicale des urines en dehors des affections du système nerveux*. Thèse Paris, 1887.

(2) Vincent, Cinq observations de rétention d'urine à la suite de lésions traumatiques ou chirurgicales (*Journ. méd. de Bordeaux*, 1886, p. 89).

(3) Janet, Thèse citée.

(4) Voyez les expériences de P. Dubois, p. 2?, de notre historique.

OBSERVATIONS

Observation 1 (*Normal*).

So., 37 ans, cocher, a eu deux blennorrhagies, il y a 15 ans et il y a 5 mois. Depuis 5 mois il a conservé des douleurs hypogastriques et périnéales. Il urine facilement sans douleurs ; jamais il n'a uriné ni sang ni graviers. La prostate est un peu grosse mais souple. Le canal, non rétréci, admet l'olive n° 20.

Rien aux testicules. Aucun écoulement. Urines claires.

Le malade ne parait pas nerveux, il ne présente aucun stigmate.

Les sensations de pesanteur périnéale paraissent tenir à de légères hémorrhoïdes, accompagnées de congestion périprostatique causée par son métier de cocher, toujours assis.

Il est d'ailleurs vigoureux, et semble très bien portant.

EXPÉRIENCE MANOMÉTRIQUE. — 1° La vessie contenait

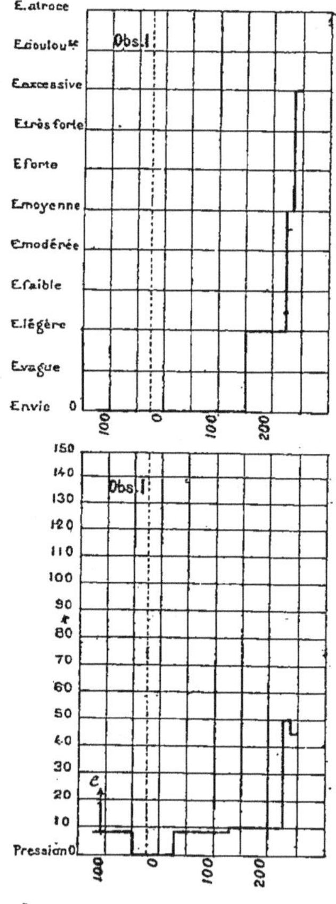

Grammes.	Pression.
100......	8 (sans envie d'uriner).
—	25 (avec effort).

2° La vessie étant vidée, et le manomètre ramené au zéro, sans injections

Grammes.	Pression.
60	6
140	10
180	10 (E. légère.)
260	50 (E. forte.)

La sonde est expulsée. On la remet.

La pression est à 45 (E. très forte.)

La sonde est expulsée de nouveau.

3° Le malade urine 200 grammes en 25 secondes.

Observation 1 *bis* (*Normal*).

A., 31 ans, charcutier, entre le 28 octobre 1893, salle Velpeau, pour des douleurs rénales gauches qu'on reconnut bientôt pour des coliques néphrétiques. Cet homme paraît vigoureux et bien portant. Pas d'antécédents héréditaires tuberculeux. Pas de maladie grave à noter. Première blennorrhagie il y a 10 ans, deuxième il y a 6 ans : cette dernière n'aurait jamais bien guéri.

Les douleurs actuelles ont débuté il y a 18 mois, douleurs dans les reins et

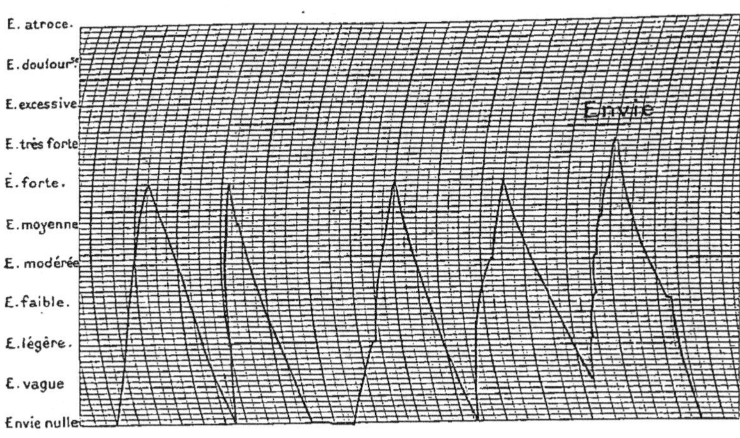

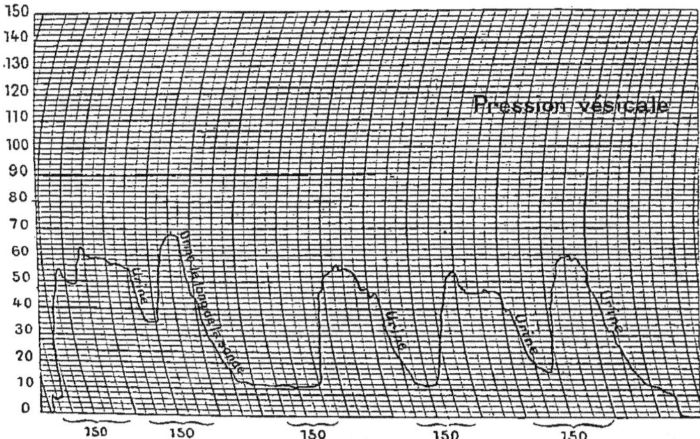

dans la vessie : elles ne sont point continues, semblent peu influencées par le mouvement ou par le repos, et restent souvent une quinzaine sans se montrer.

Les urines sont troubles depuis la dernière blennorrhagie.

Enfin, deux jours avant son entrée, le malade a pissé du sang pour la première fois : toute l'urine était colorée, et on y trouvait des caillots longs de 5 à 6 centimètres.

Cette hématurie accompagnait une crise douloureuse, et n'a duré qu'un jour.

Lors de son entrée le malade a eu un peu de fièvre, il a la langue chargée.

On l'examine : le canal est libre, les testicules, les vésicules et la prostate sont sains. La vessie est sensible au contact. Les reins ne présentent rien de particulier ; l'uretère gauche est seulement un peu sensible à la pression.

Pendant quelques jours le malade est laissé au repos avec des boissons diurétiques. Il s'améliore rapidement, et ne conserve plus qu'un point douloureux du côté gauche, sur le trajet de l'uretère gauche : on discute le diagnostic lithiase ou névralgie rénale en penchant fortement pour la lithiase. L'examen manométrique pratiqué alors, nous permet d'affirmer que le malade n'est point un névropathe, et quelques jours après, un calcul urophosphatique, de la grosseur d'un pois, est expulsé : les douleurs cessent et le malade quitte l'hôpital.

Examen manométrique. — La vessie étant vide, on injecte une première seringue de 150 grammes. Dès le début de l'injection, la pression monte à + 54, et l'envie est *forte*. La pression continue de monter, et le malade urine le long de la sonde : l'envie disparaît. On injecte une deuxième seringue : la pression monte à + 68, et l'envie devient *forte*; le malade urine encore le long de la sonde. Une troisième seringue est injectée : c'est seulement à la fin de l'injection, cette fois, que la pression monte à + 56, et que l'envie devient forte. Il urine encore le long de la sonde. Même tracé par la quatrième et pour la cinquième seringue. Le malade urine le long de la sonde et l'envie disparaît.

Observation 2 (*Normal*).

P., 28 ans, cocher. — Première blennorrhagie il y a 10 ans, deuxième il y a 6 mois, avec cystite, au cours de laquelle il a uriné un peu de sang (hématurie et non uréthrorrhagie).

Il se plaint actuellement que, lorsqu'il entre en érection, sa verge soit courbée en arc à concavité inférieure : ce n'est que dans l'érection absolument complète que l'organe se redresse complètement.

Néanmoins il n'accuse aucune douleur, aucun écoulement : les urines sont claires. Le canal est libre : l'olive 20 y passe facilement et ne relève aucun anneau, aucune virole, dans la région pénienne : à peine un léger ressaut, une légère bride est perçue, principalement au retour, au cul-de-sac du bulbe. Extérieurement la palpation ne décèle rien.

Le sujet est vigoureux, bien portant, il urine bien : pas d'anesthésie pharyngée, ni d'autres stigmates nerveux.

Il semble qu'il y ait légère sclérose généralisée de la muqueuse uréthrale, à la suite de la blennorrhagie qui a duré longtemps.

Expériences manométriques. — Sur ce malade nous expérimentons trois fois.

Première séance. — 1° Le malade urine debout 450 grammes en 25 secondes, on le sonde et on trouve un résidu de 25 grammes.

2° La vessie étant vidée et le manomètre ramené à 0, on injecte :

Grammes.	Pression.
20	10 (Le liquide s'écoule le long de la sonde.)
100	11 (E. légère.)
140	14 »
.	120 » avec effort.

La pression reste quelques instants à 120 et l'urine s'écoule encore le long de la sonde.

Grammes.		Pression.
190......................................		19 (E. moyenne).
255......................................		62 »

La vessie étant vidée, il s'écoule en tout 290 grammes.

Deuxième séance. — 1° Le malade s'est trouvé amélioré par la première

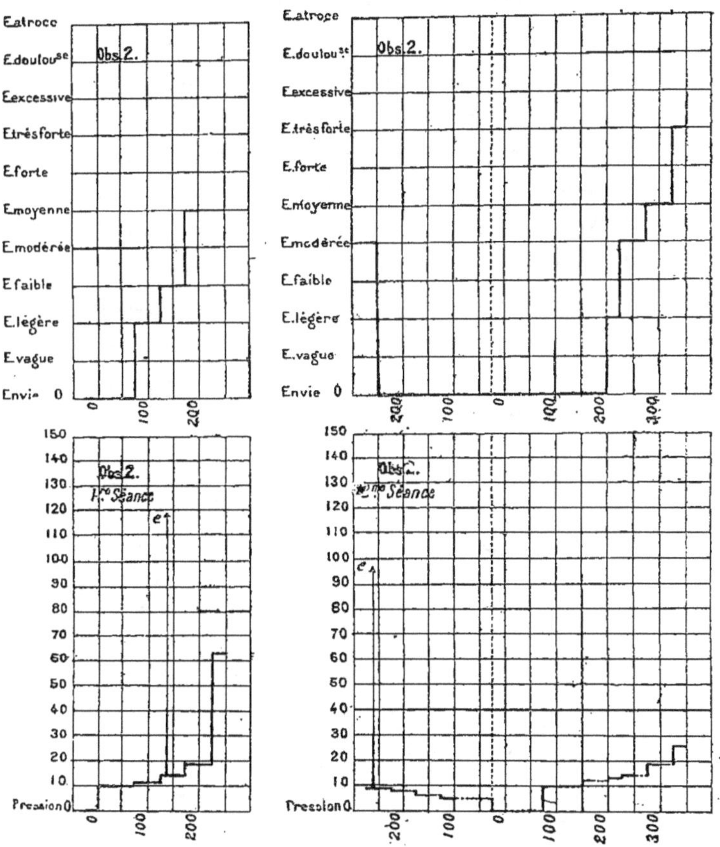

séance. Il n'est pas étonnant qu'une sonde restée à demeure pendant 40 minutes environ (temps nécessaire à l'expérience) ait pu influencer heureusement la sclérose de sa muqueuse uréthrale; il arrive ayant dans la vessie

Grammes.		Pression.	
250.....................		9 (couché).............	E. modérée.
—		16 (assis).............	»
—		24 (debout)............	»
—		98 (debout, avec effort).	»

Après écoulement de

Grammes.	Pression.		Grammes.	Pression.
40	8 (couché).		190	3,5
85	6 (couché).		250	0
140	5			

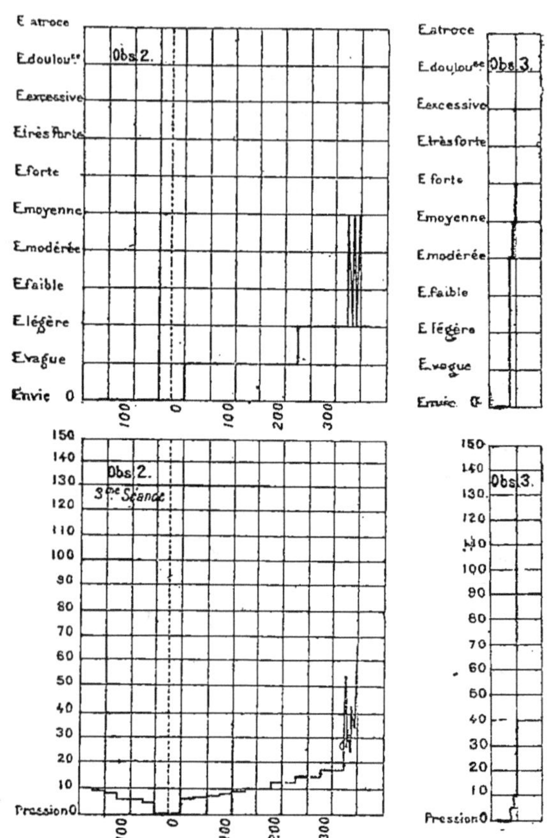

2° Injection d'eau boriquée

Grammes.	Pression.		Grammes.	Pression.
100	8		260	14 (E. modérée).
180	12		300	19 (E. moyenne).
225	13,5 (E. légère.		350	26 (E. très forte).

Le malade urine sans sonde 450 grammes.

Troisième séance. — 1° La vessie contient,
après écoulement de :

Grammes.	Pression.		Grammes.	Pression.
160	9		110	5,5
30	8		120	4
65	7		160	0

2º Le manomètre étant à 0, on injecte :

Grammes.	Pression.	Grammes.	Pression.
25	6 (E. vague).	350	22 (E. légère).
50	6,5 »	—	54 (E. moyenne).
75	7,5 »	—	26 (E. calmée).
100	8,5 »	—	33 (E. reprend).
125	9 »	—	24 (E. calmée).
150	10 »	—	42 (E. reprend).
200	12 »	—	29 (E. calmée).
250	14 (E. légère).	—	67 (E. forte). (La
300	17 »		sonde est expulsée.)

Le malade urine spontanément 370 grammes en 27 secondes.

Observation 3 (*Normal*).

Fév., 24 ans, garçon de bureau. Le malade vient par erreur, à la clinique des voies urinaires, consulter pour quelques douleurs vagues ressenties dans l'aine droite, et qui sont dues à une pointe de hernie.

Aucun trouble de la miction, excellente santé générale, sujet vigoureux, absolument normal, n'a point eu de blennorrhagie.

Examen manométrique. — La vessie étant vide et le manomètre à 0, on injecte 35 gr. La pression monte à + 5, puis aussitôt à 10 envie modérée, puis à 40 envie forte, la sonde est expulsée.

Observation 4.

Polyomyélite aiguë infantile ancienne, accompagnée d'une *myopathie* à type scapulo-huméral.

D., 43 ans, présente une atrophie musculaire relevant de deux causes totalement différentes : cette atrophie musculaire est en effet d'origine médullaire aux membres inférieurs, et d'origine musculaire aux membres supérieurs ; c'est donc en quelque sorte la combinaison d'une myélopathie et d'une myopathie. Du côté des membres inférieurs, on observe une atrophie musculaire consécutive à une myélite aiguë ancienne (paralysie infantile) ; cette atrophie est surtout marquée aux jambes ; elle a entraîné la formation de deux pieds-bots paralytiques. Du côté des membres supérieurs, c'est une atrophie qui réalise très nettement le type scapulo-huméral, forme juvénile de Erb, type Landouzy-Déjerine. Cette atrophie a respecté la face : le malade siffle, relève les sourcils, ferme les yeux, sans qu'on puisse remarquer le moindre trouble ou affaiblissement dans ces divers mouvements.

L'examen de la sensibilité générale à la chaleur, au contact, à la piqûre, et de la sensibilité spéciale indiquent leur état normal. Les réflexes tendineux (réflexes patellaires et olécraniens) sont abolis. Pas la moindre contraction fibrillaire. Les muscles annexés aux fonctions spéciales restent indemnes. En particulier la miction s'exécute normalement et sans aucun trouble fonctionnel. Les sphincters fonctionnent d'une façon normale et la santé générale est satisfaisante. En somme, cet homme est un infirme et non un malade, et sa vie n'est nullement menacée par son atrophie musculaire (1).

(1) Cette observation est résumée d'après une clinique de M. le professeur agrégé Déjerine, dans le service de qui se trouvait ce malade. (Voy. *Médecine moderne*, du 22 septembre 1893.)

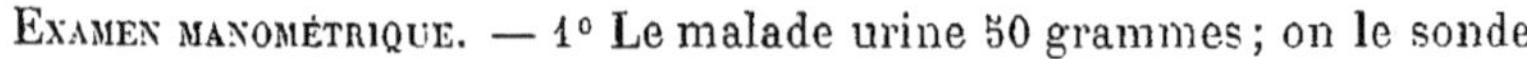

Examen manométrique. — 1° Le malade urine 50 grammes ; on le sonde

Résidu............. 6 grammes.   Pression............ 1

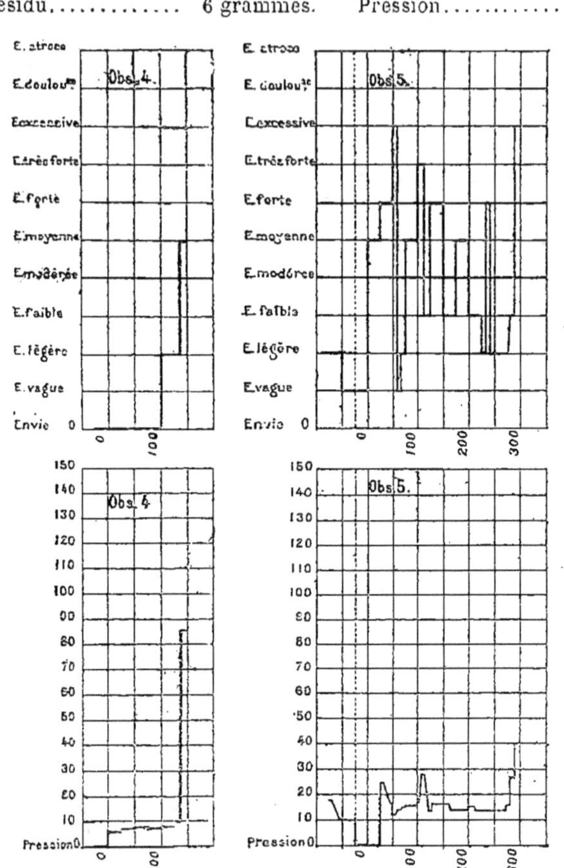

2° La vessie étant vidée et le manomètre à 0, on injecte

Grammes.	Pression.
25......................	6
50......................	7,5
75......................	8
100......................	7,5
125......................	8 (E. légère).
150......................	10 (E. moyenne).
—	85 (E. forte) (urine à côté de la sonde).

3° Le malade vide sa vessie en urinant le long de la sonde.

Observation 5 (*Rétréci*).

Th., 37 ans, nègre. Blennorrhagies il y a 3 et 2 ans. Depuis un an, difficulté à uriner. On trace une bride bulbaire unique, de calibre 8.

On le traite par la dilatation, et un mois après nous l'examinons : il urine très bien ; c'est d'ailleurs un sujet extrêmement vigoureux.

EXAMEN MANOMÉTRIQUE. — 1° Le malade a uriné, il y a environ 10 minutes. La sonde introduite lui donne une légère envie d'uriner, et trouve

Grammes.	Pression.
40.........................	18 (Couché). (E. légère).
—.........................	19 (assis). »
—.........................	10 (couché). »

2° La vessie est vidée, le manomètre ramené à 0 ; on injecte :

Grammes.	Pression.
50...............	25 (E. forte) (déjà la sonde seule donnait envie d'uriner).
—...............	17 » (assis).
—...............	37 » »
80...............	40 (E. très forte) (assis).

alors 60 grammes s'écoulent et l'envie disparaît. On injecte de nouveau :

Grammes.	Pression.
60......................	14 (E. légère).
85......................	15 (E. modérée).
95......................	15,5 »
125.....................	17 »
—......................	28 (E. très forte).
—......................	14 (E. se calme).
150.....................	16 »
160.....................	14 (E. de courte durée).
175.....................	16 (E. faible).
190.....................	14 (E. moyenne, très courte).
200.....................	15 (E. faible).
225.....................	14 »
260.....................	14 (E. forte, puis se calme).
300.....................	16 (E. moyenne) (couché).
—......................	58 (E. très forte) (assis).
—......................	40 (E. se calme). »
—......................	64 (E. très forte). »
—......................	28 (E. se calme) (couché).
—......................	40 (E. reparaît, et la sonde s'échappe).

Puis le malade urine 340 grammes en 35 secondes.

Observation 5 *bis* (*Rétréci*).

G., 53 ans, journalier, entré le 16 janvier 1894, salle Velpeau. A 20 ans ce malade a eu une première chaudepisse ; à 25 ans une seconde.

En 1874 cet homme fait une chute à califourchon suivie d'uréthrorrhagie assez abondante qui dure 4 jours. Presque immédiatement après son accident survient de la difficulté dans la miction.

Au mois de mai 1887 ce malade s'aperçoit du développement d'une tumeur, douloureuse pendant la marche, accompagnée d'élancement et qui siégeait au périnée. Il entre à l'hôpital dans le service de M. le professeur Guyon où l'on *incise l'infiltration d'urine;* quelque temps après on pratique l'*uréthrotomie interne* suivie de la dilatation avec les béniqué jusqu'au n° 40.

En 1892 nouvelles difficultés de la miction qui durent 7 ou 8 mois et vont en s'accentuant de telle sorte que lorsque le malade se présente à la visite il n'urine plus que goutte à goutte. On constate dans le canal l'existence de rétrécissements multiples, d'une rétention d'urine incomplète sans

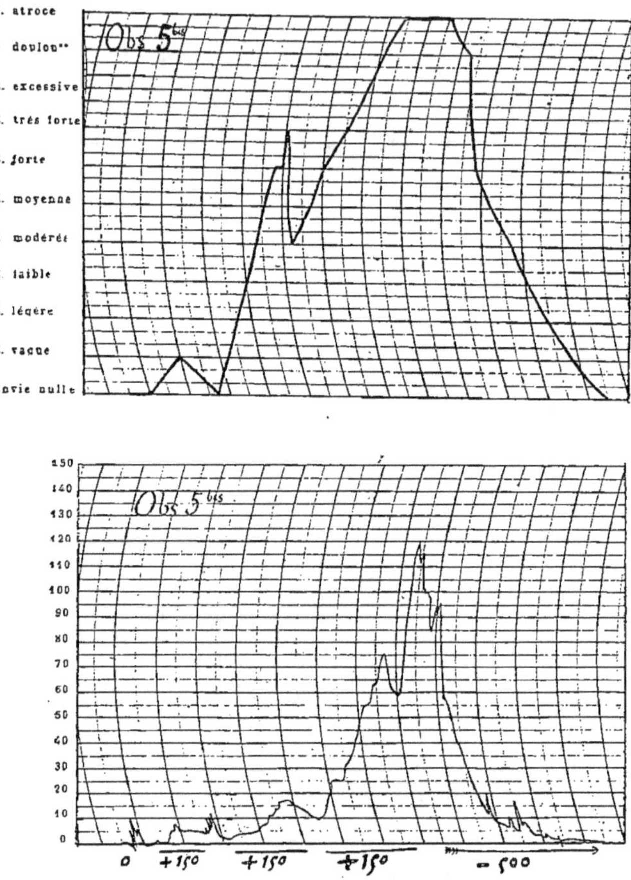

distension et l'on pratique la dilatation à l'aide de béniqué jusqu'au n° 40 ou 42.

Le 13 janvier 1894 ce malade entre de nouveau à l'hôpital. De nouveau, il est survenu de la difficulté de la miction remontant au mois de décembre dernier (1893). La miction est fréquente (8 à 10 fois le jour, 8 à 9 fois la nuit); en même temps il éprouve de la douleur, surtout à la fin de la miction. Il présente une *fistule* qui s'est *ouverte au mois de décembre* et par laquelle passe une certaine quantité d'urine. Les urines *sont troubles* depuis 1889. Les testicules sont douloureux. Les reins ne présentent rien. On lui fait des lavages au nitrate au 1/1000, et depuis son entrée, on le sonde avec une sonde conique n° 16.

La prostate est légèrement dure. La vésicule droite et le canal déférent, forment un cordon dur qui part de la prostate. On sent la cicatrice de 1889 à travers le périnée. A l'aide de l'explorateur à boule olivaire on sent une série d'anneaux et l'on ne peut passer que la sonde n° 19. Avec les béniqué on arrive au n° 44.

Sous l'influence de cathétérismes réguliers, la fistule se ferme spontanément et le malade, vidant toujours incomplètement la vessie, mais sachant se sonder, quitte l'hôpital le 27 janvier 1894.

La veille de son départ nous procédons à l'examen de sa contractilité.

Examen manométrique. — La vessie étant vidée, nous la mettons en rapport avec le manomètre enregistreur, qui marque 0. Avant que nous ayons pu injecter de l'eau dans la vessie, le malade tousse : nous voyons le manomètre monter jusqu'à + 10, en trois oscillations. Nous commençons aussitôt l'injection d'une première seringue, contenant 130 grammes, injectés en 1ᵐ15ˢ. Au cours de cette injection est survenue une *envie vague*, coïncidant avec une légère élévation de pression, un crochet de quatre centimètres de pression. L'injection des 140 grammes n'est pas terminée que déjà l'envie a disparu, et la pression a également baissé.

L'injection des 130 grammes est terminée : le malade parle, puis tousse : on voit se produire de nouveaux crochets.

La pression est redescendue : on injecte une deuxième seringue, de 150 grammes en 1ᵐ45ˢ. La pression monte à + 17 et l'envie apparaît rapidement et augmente : modérée, moyenne, forte, très forte. Quand l'injection de cette deuxième seringue est terminée, la pression diminue graduellement, mais l'envie décroît brusquement et reste modérée. Une troisième seringue de 150 grammes est injectée lentement (en 2ᵐ15ˢ). Cette fois la pression monte assez rapidement à + 75 et l'envie augmente jusqu'à devenir *atroce;* elle reste à ce degré jusqu'au moment où nous commençons à vider, tandis que la pression, qui avait baissé de 16 centimètres quand l'injection avait cessé, se reprend à monter et monte à + 119. Peut-être serait-elle monté plus haut, mais l'envie d'uriner est telle que nous ne pouvons différer davantage l'évacuation.

2° Nous commençons à vider lentement. Aussitôt la pression baisse, et l'envie diminue, et toutes deux d'une manière sensiblement régulière, sauf deux crochets de pression, l'un en + 83 et + 94, et sans cause aparente, le deuxième à + 10, et qui est dû à une secousse de toux, alors que la vessie est déjà vidée de 200 grammes. L'expérience se termine par l'écoulement de 300 grammes et le retour du manomètre à zéro.

Observation 5 *ter* (*Rétréci*).

M., 50 ans, brocheur, est un vieux rétréci.

Il a eu il y a 20 ans une blennorrhagie qui dura 5 ans (avec une orchite).

Il y a sept ans, il commence à uriner difficilement, à être obligé de pousser pour uriner : il avait des douleurs vives, et présentait alors de l'uréthrite postérieure avec cystite. On lui fit de la dilatation et des instillations, et il resta un an guéri. L'année d'après, dysurie et cystite reprennent et sont encore soignées à Necker.

Il y a 4 ans, il revient pour des instillitions de sublimé.

Il y a 3 ans on le dilate jusqu'au béniqué 58. En février 1893, il revient se faire instiller et dilater : à ce moment son canal présente deux anneaux à la partie périnéale : l'olive 12 franchit le second. Depuis, il revient se faire laver au nitrate d'argent et dilater de temps à autre. La prostate n'est pas hypertrophiée. Le canal est large et admet facilement (le 19 novembre 94) le béniqué 52. Cependant les urines sont troubles : elles contiennent la bactérie pyogène.

La vessie ne se vide pas complètement : résidu 75 grammes,

Examen manométrique. — Le 20 novembre 1894 la vessie étant vide et le

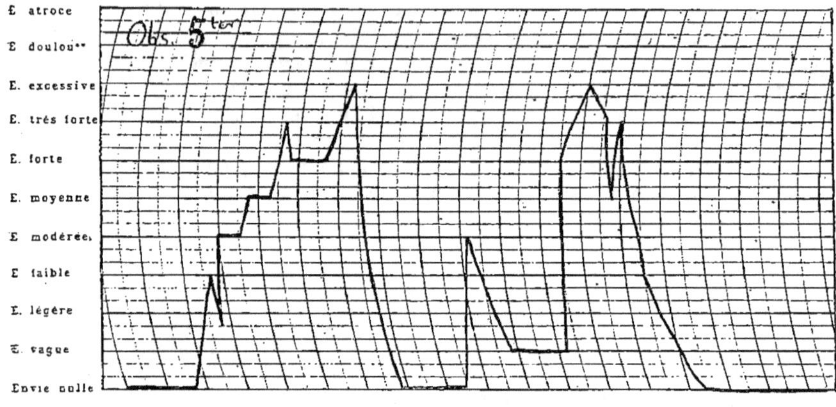

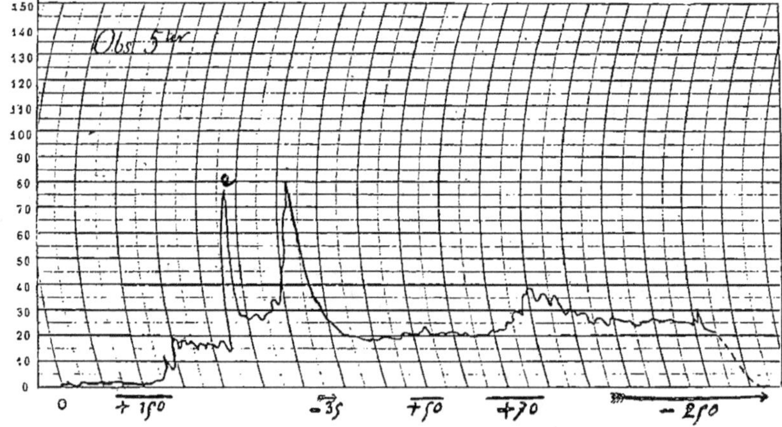

manomètre à 0, on injecte une première seringue de 150 grammes. A la fin de l'injection, le malade qui n'éprouvait aucune envie, est pris subitement d'envie *faible :* la pression monte à + 13. Après une accalmie, l'envie est *modérée,* la pression est + 18, puis la pression baisse légèrement, avec quelques oscillations, et l'envie devient *moyenne.* Nous commandons un effort qui amène la pression à + 78 et l'envie devient *très forte.* Puis envie et pression se calment, puis elles remontent à + 80, envie *excessive.* Nous laissons alors écouler 35 grammes d'eau, et l'envie disparaît complètement, pendant que la pression baisse à + 17.

Nous injectons 50 grammes, et l'envie reparaît, *modérée*, pression + 24. Dès que le piston de la seringue cesse d'avancer, l'envie se calme (vague) ; la pression reste à + 20. Nous injectons encore 70 grammes. Mais l'envie devient rapidement *forte, très forte, excessive*, et la pression monte, par oscillations, jusqu'à + 39. Dès que le piston cesse d'avancer, l'envie commence à décroître, la pression baisse et bientôt l'envie a disparu ; mais la pression reste à + 25. On voit alors deux petits crochets qui indiquent que nous avons mis la main sur l'hypogastre pour nous assurer de la libre communication entre la vessie et le manomètre. Puis, comme la vessie se vidait très lentement et que nous étions pressé par l'heure nous avons cessé l'expérience, indiquant par un pointillé la fin schématique.

Nous recueillons ainsi 250 grammes.

Observation 6 (*Rétréci*).

Sav., 48 ans, marin : A 19 ans, première blennorrhagie, mal soignée, et ayant duré des années.

En 1873, difficultés de miction aboutissant à une rétention d'urine aiguë et complète.

En 1875, uréthrotomisé à Honfleur. Depuis le malade s'était sondé lui-

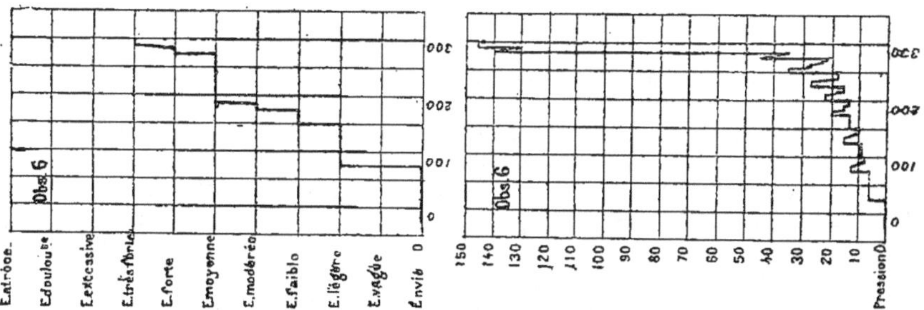

même, de temps à autre, puis il négligea de le faire et se mit à uriner de plus en plus difficilement, surtout depuis le mois d'avril 1893.

Actuellement (1er juin 1893) rétrécissement bulbaire admettant à peine une bougie filiforme. Uréthrotomie interne par M. le professeur Guyon.

Au bout de quelques jours, quand on passe le béniqué 32, nous l'explorons.

En somme ce malade est un vieux rétréci, uréthrotomisé 2 fois, dilaté souvent son rétrécissement date d'il y a 20 ans, et la vessie doit être un type de vessie de rétréci.

EXAMEN MANOMÉTRIQUE. 1° La vessie est vide ;

2° Le manomètre est à zéro. On injecte :

Grammes.	Pression.
50	6
100	42,5 (E. légère).
—	8
125	9

Grammes.	Pression.	
150	15	
—	10	
175	13	(E. modérée).
200	20	(E. moyenne).
—	15	(E. forte.
—	13	
225	21	
—	16	
250	26,5	
—	18	
270	34	
—	27	
—	22	
—	21	
300	44	
—	35	
—	140	
—	130	(E. très forte,.
—	145	

Le malade urine le long de la sonde. Il s'écoule ainsi 225 grammes environ.

3° Il reste 75 grammes dans la vessie à la pression 11.

Observation 6 *bis* (*Rétréci, abcès urineux*).

D., 55 ans, couvreur, est resté salle Velpeau n° 29, du 6 octobre au 9 novembre 1894, pour un abcès urineux.

Il a eu la blennorrhagie à 20 ans. C'est depuis un an seulement qu'il éprouve de la difficulté à uriner : les mictions, pénibles, nécessitent des efforts, elles sont fréquentes mais peu abondantes.

Le 27 septembre et les jours suivants, il souffre du périnée, et voit s'y développer une tumeur qui le gêne pour marcher et pour s'asseoir.

Il entre à Necker le 6 octobre. Incision le 7.

La cicatrisation marche rapidement, mais l'uréthrotomie interne est jugée nécessaire : elle est pratiquée par M. le professeur agrégé Albarran, au moyen de son uréthrotome. A partir de ce moment on le dilate au moyen des béniqué ; on passe le n° 43 le jour de sa sortie, 9 novembre.

Le malade revient seulement le 24 novembre pour se faire dilater. Nous lui passons d'abord les béniqué 37 et 38, le méat un peu tuméfié ne permettant pas davantage. Nous pouvons ensuite passer notre sonde et nous l'examinons.

Auparavant, il avait uriné spontanément 150 gr. ; la sonde retire un résidu de 100 gr. Il ne vide donc pas complètement sa vessie. Urines troubles.

Examen manométrique. — *Première séance.* — Le 24 novembre 1894.

1° La vessie étant vide et le manomètre à 0, nous injectons 150 grammes. La pression monte à + 8, et s'y maintient ; 150 gr. sont encore injectés : la pression monte à 17, puis descend à 14 ; 150 gr. sont encore injectés. A ce total de 450 grammes, l'envie apparaît *vague*, puis augmente brusquement pour devenir *excessive*, pression 123. Nous laissons écouler 100 gr., la pression baisse à + 20, puis à 18, envie nulle. Une quatrième seringue de 150 gr. est injectée : elle détermine à peine une ascension de 17 à 21, envie *légère*. Puis le manomètre redescend à 15, à 12, envie *vague*. Nous ordonnons au malade de faire effort comme pour uriner : il pousse 2 fois et la pression monte à 94 et à 88, sans augmenter l'envie vague. L'envie disparaît alors et la pression, de 21 descend graduellement à 15, envie nulle. Nous ouvrons

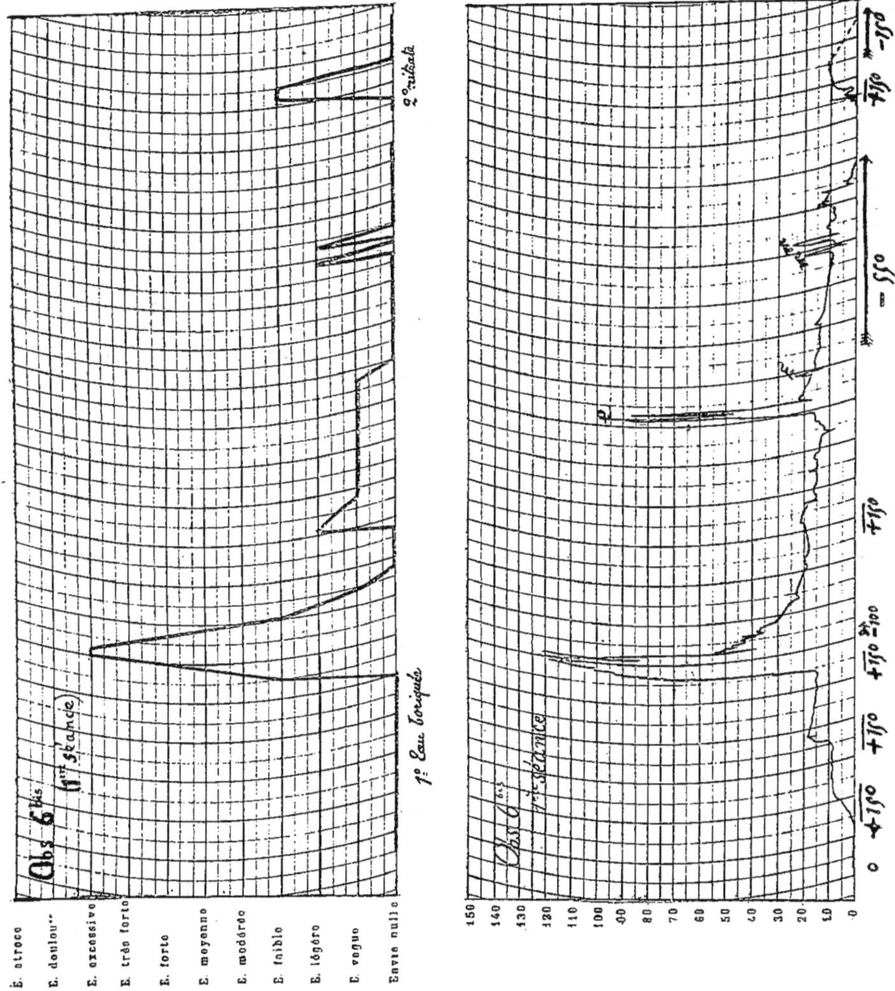

alors le robinet d'évacuation : la pression étant faible, l'évacuation est lente : par deux fois nous pressons fortement sur l'hypogastre du malade, déterminant des pressions de 20 et 24, et chaque fois une envie *légère*, puis l'envie disparaît et la pression descend à 0, quand la totalité du liquide, soit 550 gr., est évacuée.

2° Immédiatement après, nous injectons une seringue de nitrate d'argent à 1/500. La pression oscille un peu et monte à 18, envie *faible*. Puis nous évacuons la vessie, qui redescend à zéro. Il est évident que après la contraction assez vigoureuse qui s'est produite au début, la vessie est épuisée et ne se contracte plus.

Deuxième séance. — 29 novembre 1894.

Le malade a uriné environ une demi-heure auparavant : sa vessie ne contient que 90 grammes d'urine. S'il y a un résidu, il est donc beaucoup

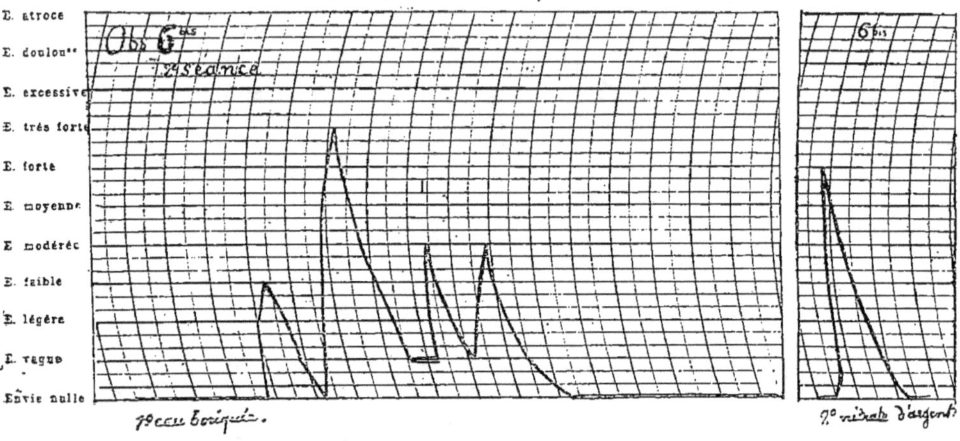

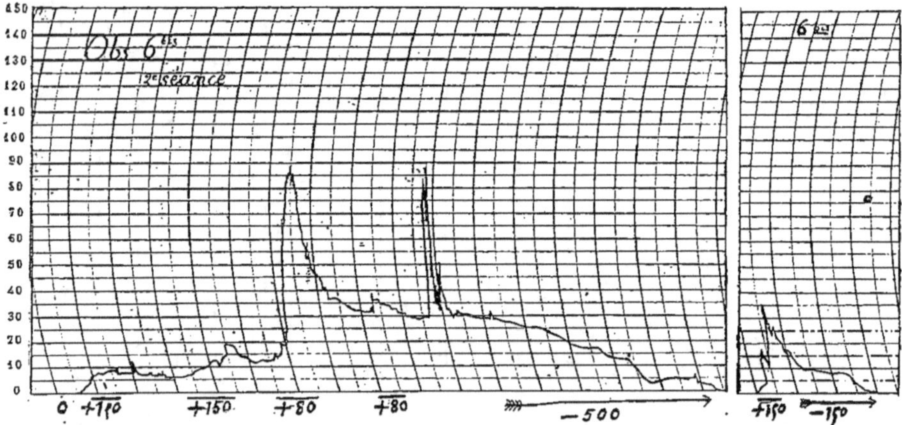

moindre que lors du premier examen. Quant à la courbe manométrique, elle diffère peu.

1° La vessie contenait 90 gr. d'urine à la pression 16, sans envie. Nous l'évacuons, le manomètre revient à zéro.

2° Injection de 150 gr : la pression monte lentement à 8, puis, l'injection finie, redescend très lentement à zéro. Injection de 150 gr. ; la pression monte à 12, envie *légère*, puis à 19, envie *faible*. Elle redescend assez vite à 14, envie *vague*, puis à 12, envie disparue. Injection de 80 gr. La pression monte à 19, envie légère, puis rapidement à 88, envie très forte. L'injection est arrêtée, et la pression redescend, moins vite qu'elle n'est montée, à 36, envie *vague*, puis à 31, envie *vague*. Injection de 80 gr., pression 38 puis 34, envie *modérée*.

Le manomètre redescend doucement à 28, envie vague. Nous demandons au malade de faire effort : il se produit plusieurs oscillations dont la plus élevée monte à 88, envie *modérée ;* puis la pression redescend à 30, envie vague.

3° Nous évacuons la vessie, lentement, et l'envie disparait dès le début. La pression baisse assez régulièrement. Il s'écoule 500 gr. de liquide.

4° Nous injectons 150 gr. de nitrate d'argent à 1/500, par petits coups de piston de 20 gr. pour mieux nettoyer la vessie : malgré cette excitation mécanique jointe à l'irritation causée par le nitrate et le froid, l'envie est *forte* mais la pression ne dépasse pas 35.

Observation 7. *Prostatite blennorrhagique* ayant amené *une rétention aiguë.*

R., Antoine, 27 ans (salle Velpeau, n° 18). Bonne santé antérieure. Blen-

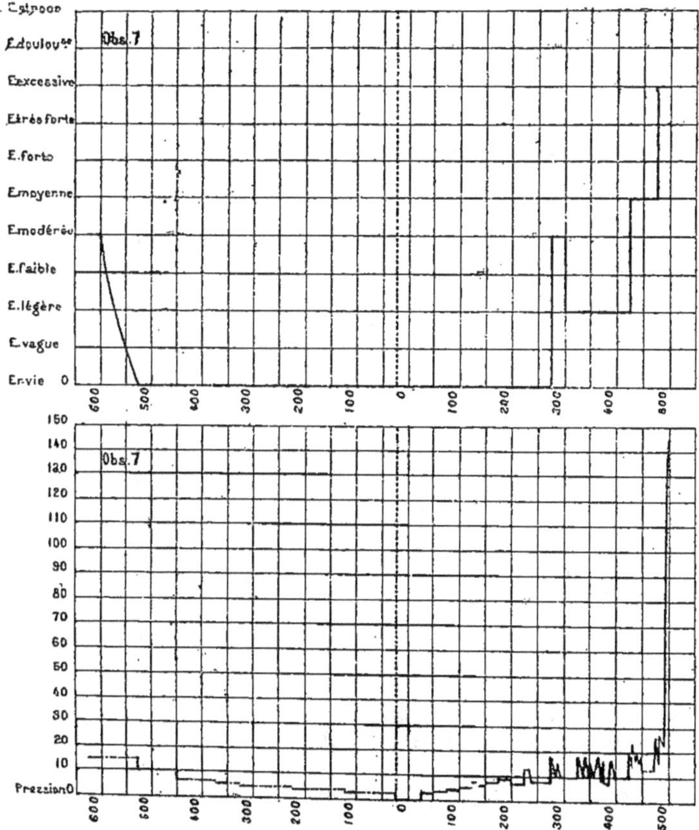

norrhagie, il y a 2 mois, soignée en ville par des injections. Il y a dix jours, douleurs périnéales, gêne croissante de la miction, un peu de fièvre. La gêne de la miction arrive à la rétention aiguë, et le malade entre à l'hôpital, en rétention aiguë et complète.

Le cathétérisme est assez facile, mais très douloureux. Le toucher rectal fait percevoir une masse dure, tendue, rénitente, et qu'on reconnaît facilement pour un abcès de la prostate.

Incision le 3 juillet : il s'écoule 60 à 80 grammes de pus. Le malade est immédiatement soulagé, mais la miction spontanée ne peut s'effectuer que le troisième jour ; pendant le reste de la semaine, il y a encore de la rétention incomplète (c'est à ce moment que nous l'examinons). Ce n'est que 10 à 12 jours après l'incision que la miction spontanée s'est définitivement rétablie.

EXAMEN MANOMÉTRIQUE. — 1° Le malade n'a pas uriné depuis dix heures, a essayé d'uriner avant l'expérience sans résultat.

La vessie contient.

Grammes............ 600   Pression............. 14 (E. moyenne).

Après écoulement de

Grammes.	Pression.	Grammes.	Pression.
100..........	10 (E. disparue).	400....................	4
175.	7,5	500....	2
250..........	6	600......,...........	0
300..........	5,5		

2° La vessie étant vide et le manomètre à 0, on injecte

Grammes.	Pression.	Grammes.	Pression.
50............	3	375............	8
75............	3,5	—............	9 (E. calmée).
100............	4,5	—............	16
125............	5,5	—............	9
150............	7,5	400............	8
—............	6,5	—............	16
175............	7,5	—............	10
200............	9	450............	19
225............	7	—............	14
250............	12,5	—............	23
300............	17,5 (E. moyenne).	—............	17
—............	10	—............	20 (E. moyenne).
—............	14	—............	16
—............	10	—............	18
350............	18	—............	13
—............	10	500............	25
—............	18	—............	16,5
—............	10	—............	26,5
375............	15	—............	22
—............	10,5	—............	145 (E. excessive).

3° La vessie se vide
D'abord par émission le long de la sonde de

Grammes......... 200   Pression......... 130 (E. reprend).

Ensuite, par la sonde, après écoulement de

Grammes.	Pression.
125......................	10 (E. calmée).
250......................................	3
350....................................	0

Observation 7 *bis* (*Rétention d'urine au cours d'une blennorrhagie chez un sourd-muet*).

R., 41 ans, sellier, entre à Necker le 23 décembre 1893 (salle Velpeau, lit

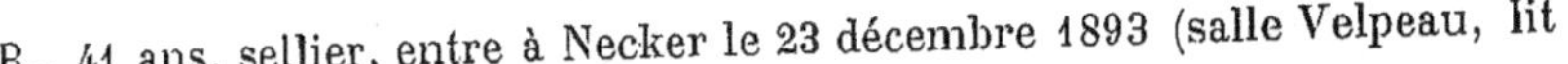

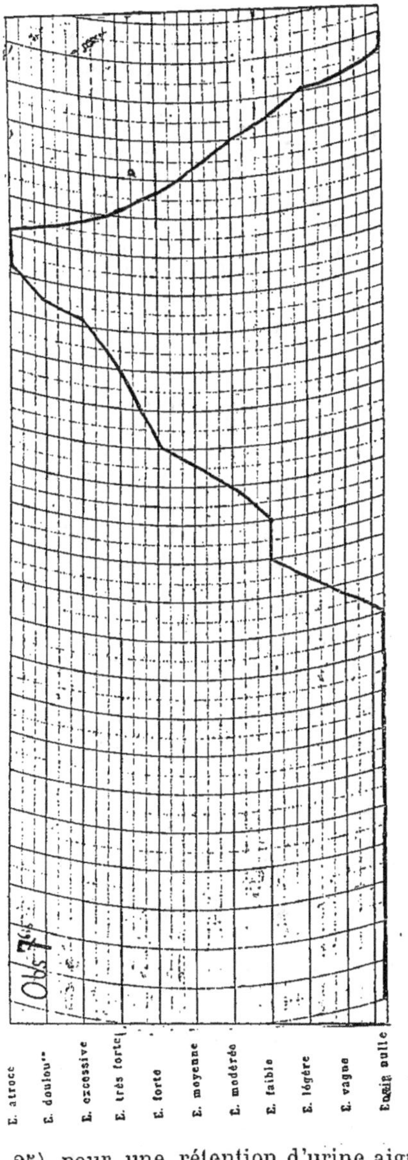

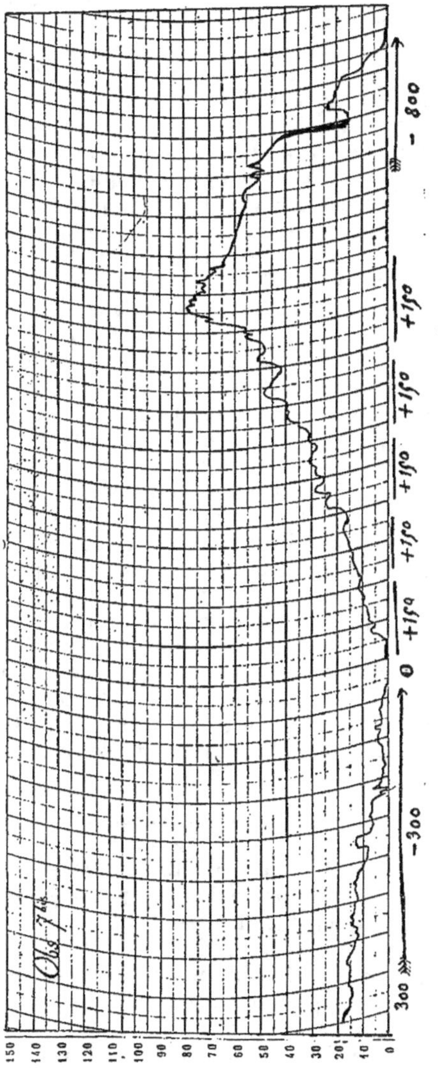

25), pour une rétention d'urine aiguë, survenue au cours d'une blennorrhagie.

Le malade est sourd-muet de naissance, circonstance qui rend l'examen très difficile.

Ses parents sont morts, il ne sait pas de quoi. Lui-même, d'une bonne santé, a contracté, il y a 17 ans, une blennorrhagie qui aurait duré trois semaines. En 1892, il a été soigné à l'hôpital du Midi pour un chancre.

Il y a trois semaines, il contracte une nouvelle blennorrhagie, au cours de laquelle survient, il y a quatre jours, une rétention d'urine aiguë : soigné pendant 2 jours à Saint-Antoine, où il a été sondé pour la première fois de sa vie, il est envoyé à Necker où il entre avec une vessie qu'on n'a pas vidée depuis douze heures.

Sondé le soir de son entrée, assez facilement, il présente au cathétérisme, le lendemain matin, une assez grande difficulté pour qu'on soit obligé de passer de grosses bougies coniques avant de pouvoir faire pénétrer la sonde évacuatrice. Le canal est souple, sans rétrécissement, mais on constate un spasme considérable de la région membraneuse avec une certaine sensibilité. Le malade se plaint aussi d'hémorrhoïdes légèrement enflammées et qui paraissent très douloureuses. Les urines évacuées sont claires.

Les jours suivants, le malade est encore obligé de se faire sonder : il sécrète 2 litres 1/2 à 3 litres d'urine par jour. Au bout de quelques jours il apprend à se sonder lui-même : il sort le 5 janvier, sans avoir pu uriner seul : il a appris à se sonder.

Examen manométrique (3 janvier 1894), à l'aide du manomètre enregistreur. On lit, sur le tracé graphique des pressions, quelle est la pression intra-vésicale avec 300 grammes d'urine dans la vessie, le malade n'ayant pas envie d'uriner. On voit la pression baisser légèrement à mesure que l'urine est évacuée. Quand la vessie est vide, la pression est encore à + 10. Cela tient à ce que le malade, avec lequel on correspond difficilement se contracte un peu, et probablement aussi à ce que notre manomètre n'a pas été réglé exactement au zéro au début de l'expérience. Le tracé est interrompu un instant, pendant que la vessie est vide : il recommence ensuite, et c'est seulement à partir de la flèche que la vessie est de nouveau vidée. Mais, comme le papier nous manquait nous avons arrêté pendant un certain temps le mouvement d'horlogerie du cylindre, jusqu'à ce que 500 grammes aient été évacués : cette partie du tracé est rectiligne et verticale, la pression ayant diminué graduellement. Le tracé reprend ensuite pour descendre à zéro.

Observation 8 (*Prostatique*, 1re *période*).

D., Philibert, 62 ans. Blennorrhagie il y a 25 ans. Pollakiurie et incontinence d'urine depuis longtemps. La pollakiurie date de 20 ans. L'incontinence est venue plus tard, il ne peut préciser la date. Il pisse sur ses bottes, mais vide sa vessie complètement.

Le canal est sain, mais saigne à un examen pratiqué même avec précautions : spasme considérable de la région membraneuse.

Prostate assez grosse.

Urines claires, sauf quelques filaments (n'a jamais été sondé).

On relève d'autre part une diminution de la sensibilité pharyngée, le réflexe patellaire exagéré à gauche, et une certaine difficulté pour se tenir à cloche-pied. Enfin le malade se rappelle avoir uriné au lit jusque vers l'âge de 10 ans; sa vue a baissé depuis 5 à 6 ans. Pas de troubles de la sensibilité. L'examen de la contractilité a diminué sa pollakiurie et fait cesser son incontinence.

Le diagnostic peut être un peu complexe nous semble ici : hypertrophie de la prostate à la première période (c'est-à-dire vidant sa vessie), mais chez un névropathe, l'incontinence qui s'était montrée dans l'enfance ayant reparu quand la vessie a repris, du fait de l'hypertrophie prostatique au début, une certaine suractivité fonctionnelle. Le fait est même en soi intéressant à noter.

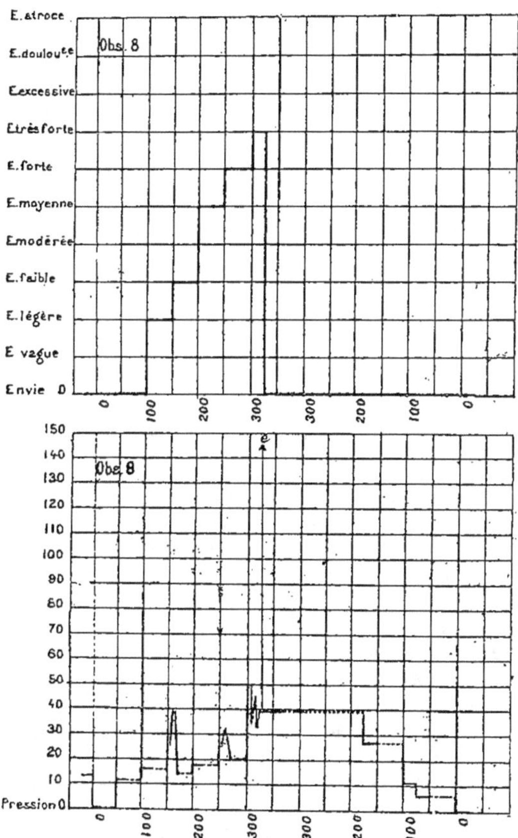

La suppression de l'incontinence par la dilatation vésicale au manomètre nous semble aussi plaider en faveur de cette hypothèse : la distension du muscle vésical a supprimé, pour quelque temps au moins, l'exagération du tonus causé par l'hypertrophie prostatique, et par là même supprimé la cause de l'incontinence, laquelle tenait évidemment à une contractilité vésicale exagérée, comme l'examen manométrique nous l'a d'ailleurs montré.

Examen manométrique (à l'eau simple stérilisée).

1· La vessie contenait

Grammes.............. 30   Pression.............. 13

2° La vessie étant vidée, et le manomètre ramené à 0, on injecte :

Grammes.	Pression.			Grammes.	Pression.			
50	11			300	35	(E. très forte).		
100	16	(E. légère).		—	45	»		
150	25			—	33	»		
—	38	(E. faible).		—	49	»	(assis)	Oscille
—	14			—	60	»	»	continuel-
200	18	(E. moyenne).		—	50	»	»	lement.
250	24			—	86	»	»	
—	32			—	39	»	(couché).	
—	20	(E. forte).		—	150	»	(avec effort).	
300	50	(E. très forte).						

3° La vessie est vidée graduellement : après écoulement de

Grammes.	Pression.	Grammes.	Pression.
180	27	285	6
250	11	340	0

Observation 8 bis (*Prostatique première période*).

W., 56 ans, n'a jamais eu de blennorrhagie. Jamais non plus de coliques néphrétiques ni d'hématurie, pas de douleurs, pas de gêne de la miction : le 12 mai 94 il a rendu un petit calcul : cette expulsion a été douloureuse pour l'urèthre et a duré 3 jours. On l'examine alors, les urines sont claires, le canal n'est point rétréci, la vessie est peu sensible à la distension, rien à la prostate. Traitement : bains et tisanes.

Le 18 octobre 94, il revient avec des douleurs (cuisson) pendant et après la miction, et siégeant dans la verge. La fréquence des mictions atteint 4-5 fois la nuit : le jour toutes les deux heures environ. Souvent la miction est retardée, elle nécessite de violents efforts. Jamais de besoins d'uriner impérieux. Pas d'hématurie, pas de résidu vésical, urines à peu près claires. La prostate est un peu volumineuse. La vessie ressent le besoin d'uriner à 180 grammes.

Enfin le canal est rétréci au méat (n° 15) et semble présenter un anneau bulbaire large. Traitement : dilatation et instillations dans la vessie. Lorsque, un mois après cet examen nous étudions le malade il n'a plus de douleurs, les urines sont claires, sauf un léger nuage de mucus ; la vessie se vide toujours, mais la fréquence nocturne (4 à 5 fois la nuit) n'a pas varié. Le jour, il urine toutes les heures et demies.

EXAMEN MANOMÉTRIQUE. — *Première séance* le 23 novembre 94.

1° La vessie étant vide et le manomètre à 0, on injecte une première seringue de 140 grammes. La pression monte d'abord à + 20 et l'envie est *légère*, mais le malade nous dit ensuite que c'est plutôt un chatouillement causé par la sonde qu'une envie véritable. D'ailleurs, pendant l'injection, la pression redescend à + 15 et l'envie est *vague*. Puis elle remonte à + 18, envie modérée. L'injection terminée, la pression redescend à + 4 et l'envie est *faible*. Une deuxième seringue est injectée. Mais nous sommes arrêtés à 100 grammes par la pression, qui montre de véritables contractions allant jusqu'à + 48, envie *excessive*.

GENOUVILLE.   13

Dès que la pression redescend (+ 28) avec envie *moyenne*, nous injectons les derniers 50 grammes. La pression monte d'abord un peu, à + 40, envie *forte*, puis descend à + 29, puis remonte + 56 et 51, envie *douloureuse*. Nous ouvrons le robinet pour vider la vessie, et la pression et l'envie baissent ensemble.

300 grammes s'écoulent : la pression est à + 10, envie nulle.

2° Sans attendre l'écoulement des 10 ou 20 grammes qui peuvent rester

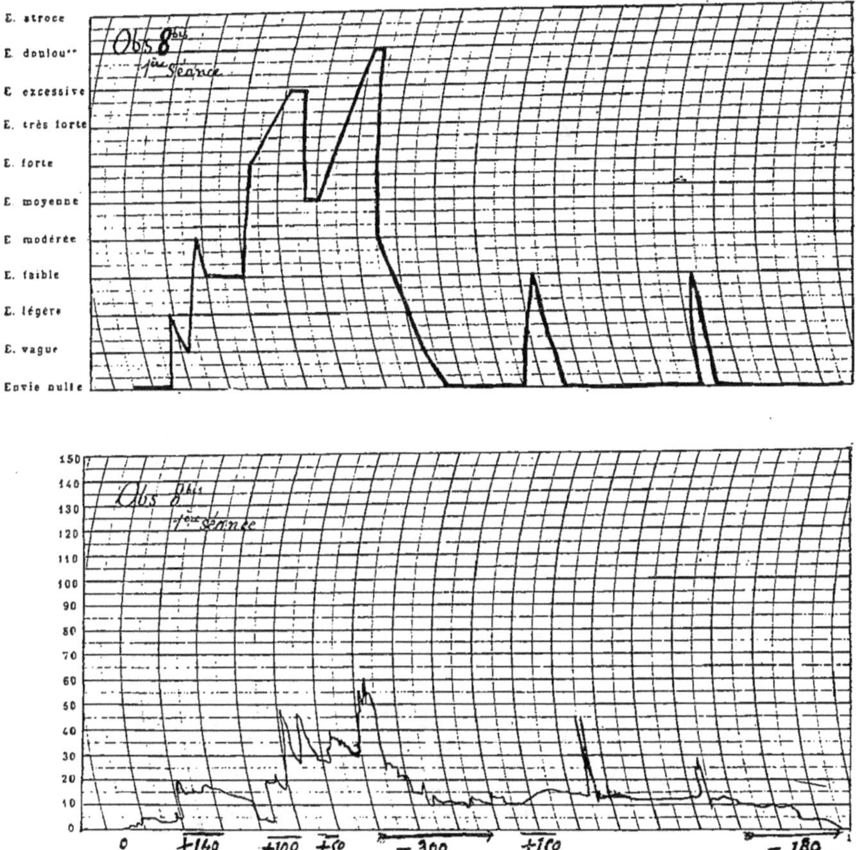

dans la vessie, nous injectons une nouvelle seringue de 150 grammes. La pression monte à + 15, envie faible. La pression reste sensiblement la même, quoique légèrement décroissante jusqu'à + 12, où elle arrive au bout de cinq minutes. On remarque seulement 2 crochets : le premier, double, dû à un effort que fit le malade sur notre demande. Le deuxième dû à une pression de notre part sur l'hypogastre. L'envie avait été nulle avant, pendant et après l'effort. La pression hypogastrique, assez intense, détermina une envie *faible* qui ne dura pas. Nous laissons ensuite écouler 180 grammes de liquide, le manomètre descend à 0.

Le 28 novembre 94, le malade est revenu. Il nous déclare s'être trouvé soulagé par notre examen du 23. Il a uriné moins fréquemment, à intervalles de deux heures et demie au lieu de une heure et demie. Nous voulons pratiquer une seconde expérience, mais notre sonde métallique ne peut passer, même avec l'aide du toucher rectal : pour ne point effrayer le malade et ne pas le détourner d'un nouvel examen, nous pratiquons le cathétérisme à l'aide

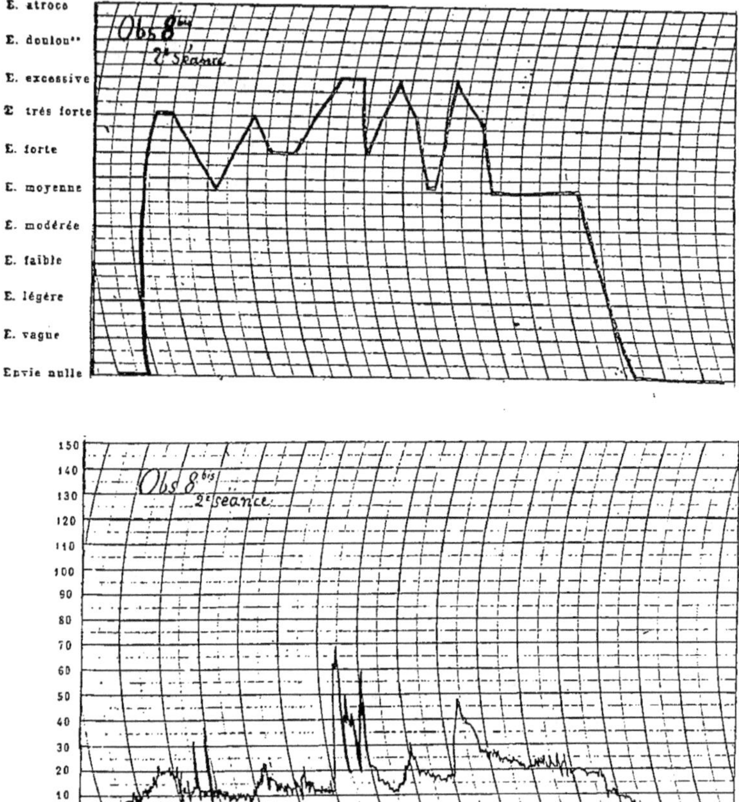

d'une sonde de Nélaton, qui passe assez facilement, et nous faisons un simple lavage à l'eau boriquée. D'ailleurs la vessie, un peu irritée par nos tentatives de cathétérisme, quelque douceur et quelque patience que nous avons employé, nous aurait peut-être donné des réponses dans lesquelles la sensibilité à la tension aurait été masquée par les effets de la sensibilité au contact. Pour le malade comme pour nous, il valait mieux différer ce second examen.

Deuxième séance. — Le 30 novembre 94.

Le malade s'est senti un peu fatigué des tentatives de cathétérisme de l'avant-veille, mais il a aussi bien uriné que d'habitude.

Le malade urine devant nous 50 grammes. On le sonde immédiatement, et on trouve 10 à 15 grammes d'urine. Le malade est donc tout juste sur les limites de la première et de la deuxième période de l'hypertrophie prostatique.

La vessie étant vide et le manomètre à zéro, nous injectons 150 grammes : la pression monte par oscillations à + 22, envie *très forte;* puis redescend (tout en présentant deux grands crochets causés par des mouvements) à + 10, envie *moyenne,* 50 grammes sont injectés : pression 22, envie *très forte.* La pression redescend vers 13, envie *forte,* puis remonte à 20, puis redescend à 13, envie *très forte.* Le malade fait effort et l'on voit trois crochets dont le plus élevé monte à 68, envie *excessive.* Le manomètre retombe à 10, envie forte. Injection de 50 grammes: pression 31, envie *excessive.* L'injection cesse, le manomètre descend à 28, envie *très forte,* et à 15 envie *moyenne.* Injection de 50 grammes, pression 48, envie *excessive.* Le manomètre redescend à 25. envie *très forte* puis à 20 envie *moyenne.*

On évacue la vessie, l'envie et la pression descendent graduellement à zéro. Il s'écoule 300 grammes.

Observation 9. *Prostatique* (3e *période.*)

F., 78 ans, rentier. Se plaint depuis 2 ans d'incontinence nocturne et diurne.

Il y a 7 ans, il éprouvait déjà de la difficulté à uriner, était long à uriner, pissait sur ses bottes.

Actuellement, la fréquence des mictions est considérable : le jour, toutes les heures — la nuit toutes les 1/2 heures.

Pas de douleurs; jamais il n'a uriné ni sang, ni pus, ni gravier. Canal libre, région membraneuse hyperesthésiée — Prostate tangible, pas très dure.

La vessie ne se vide pas (résidu 600 gr.)

EXAMEN MANOMÉTRIQUE. — 1° La vessie contenait

850 grammes................ Pression................ 18

Après écoulement de

Grammes.	Pression.	Grammes.	Pression.
125	16	500	7,5
250	12,5	700	5
350	10,5	850	0

2° La vessie étant vidée et le manomètre à 0, on injecte

Grammes.	Pression.
100 (1)	7
150	7
200	8
250	9
300	10
350	11,5
400	12
450	14,5
500	15,5
550	20 (E. légère.)
—	25
—	21
650	30
700	43 (E. modérée.)
—	38

(1) Injectés rapidement.

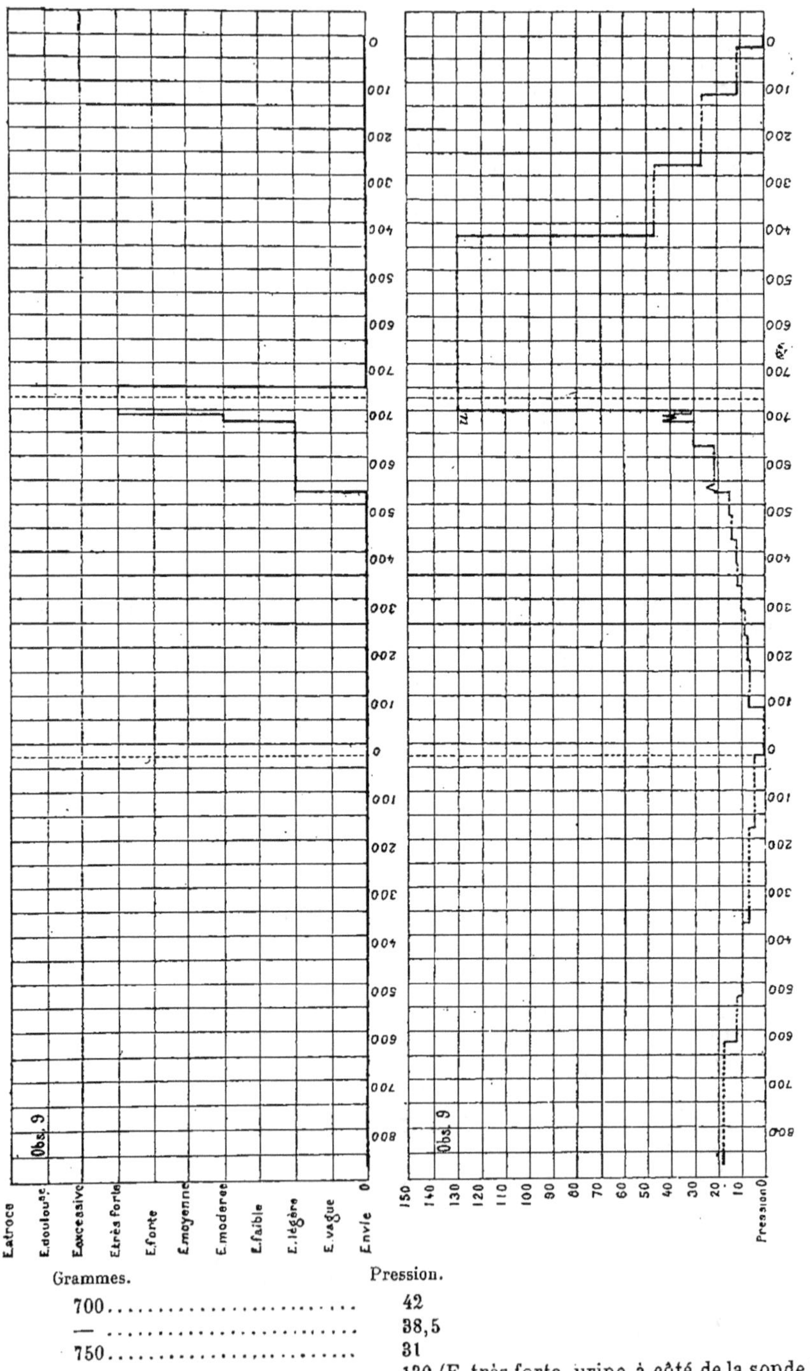

Grammes.	Pression.
700	42
—	38,5
750	31
—	130 (E. très forte, urine à côté de la sonde.)

3º La vessie est vidée graduellement. Après écoulement de

Grammes.	Pression.
350	47
500	27
650	11

Observation 10. *Prostatique* (début de la 3e *période*).

Gou., 59 ans. Il y a 29 ans, blennorrhagie, bien guérie. Depuis 15 jours,

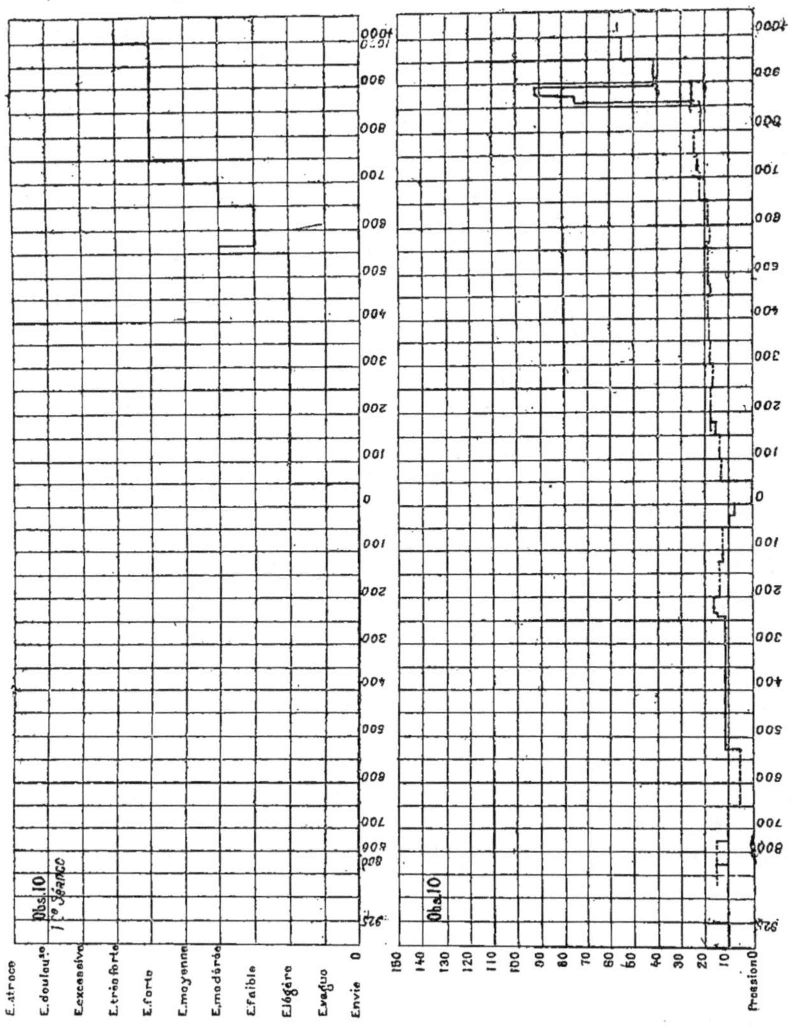

incontinence diurne et nocturne et pollakiurie (le jour 10 fois, la nuit 5 à 6 fois). Quelquefois même le jour il urine toutes les 10 minutes. Pas de douleurs. N'a jamais uriné ni sang, ni pus, ni graviers. N'a jamais été sondé.

Actuellement il urine continuellement, goutte à goutte et les mictions volontaires sont impossibles. Le malade est obligé de se sonder, et alors l'incontinence cesse.

Canal libre, mais spasme considérable. Prostate normale, à peine grosse. Vessie ne se vide pas. Résidu 650 grammes, urines claires.

Après l'examen de la contractilité, le malade s'est trouvé soulagé, et plus

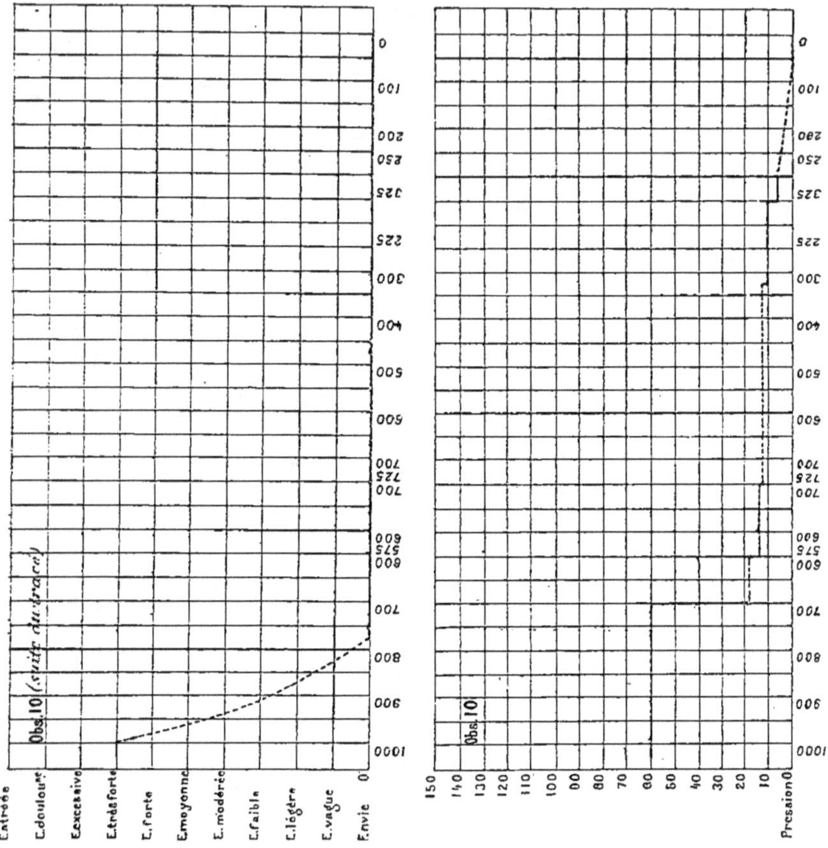

soulagé que le jour où on lui avait évacué la vessie pour la première fois.

EXAMEN MANOMÉTRIQUE. *1re Séance* (eau boriquée). — 1° Le malade essaie d'uriner sans pouvoir y arriver, la vessie contient néanmoins

Grammes.	Pression.
925	10
—	15

Après écoulement de

Grammes.	Pression.		Grammes.	Pression
200	9.5		500	11
280	4,5		600	11
335	4,5		650	11
390	11			

En appuyant sur l'hypogastre on fait monter la pression, qui ensuite, ne redescend pas au point de départ :

Grammes.	Pression.	Grammes.	Pression
650	14	875	9,5
—	16	900	8
700	13.5	915	6
800	12	925	0

2° La vessie étant vidée et le manomètre à 0, on injecte

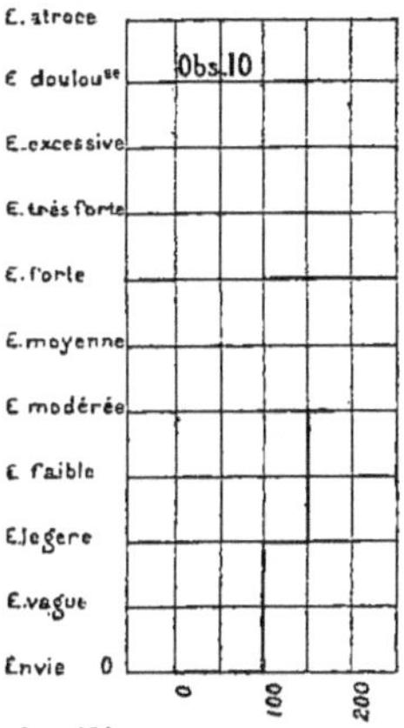

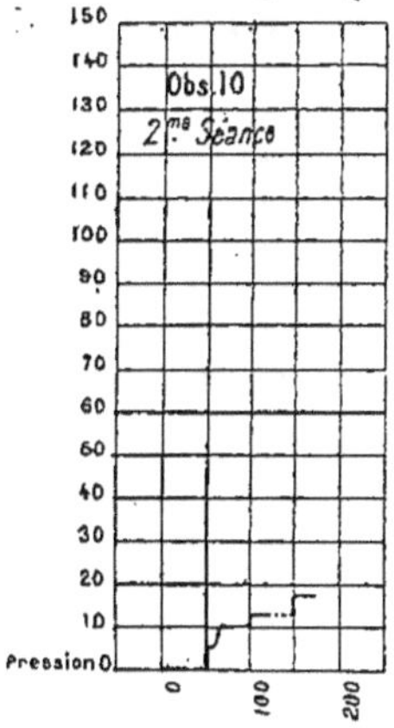

Grammes.	Pression.		
50	12	(Envie légère.)	
100	13	»	
150	15	(Envie légère.)	
200	17	»	
250	16	»	
300	17,5	»	
350	18	»	
400	18,5	»	
450	18	»	
500	19	»	
550	20	(E. modérée.)	
—	18,5	(E. faible.)	
600	19	»	
650	21,5	(E. modérée.)	
700	24	(E. forte.)	
—	22	»	
750	23,5	(E. très forte.)	
800	21,5	»	
850	25	»	
—	65	»	(couché, effort.)
—	93	»	(assis, effort.)
—	41	»	(couché, sans effort.)
950	55	(Grande envie.)	
1000	60	(E. forte.)	
—	57	»	

3° La vessie est vidée graduellement. Après écoulement de

Grammes.	Pression,
320	18
430	15

On injecte

160 Grammes..... Pression...... 13

On évacue

Grammes.	Pression.
300	12
425	10,5
500	10,5

On injecte

100.   7

2e *Expérience* (nitrate d'argent à 1 p. 1000). Séance tenante, la vessie étant vidée et le manomètre à O, on injecte une solution de nitrate d'argent froide à 1 p. 1000.

Grammes.	Pression.	Grammes.	Pression.
50.	5	100.	13 (E. légère.)
—	10	150.	17 (E. faible.)

Observation 11. (*Prostatique 2e période.*)

Au., Robert, 65 ans. Incontinence nocturne jusqu'à l'âge de 13 ans. Première blennorrhagie à 25 ans. Syphilis quelques mois après.

Bonne santé habituelle.

Le malade a été opéré par M. le Dr Blum, à Saint-Antoine, d'une orchite tuberculeuse, il y a trois mois.

Depuis 5 à 6 mois, les mictions sont devenues de plus en plus fréquentes, jusqu'à 60 en 24 heures. Le jour, 3 fois par heure, la nuit, 7 à 8 fois par nuit.

Les urines sont troubles et contiennent du pus. Jamais elles n'ont contenu de sang.

Il ressent, à la fin de la miction, une légère cuisson.

Il se plaint de besoins impérieux et subits tels, qu'il urine dans ses vêtements. Pas d'incontinence proprement dite, pas de miction retardée. Il est tranquille assis, même en voiture : mais dès qu'il est debout, il est tourmenté de besoins impérieux.

La langue est sèche, le malade a les troubles digestifs qui accompagnent l'insuffisance vésicale.

Le canal, rétréci au méat, est libre.

La prostate est grosse, un peu dure.

La vessie ne se vide pas (résidu 325 grammes).

Examen manométrique. — 1° Le malade a uriné il y a quarante minutes, sa vessie contient

Grammes.   650   Pression.   11

Après écoulement de

Grammes.	Pression.
300.	″
550.	4,5
650.	0

2° La vessie étant vidée et le manomètre à O, on injecte :

Grammes.	Pression.	Grammes.	Pression.
100.	5,5	300.	8
150.	6	350.	9,5
200.	6,5	400. . . . :	9,5
250.	7	450.	7

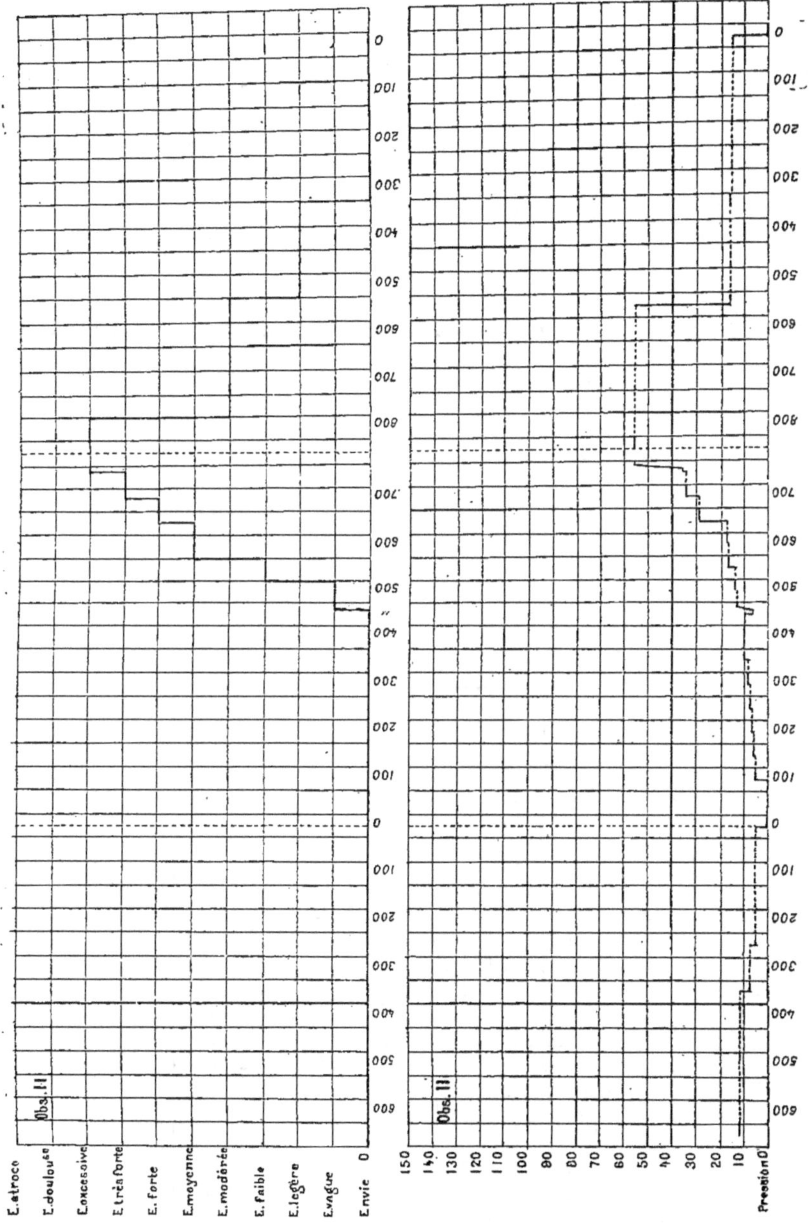

Une pression sur l'hypogastre donne au malade une envie qui disparaît aussitôt que la main est retirée, pression 12,5 (E. vague.)

Grammes.	Pression.		Grammes.	Pression.
500..........	13,5	»	700..........	33 (E. très forte.)
550..........	17 (E. faible.)		750..........	35 »
600..........	17,5 (E. moyenne.)		—	55 (Excessive.)
650..........	29 (E. forte.)			

3° La vessie est vidée graduellement. Après écoulement de

Grammes.	Pression.
300...	17 (E. modérée).
500...	16,5 (E. légère).
800...	0

Observation 12 (*Prostatique* 2ᶜ *période*, soupçon d'affection médullaire).

Ni., 69 ans (salle Velpeau n° 17). Pas de blennorrhagie. Pas de maladie grave.

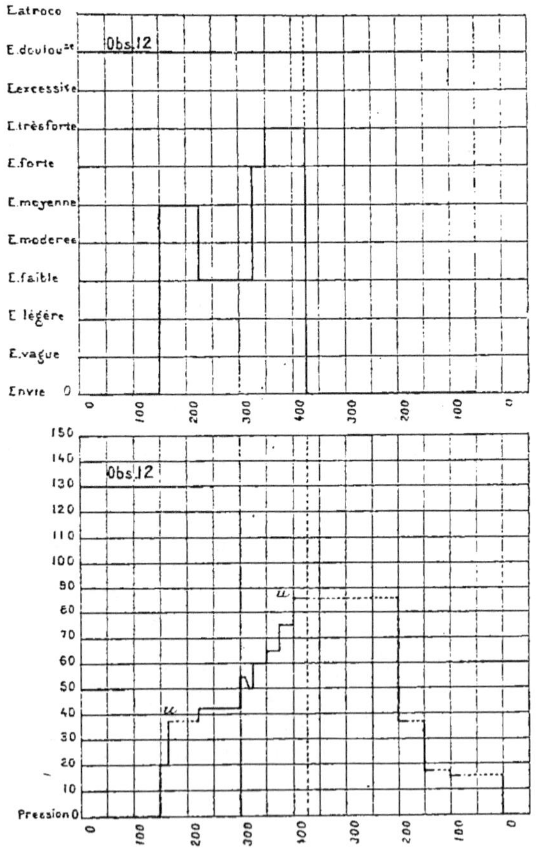

Depuis longtemps le malade se plaint d'envies fréquentes d'uriner. Cette fréquence aurait apparu à 25 ans, après un cathétérisme, et augmenté progressivement depuis.

Il urine environ toutes les heures le jour, et se lève 7 à 8 fois par nuit. Il est souvent obligé de faire effort pour uriner.

Pas de douleurs pendant ni après la miction. Pas de pus dans les urines ; jamais d'hématurie.

A l'en croire, il n'a jamais eu d'accidents de rétention, et cependant il aurait déjà été sondé 3 fois.

Le canal est libre, mais l'explorateur olivaire sent une traversée prostatique longue avec léger relief médian.

Le toucher rectal ne fait pas sentir une prostate bien grosse.

En outre, anesthésie pharyngée et diminution notable des réflexes patellaires. Peut-être y aurait-il, avec l'hypertrophie prostatique, une affection médullaire au début.

EXAMEN MANOMÉTRIQUE. — 1° Le malade vient d'être sondé dans la salle et a la vessie vide ;

2° Le manomètre étant à 0, on injecte

Grammes.	Pression.
150..........................	20
—..........................	37 (E. moyenne, urine un peu le long de la sonde.)
225...:....................	42 (E. moins forte.)
300......................	54　　»
—....................	50　　»
325......................	60 (E. forte.)
350......................	64 (E. très forte.)
375......................	75 (E. extrêmement forte.)
400......................	81 (E. très forte, urine à côté de la sonde.)

3° La vessie est vidée graduellement. Après écoulement de

Grammes.	Pression.	Grammes.	Pression.
200......................	37	300......................	15,5
250......................	17,5	420......................	0

Observation 13 (*Prostatique, début de la 3ᵉ période, avec cystite*).

Fr., 67 ans, journalier. Blennorrhagie il y a 30 ans. Difficulté à uriner, d'abord légère depuis 5 à 6 ans. Depuis 6 mois, présente parfois de l'incontinence diurne et nocturne.

Urines très troubles. Résidu ordinaire 600 à 650 gr ; quelquefois 700 gr. Le canal est libre, sauf une petite bride bulbaire — l'olive 19 y passe très facilement.

La prostate n'est pas grosse ; elle est souple : il existe un petit kyste médian, rétro-prostatique de la grosseur d'une cerise et relié par un cordon à la vésicule séminale droite.

Testicule droit un peu plus volumineux. Epididyme droit également plus volumineux : des deux côtés on sent des noyaux (anciennes orchites) à la queue de l'épididyme.

Le malade était entré à l'hôpital en très mauvais état : peu à peu il baissa, et fut emporté par des phénomènes pulmonaires.

L'autopsie montra les détails suivants :

Urèthre sain.

Prostate : lobe médian un peu hypertrophié, formant une petite luette vésicale ; lobes latéraux normaux.

Vessie à cellules : lésion de cystite végétante ancienne.

Uretères un peu dilatés. Reins normaux.

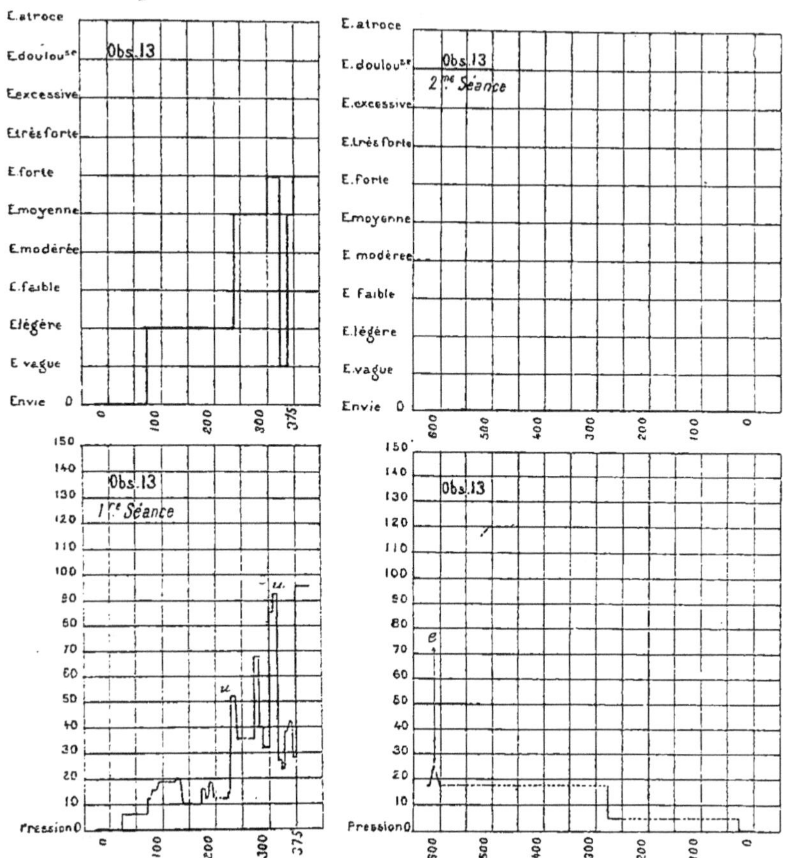

EXAMENS MANOMÉTRIQUES. — Nous avions pu examiner la contractilité de ce malade à 3 reprises différentes.

Première séance. — Le malade ayant uriné, on lui trouve un résidu de 600 grammes.

Le manomètre étant à O, on injecte :

Grammes.	Pression.
130	1° 45
—	2° 60 (la sonde tombe.)

Nous vidons la vessie et nous recommençons l'expérience : Injection de

Grammes.	Pression.
50	6,5
100	11,5 (Envie légère.)
—	15 »
—	19 »

Grammes.   Pression.

150........................... 20 (oscille avant de redescendre.)

— 10

200........................... 17

— .... 14 (oscille entre 19 et 13.)

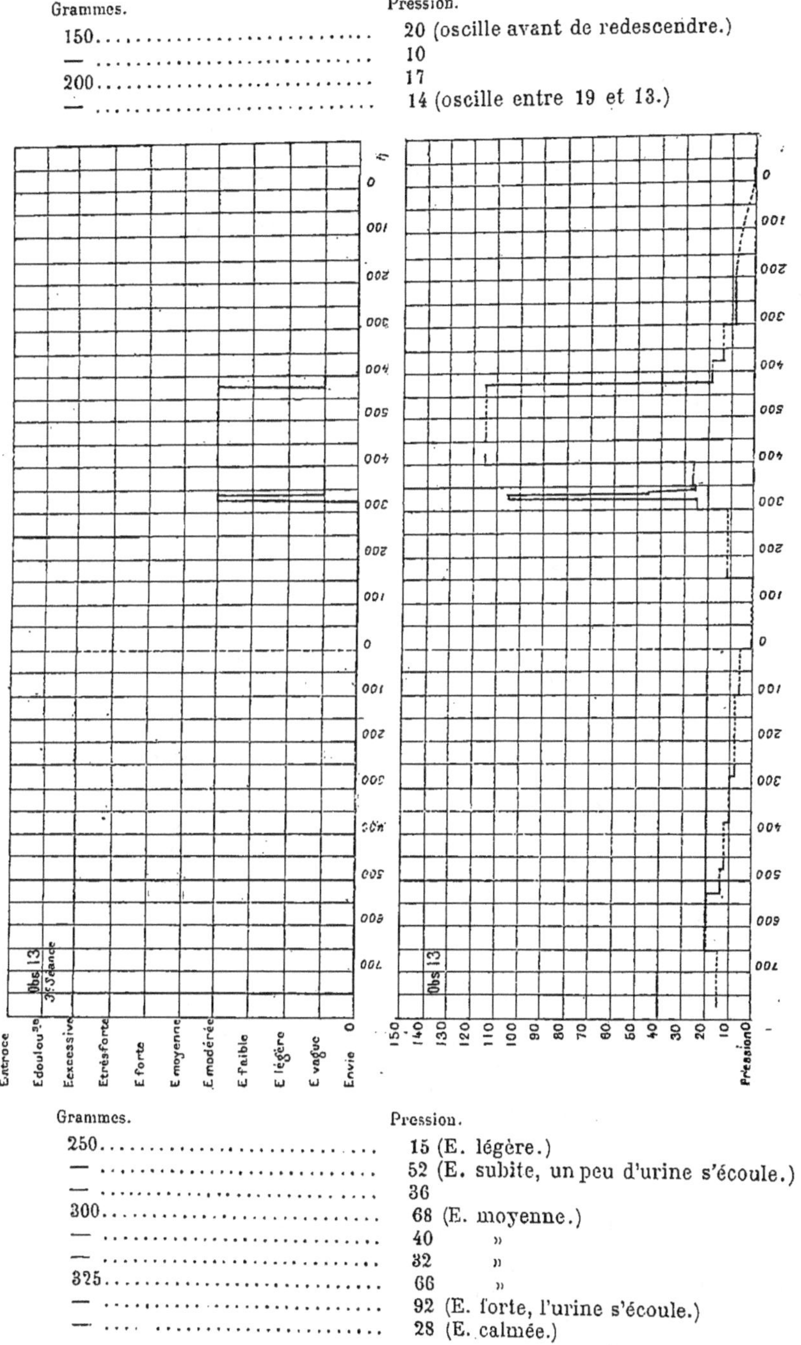

Grammes.   Pression.

250........................... 15 (E. légère.)

— .... 52 (E. subite, un peu d'urine s'écoule.)

— 36

300........................... 68 (E. moyenne.)

— .... 40 »

— .... 32 »

325........................... 66 »

— .... 92 (E. forte, l'urine s'écoule.)

— .... 28 (E. calmée.)

Grammes.	Pression.
325	24 (E. calmée.)
350	38 (E. disparue.)
—	42 (E. moyenne.)
—	29 »
375	96 (E. forte, l'urine s'écoule.)

Le malade n'a jamais eu dans le cours de cette expérience une très forte envie.

Deuxième séance. — Le malade vient d'uriner, le résidu de sa vessie égale

Grammes.	Pression.	Grammes.	Pression.
600	18	600	77 (assis, avec effort.)
—	22 (avec effort.)	—	25 (couché.)
—	42 (assis, sans effort.)	—	18 »

Après écoulement de

Grammes.	Pression.
350	4
600	0

Troisième séance. — 1° Le malade, qui sommeillait sur une chaise en attendant son tour de passer, est réveillé par une envie impérieuse et subite, il se tortille véritablement en attendant que nous le sondions.

La vessie contient

780 grammes............... Pression.................. 16

Après écoulement de

Grammes.	Pression.	Grammes.	Pression.
120	20 (couché.)	500	8 »
—	44 (assis.)	640	28 (assis.)
250	13,5 (couché.)	740	28 »
300	11,5 »	—	5,5 (couché.)
400	10 »	780	0

2° Injection d'eau boriquée.

Grammes.	Pression.
140	11 (couché.)
300	24 »
—	42 (assis.)
320	122 »
—	105 (couché, Envie moyenne.)
—	45 »
—	25 (E. cesse.)
350	26
400	115 (E. modérée.)

3° La vessie est vidée graduellement après écoulement de

Grammes.	Pression.	Grammes.	Pression.
135	19 (E. disparue.)	325	28 —
165	13 (couché.)	—	9 (couché.)
—	36 (assis.)	550	0

Observation 14 (*Prostatique à la 2ᵉ période avec cystite*).

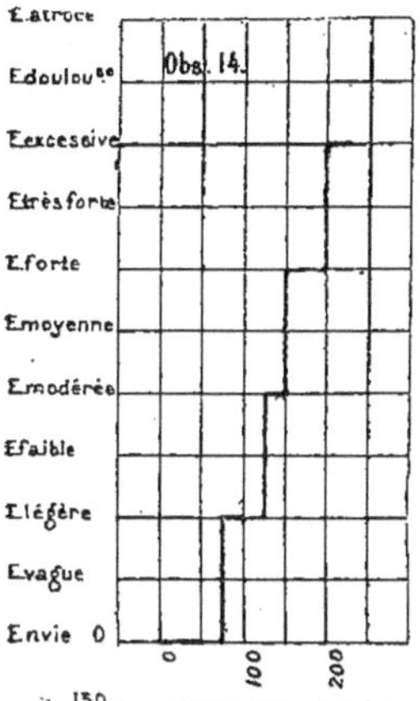

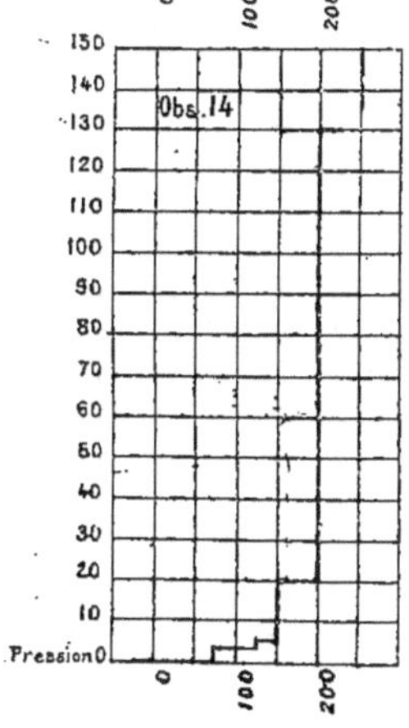

C., 73 ans, employé des postes. Prostatique à la deuxième période, soigné à cause d'incontinence nocturne d'urine, par des piqûres de liquide testiculaire (méthode de M. le professeur Brown Séquard).

Le résidu, observé pendant plus de 4 mois en moyenne 3 fois par semaine, oscille entre 200 et 80 grammes.

Il y a une cystite très intense ; le bacterium coli se trouve en abondance dans les urines, très troubles.

Il urine en moyenne, dans la journée comme dans la nuit, toutes les 2 heures.

EXAMEN MANOMÉTRIQUE. — La vessie étant vidée et le manomètre à 0, on injecte :

Grammes. Pression.

80...	3 (Envie légère.)
120...	5 (E. modérée.)
150...	20 (E. forte.)
— ...	60 (E. forte avec effort.)
200...	130 (E. très forte. La sonde s'échappe sans que le malade ait fait effort.)

Observation 14 *bis* (*Prostatique* 1ʳᵉ *période*).

C., 64 ans, employé retraité, a eu quatre blennorrhagies, la dernière il y a 12 ans ; il a également contracté la syphilis.

Depuis la dernière blennorrhagie, il a conservé un certain degré de fréquence de la miction : il pissait environ deux fois par nuit, et un peu plus souvent que d'ordinaire le jour.

Il croit même se rappeler que cette fréquence existait déjà avant cette dernière chaudepisse.

Il y a 4 ans, une nuit, il lui fut presque impossible de pisser : l'urine ne sortait que goutte à goutte : au bout de quelques heures de soins médicaux, sans cathétérisme, l'urine s'écoula d'elle-même. Le médecin appelé le sonda ensuite pendant plusieurs jours.

Depuis lors il n'a plus été sondé, mais les mictions sont toujours restées fréquentes (3 à 4 fois la nuit, toutes les heures ou les demi-heures le jour). Il n'éprouve toujours aucune difficulté de miction, mais il souffre un peu en urinant.

Le 4 octobre 1894, il vient à la consultation : les urines sont troubles et le malade présente une légère uréthrite qui tache son linge, uréthrite nullement douloureuse : le malade nie tout rapprochement sexuel depuis sa dernière chaudepisse.

Le canal est libre, mais la traversée prostatique longue.

La prostate, très grosse, est étalée et augmentée de volume dans tous les sens, un peu dure au niveau du lobe droit. Hémorrhoïdes.

La vessie se vidait le 4 octobre : à notre second examen manométrique, il nous semble, comme on va voir, que le malade conserve un léger résidu.

Les mictions se répètent 4 à 5 fois la nuit : le jour, elles sont fréquentes (une demi-heure, une heure) quand le malade marche ou remue, espacées jusqu'à 3 et 4 heures s'il reste assis et tranquille.

EXAMEN MANOMÉTRIQUE. — *Première séance*. — Le 27 novembre 1894.

1° Le malade a uriné environ une demi-heure auparavant. L'introduction de notre sonde métallique à double courant est extrêmement difficile : nous sommes obligé de pratiquer le toucher rectal pour lui faire franchir la prostate. En raison de cette grande difficulté du cathétérisme (1), nous n'avons point ajusté nos tubes de caoutchouc sur la sonde et nous laissons la vessie s'évacuer sans la mettre en communication avec le manomètre.

Il s'écoule 75 gr. d'urine très légèrement trouble.

Le contact de la sonde même à vide, donne au malade une sensation de chatouillement qu'il distingue très bien de l'envie d'uriner.

2° La vessie étant vidée, le manomètre à 0, nous injectons d'abord 80 gr. de liquide. Dès le début de l'injection, la pression monte à + 30 ; il se produit une envie brusque, soudaine, mais *légère*. Le manomètre redescend aussitôt à 25, oscille constamment, descend à 9, puis remonte, d'abord doucement à 35, envie *modérée*, rapidement à 66, envie *moyenne*, et à 102, envie *très forte*. Elle redescend à 57, envie *forte*, puis remonte à 110, envie *très forte*. C'est alors que nous arrêtons l'injection. Aussitôt la pression descend rapidement à 45, envie *moyenne*, puis, après quelques oscillations assez étendues, à 15, envie *modérée*. Les oscillations continuent, le malade accusant des envies soudaines, de courte durée, et qui sont évidemment des contractions vésicales, comme le montre le tracé. L'une d'elles, plus intense, atteint 40, envie forte : une autre arrive à 33. Puis le manomètre redescend à 15, envie modérée.

Profitant de ce calme relatif, nous injectons 40 gr. de plus : la pression monte rapidement à 110, envie *excessive* et le malade urine 75 gr. le long de la sonde. L'injection étant arrêtée, la pression retombe à 15, et se maintient entre 15 et 23, oscillant toujours, envie *vague*. L'injection des 40 gr. qui restent dans la seringue n'amènent que des oscillations un peu plus grandes, mais pas de changement. C'est presque deux minutes après que, subitement, l'envie devient *forte*, pression 35 puis 40. Profitant d'une pression de 22, envie *moyenne*, nous injectons 50 gr. Immédiatement la pression monte à 100, puis 78, puis 126, envie *très forte*. L'injection s'arrêtant, le manomètre redescend, oscillant deux fois, jusqu'à 15, l'envie disparaît. Nous injectons encore 50 gr. et cette fois la pression monte à 165, envie *excessive*, le malade urine 50 gr. le long de la sonde. L'injection cesse, la pression descend à 108, remonte à 143, puis redescend à 20, envie légère. L'injection de 50 gr. détermine une ascension moins rapide que les précédentes, se faisant par oscillations, mais elle monte à 175 environ, envie *excessive*. Nous ouvrons immé-

(1) Le malade nous apprend qu'on le sonde facilement avec une sonde de Nélaton n° 18. C'est évidemment parce que notre sonde métallique n'a pas la courbure voulue qu'elle est aussi difficile à introduire.

diatement le robinet d'évacuation, peu désireux de voir se maintenir pareille
pression dans la vessie. On voit sur la courbe graphique combien la descente
de la pression est rapide jusqu'à 8, puis à 6. L'envie disparaît. Il se produit

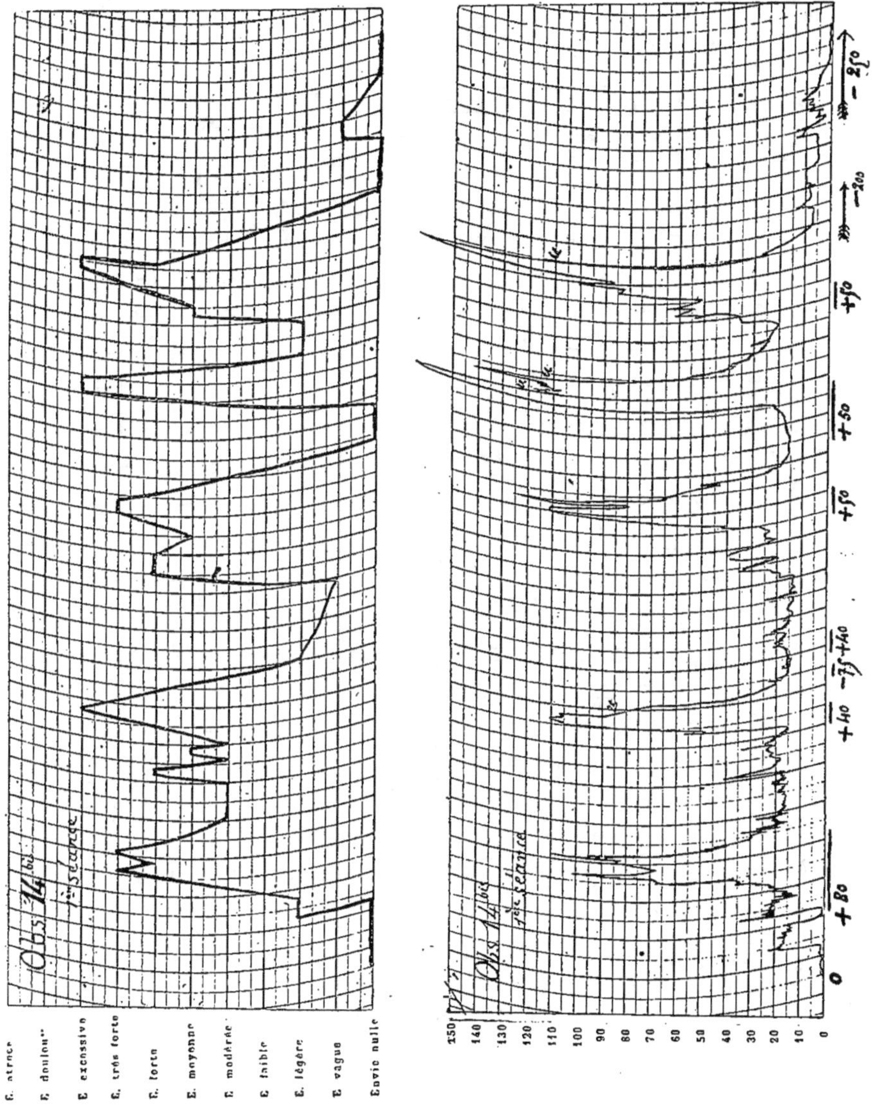

encore quelques oscillations, une envie *vague*, puis la vessie se vide et la
pression redescend à O.

Il s'écoule ainsi 200 grammes de liquide.

Deuxième séance. — Le 3 décembre 1894.

Le malade nous dit que la dernière séance l'a un peu fatigué, il a trouvé quelques taches de sang sur sa chemise dans la journée de l'examen, et a pissé un peu plus souvent.

Nous essayons de passer notre sonde à double courant, mais comme l'introduction en est difficile, nous n'insistons pas, et nous prenons simplement une sonde de Nélaton n° 18. Le pavillon de la sonde, grâce à sa large embouchure, s'adapte sur une des branches de notre robinet à trois voies, et nous

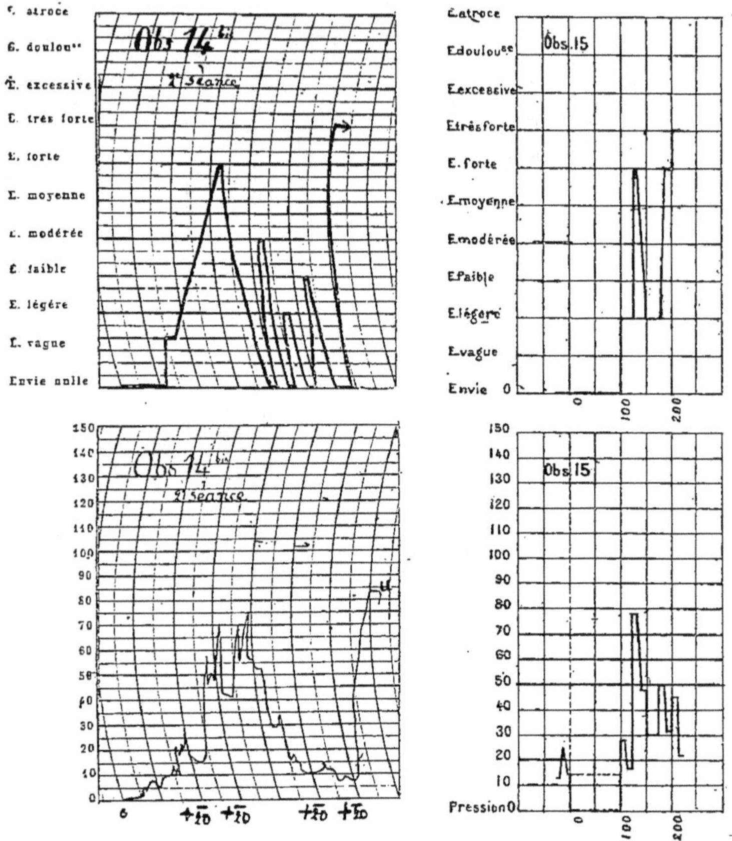

procédons par injections successives, suivant la méthode que nous décrivons plus loin dans l'observation.

Le malade avait uriné une demi-heure auparavant : nous trouvons 100 grammes dans sa vessie, ce qui nous porte à croire qu'il se fait déjà un peu de rétention incomplète, 20 à 30 grammes peut-être.

La vessie étant vidée, le manomètre à 0, la pression monte d'abord sans que nous ayons injecté de liquide : la vessie se contracte évidemment sur quelques grammes de liquide qui probablement ne sont pas évacués; cette contraction nous semble pouvoir être admise, étant donné que le malade accuse la sensation de contact, sous forme de cuisson assez vive. Le manomètre monte ainsi, presque à vide, à 30, mais il redescend à 14. Nous tournons alors le robinet à trois voies, interrompant la communication avec le manomètre, et nous injectons 20 grammes : nous tournons de nouveau le robinet, et la pression s'équilibre à 48, puis monte à 69, envie *moyenne*, puis redescend à 40. Nous injectons 20 grammes et la pression s'équilibrant à 70, redescend à 56, puis monte à 76, envie *forte :* un peu d'urine s'écoule le long de la sonde : aussitôt le manomètre baisse à 52, envie *faible*, puis à 28, envie nulle. Subitement, une envie *modérée* fait remonter le manomètre à 33, puis l'envie disparaît, la pression tombe à 16 et à 10. Injection de 20 grammes : envie *vague*, puis *faible* pression 15, puis envie nulle, pression 7. Injection de 20 grammes, envie très forte, pression 83, l'urine s'écoule et la sonde est expulsée (on se rappelle que c'est une sonde en caoutchouc).

Obervation 15 (*Prostatique, deuxième période avec cystite.*)

R. Val., 58 ans, employé de bureau. Blennorrhagie il y a 33 ans et 20 ans : jamais de symptômes de rétrécissement.

Mictions fréquentes depuis quelque temps, urines troubles et douleur (cystite subaiguë).

Le canal sain, mais prostate hypertrophiée : la vessie se vide incomplètement : résidu 50 grammes. Le malade est grand, fort et vigoureux.

Examen manométrique.

1° La vessie contenait :

Grammes.		Pression.
15	....	12 couché.
—	....	24 assis.
—	....	14 couché.

2° La vessie est vidée, le manomètre revient à 0, on injecte :

Grammes.	Pression.
100........	28
—	17
125........	78 E. forte. (Quelques gouttes s'échappent le long de la sonde.)
—	48 E. légère.
150........	30 »
180	50 E. moyenne.
—	31 »
200........	45 E. forte.
—	23

3° La vessie est vidée graduellement : après écoulement de :

Grammes.		Pression.
80	....	14
155	....	11
226	....	8

Observation 15 bis (*Prostatique à la deuxième période — Cystite subaiguë*).

B., 65 ans, est un prostatique à la deuxième période : il ne vide point sa vessie qui conserve un résidu de 50 grammes après la miction. Il présente en outre un certain degré de cystite, plutôt subaiguë que chronique.

EXAMEN MANOMÉTRIQUE. — Le malade ayant été sondé quelques instants auparavant, a la vessie vide. Avant même qu'on eût fini d'ajouter 100 grammes d'eau, la pression monte à + 120, l'envie est *douloureuse*, et le malade expulse une grande partie de ce liquide, le long de la sonde.

La pression et l'envie ayant alors baissé, nous profitons de ce calme relatif pour injecter encore 50 grammes : nous obtenons ainsi une nouvelle ascension rapide du manomètre jusqu'à + 95, avec envie *très forte*, et le malade urine encore le long de la sonde. La vessie est vidée, le manomètre revient à 0, l'envie disparaît.

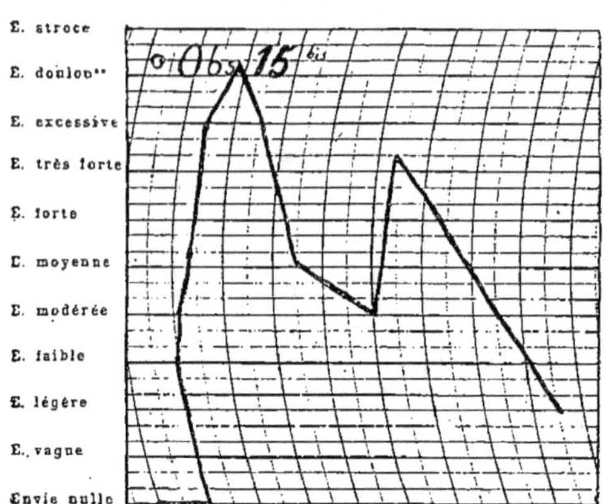

Remarques. — Nous voulons retenir surtout deux détails de ce tracé : 1° le malade a toussé une fois, d'où une ascension brusque de l'aiguille ; 2° le malade souffrait (sensibilité au contact, cystite subaiguë) et il a fait par moments quelques efforts : or on voit très nettement, comme l'ont fait remarquer Mosso et Pallacani, quand la pression est due à la contraction vésicale,

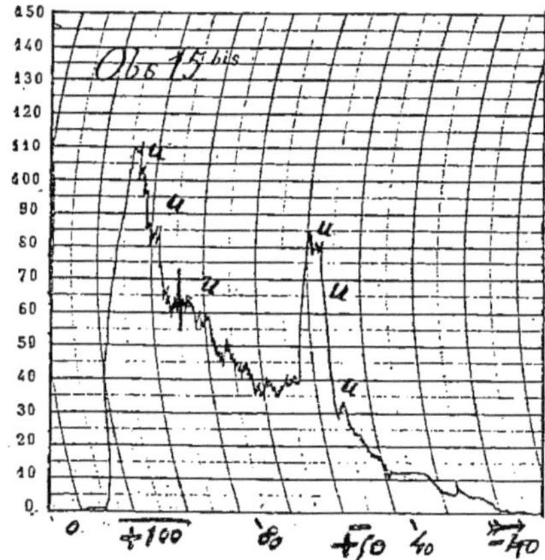

et quand elle est influencée par la contraction des muscles de l'abdomen : la contraction vésicale monte avec une lenteur relative, et le tracé qu'elle fournit est toujours net. Il n'en est pas de même pour la pression abdominale, produite par des muscles striés et, à ce titre, beaucoup plus rapide dans ses variations ; le tracé graphique est alors brouillé, les lignes chevauchent les unes sur les autres. La respiration de ce malade, courte et surtout augmentée d'amplitude par la douleur, s'est inscrite de cette manière.

Observation 16 (*Prostatique à la deuxième période*).

Bé., 65 ans (salle Velpeau, lit 12). Tumeur blanche du genou gauche à 16 ans.

Amputation de la cuisse gauche à 19 ans.
Le malade conserve des fistules autour de son moignon et de la hanche gauche.

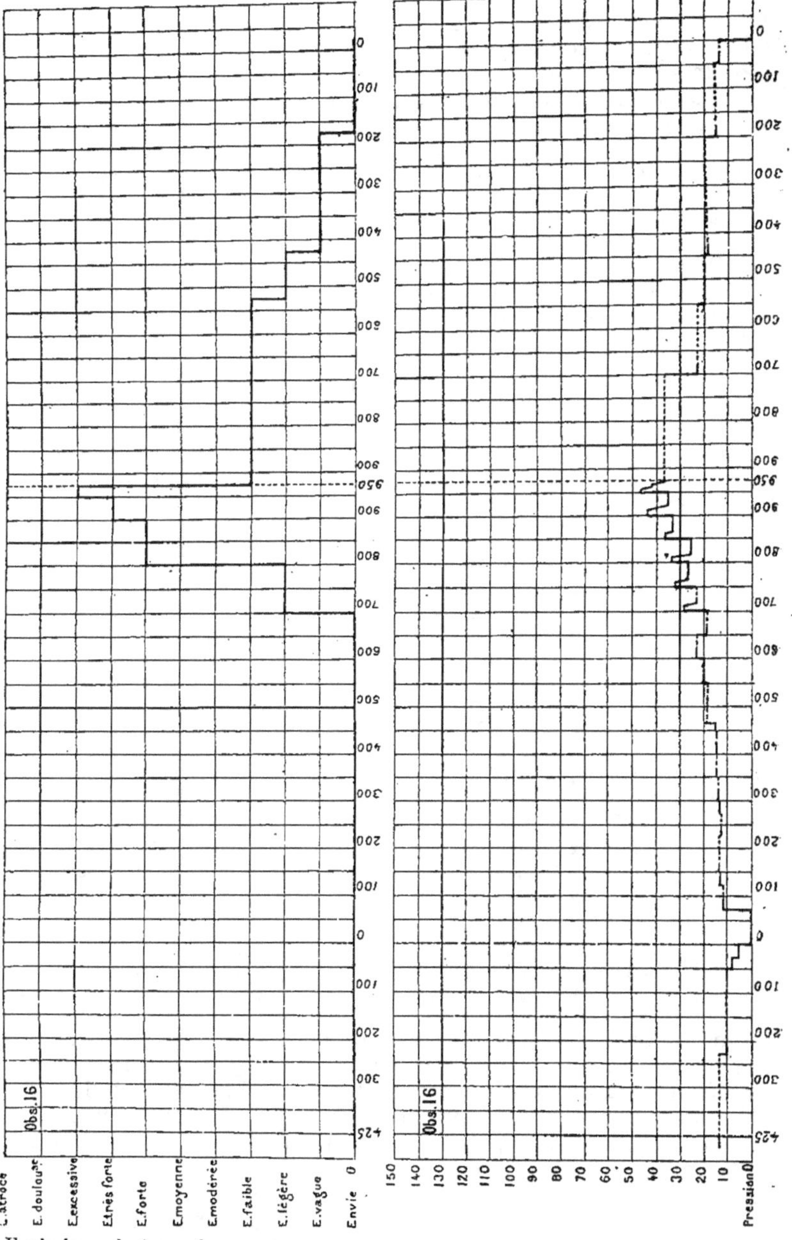

Il n'a jamais toussé.
Depuis longtemps déjà, il était obligé de se lever 4 ou 5 fois par nuit, quand,

il y a 15 jours, à la suite d'un embarras gastrique, et sans cause appréciable, il fut pris subitement de rétention d'urine complète. A Beaujon, on lui retira 4 litres de la vessie.

Depuis, le malade a des envies fréquentes d'uriner, mais, malgré ses efforts, il ne peut rendre une goutte d'urine.

Prostate très peu grosse.

Rien aux testicules ni aux vésicules.

EXAMEN MANOMÉTRIQUE. — 1° La vessie contenait :

425 grammes.................. Pression.................. 13

Après écoulement de

Grammes.	Pression.
200	10,5
400	8
425	5

2° La vessie étant vide et le manomètre à 0, on injecte

Grammes.	Pression.	Grammes.	Pression.
75	11	700	28 (Envie légère.)
125	12,5	—	23,5 »
150	13	750	31 »
225	12,5	—	27 »
275	13	800	33 (E. forte.)
300	13,5	—	26 »
350	14,5	850	30 »
400	14,5	—	33 »
450	15	900	43 »
500	18,5	—	36,5 (E. très forte.)
550	20	950	47 (E. excessive.)
600	23	—	42
650	19	—	37

3° La vessie est vidée graduellement. Après écoulement de :

Grammes.	Pression.	Grammes.	Pression.
250	22 (E. faible.)	750	16 (E. vague).
400	20 (E. légère.)	900	14 (E. disparue.)
500	125 —	950	0

Observation 16 bis (*Prostatique à la deuxième période*).

M., 76 ans, ouvrier, vient pour la première fois à Necker le 26 janvier 1894 pour une rétention d'urine aiguë et complète ; son observation d'alors comporte les détails suivants : il n'a jamais eu de blennorrhagie. Depuis deux ans il est obligé de se relever la nuit pour uriner, et depuis dix-huit mois il urine fréquemment aussi le jour. Depuis un an surtout la fréquence est plus accentuée (toutes les demi-heures le jour, tous les quarts d'heure la nuit. Depuis un an aussi sont apparues des douleurs pendant la miction, et surtout à la fin. Les urines ont toujours été très claires, le malade n'a jamais été sondé.

On évacue sa rétention d'urine, on constate que le canal est libre avec traversée prostatique longue : la prostate est grosse. Le malade ne pouvant plus

uriner spontanément on lui apprend à se sonder avec une sonde béquille.
Depuis lors il se sonde tous les jours, 3 ou 4 fois par jour.

Le 4 octobre 1894, il revient avec des urines troubles : depuis plusieurs semaines ses urines sont très sales. On lui conseille de venir se faire faire dés

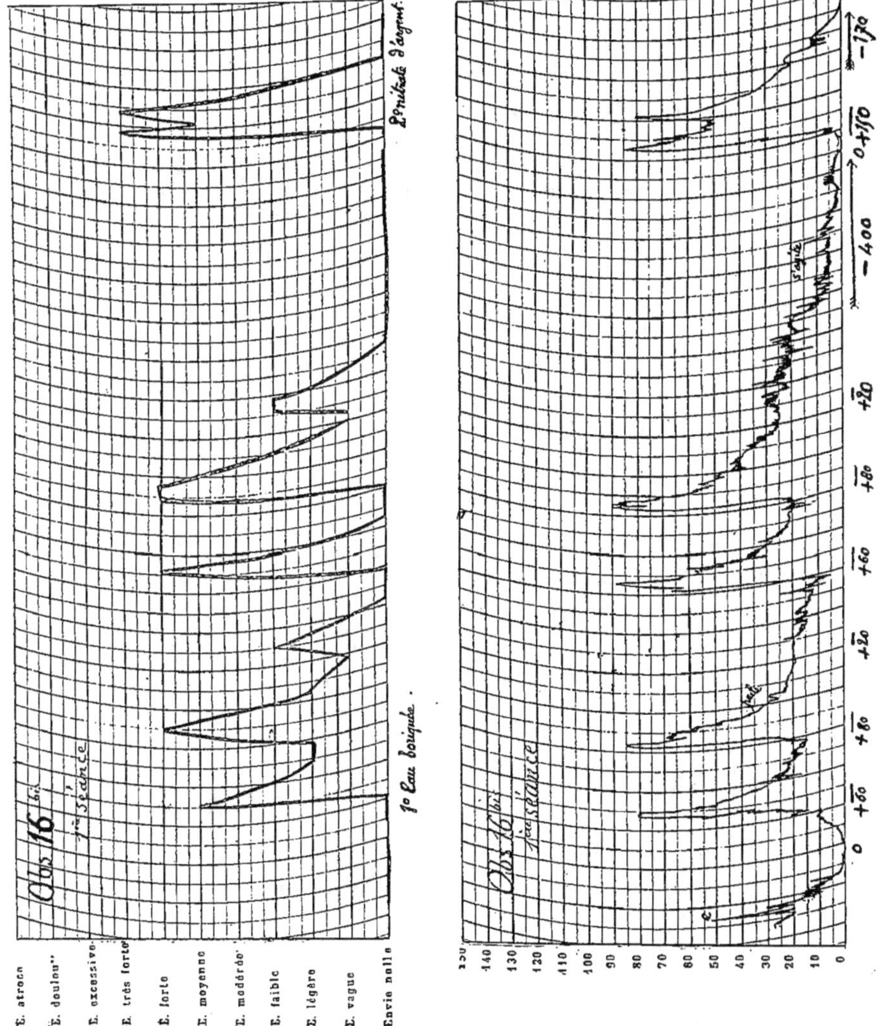

lavages au nitrate d'argent. C'est au cours de ce traitement que nous l'examinons ; les urines sont beaucoup moins troubles, mais pas encore claires.

EXAMEN MANOMÉTRIQUE. — *Première séance* le 27 novembre 1894.

1° Le malade ne s'est pas sondé depuis plusieurs heures. Il n'a point envie d'uriner. La sonde est introduite et le manomètre marque 27. Nous demandons au malade de faire effort et la pression monte à 53, sans envie. Nous laissons le liquide s'écouler, et nous voyons qu'il y avait 200 grammes dans cette vessie. La vessie étant vide et le manomètre à 0, nous injectons d'abord 60 grammes. Immédiatement la pression monte, et en une demi-minute atteint 81, envie *moyenne*. Nous cessons l'injection et la pression redescend jusqu'à 15, envie légère. Une nouvelle injection, de 80 grammes, est poussée : elle détermine encore une rapide ascension du manomètre à 84,

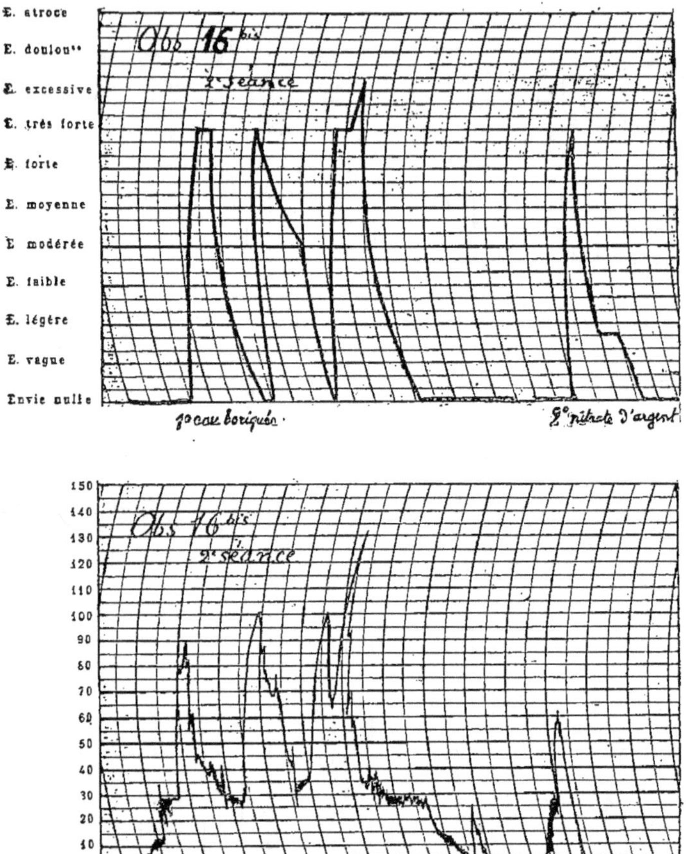

envie *forte*. L'injecte cesse, la pression descend rapidement à 30 puis à 20, envie *vague*. L'injection de 20 grammes détermine à peine une variation de un centimètre, mais avec envie *faible*. Puis l'envie disparaît et la pression, après plusieurs oscillations, descend à 6.

Nous injectons 60 grammes et rapidement la pression remonte à 65, envie *moyenne*, et à 89, envie *forte*. L'injection est arrêtée, tout descend, envie à 0, pression à 21, et même, dans une oscillation, à 10. Nouvelle injection de 80 grammes : pression 90, envie *forte*. L'injection cesse : envie et pression descendent : l'injection de 20 grammes fait remonter l'envie, de *vague* à *faible*.

et la pression, par oscillations, de 25 à 31. Puis, toujours oscillant, la pression descend à 20, envie nulle. Nous évacuons alors la vessie, la pression baisse en oscillant, et nous recueillons ainsi 425 grammes de liquide.

2° Immédiatement après, nous injectons 120 grammes de nitrate d'argent à 1/500. La pression monte rapidement à 85, envie *très forte;* l'injection cessée, la pression descend à 50, envie *moyenne,* puis remonte à 80, envie *très forte;* puis elle redescend à 0, ainsi que l'envie. Il s'écoule 170 grammes.

Il est intéressant de noter que lors de l'injection de nitrate, la vessie s'est contractée une seconde fois, à 45 secondes d'intervalle malgré l'absence d'une nouvelle excitation : ceci doit tenir à l'excitation plus intense produite par le nitrate : avec l'eau boriquée, nous n'avions pas vu chez lui ces retours de contraction, caractéristique des vessies suffisantes.

Deuxième séance le 29 novembre 1894.

1° La vessie étant vidée et le manomètre au zéro, on injecte 150 grammes. La pression monte par oscillations très étendues (de 6 à 8 centimètres) produites par les mouvements respiratoires, jusqu'à 19, envie légère, puis rapidement et par contraction vésicale à 90, envie *très forte.* L'injection cesse et la pression descend en oscillant jusqu'à 26, envie nulle. On injecte 50 grammes, la pression monte d'une traite à 100, envie *très forte.* La pression a monté encore pendant 5 secondes environ après la fin de l'injection. Le manomètre redescend (après un petit crochet remontant à 76, envie *modérée*) à 30, envie nulle. On injecte encore 70 grammes et la pression monte à 90, envie *très forte*, puis redescend à 63, sans que l'envie diminue, puis à 132, envie *excessive.* Le manomètre redescend à 91 puis à 66, et à 32, envie vague. Nous évacuons la vessie, qui se vide avec des oscillations dues aux mouvements respiratoires. Il s'écoule 300 grammes.

2° Injection de 150 grammes de nitrate d'argent : le tracé présente d'abord des oscillations respiratoires, puis une ascension rapide à 62, envie *très forte ;* le manomètre descend brusquemment à 2, puis oscille et revient à 0. Il s'est écoulé 270 grammes. L'injection avait été faite par petits coups de piston brusques, injectant de 20 à 30 grammes.

Observation 17 (*Prostatique à la troisième période*).

Fr., Constant, 62 ans, interprète (salle Velpeau, lit n° 11). Première blennorrhagie il y a 43 ans, bien guérie. Il y a 3 ans, soigné à Rouen pour de la difficulté à uriner. Depuis lors il se sonde, et actuellement toutes les 2 heures.

Il y a 2 jours, il ne peut passer sa sonde, et entre à l'hôpital.

Urines troubles, surtout purulentes à la fin.

Prostate douloureuse du côté droit, et légèrement augmentée de volume de ce côté, au palper combiné.

Canal libre jusqu'à la prostate. Une olive 12 pénètre ensuite facilement jusqu'à la vessie : il n'y a aucun relief, ni médian, ni latéral, formé par la prostate.

Une sonde molle pénètre facilement.

La vessie est à colonnes multiples.

EXAMEN MANOMÉTRIQUE. — 1° Le malade a été sondé il y a 1 h. 30. La vessie contient

100 grammes....... Pression........ 5,5 (avec envie faible).

Après écoulement de

Grammes.   Pression.

60 3

80 6

100 0

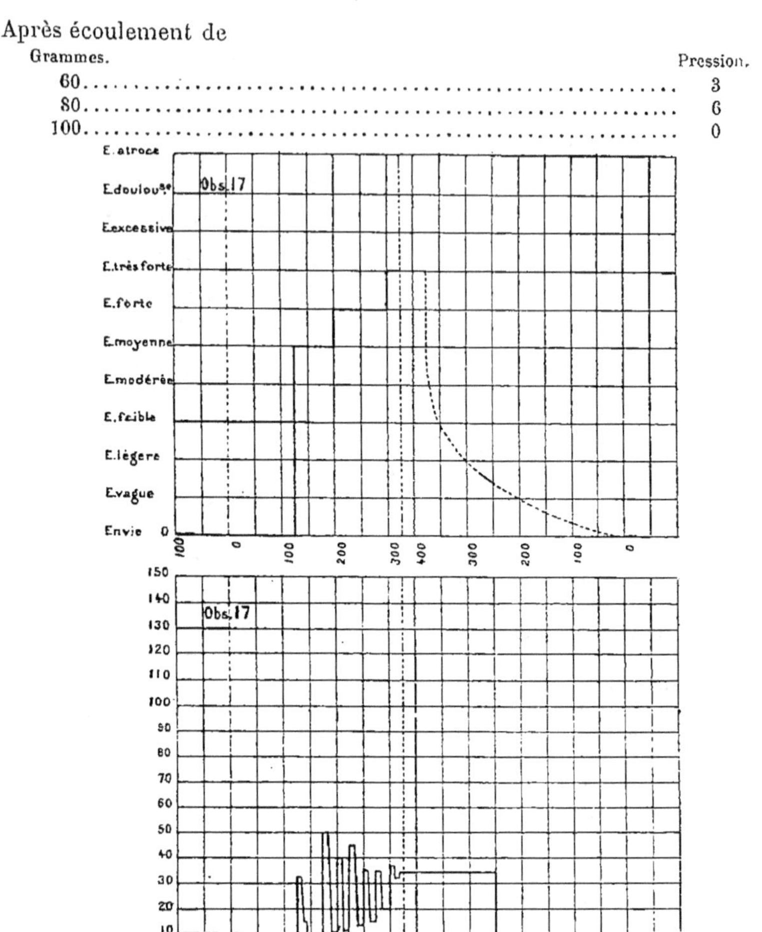

2° La vessie étant vidée et le manomètre à 0, on injecte

Grammes.	Pression.	Grammes.	Pression.
50	4	225	46 (E. très forte.)
100	5	—	12,5 (E. faible.)
125	33 (E. moyenne.)	250	35 (E. forte.)
—	15 (E. faible.)	—	14 (E. faible.)
—	8 (E. légère.)	275	36 (E. très forte.)
165	50 (E. forte.)	—	20 (E. moyenne.)
—	11 (E. légère.)	300	38 (E. excessive.)
200	40 (E. forte.)	—	32 (E. douloureuse.)
—	11 (E. faible.)	—	34

3° La vessie est vidée graduellement. Après écoulement de

Grammes.   Pression.

150 . . . . 6 (E. faible).

400 0

Observation 17 *bis (Prostatique 3e période, incontinence nocturne et diurne).*

L..., 69 ans, charretier, entre le 17 décembre 1893, salle Velpeau, n° 27.
Il entre pour de l'incontinence nocturne et diurne.

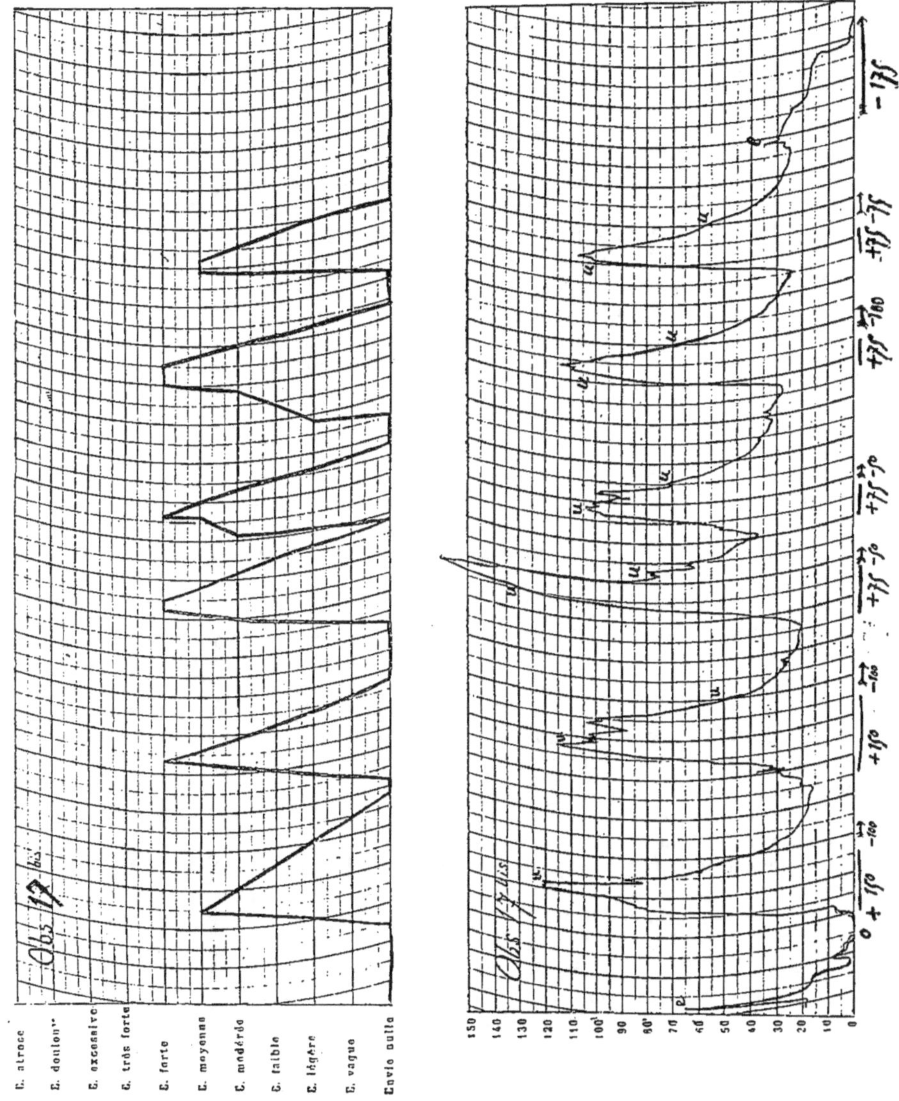

Rien à noter dans les antécédents héréditaires : lui-même a contracté la
blennorrhagie il y a 20 ans, et une balanoposthite il y a 25 ans.
Depuis longtemps (sans pouvoir préciser) il se lève la nuit pour uriner :
les mictions, fréquentes la nuit, le sont aussi le jour. Jamais de rétention.

Peu à peu l'incontinence diurne et nocturne s'est constituée : elle ne date que de 4 mois. Il a été soigné pour la première fois à Laon, en septembre 1894.

Le canal ne présente pas de rétrécissement : l'olive 21 n'est arrêtée qu'au niveau de la région prostatique; la prostate est grosse et dure; la vessie ne se vide pas, le malade se sonde lui-même. Les urines sont assez claires. Rien du côté des reins.

Après une quinzaine passée dans le service, le malade est envoyé à l'asile de Vincennes.

Examen manométrique. — La vessie étant vidée, on injecte une seringue de 150 grammes.

La pression monte rapidement à + 121, l'envie est *moyenne*, le malade expulse 100 gr. à côté de la sonde. La pression ayant baissé, l'envie ayant disparu, on injecte une 2e seringue de 150 gr. Le manomètre monte à + 115, l'envie est *forte*, le malade urine encore 100 gr. La pression et l'envie ayant encore baissé, nouvelle injection, de 75 gr. La pression monte à + 160, envie *forte*, le malade urine le long de la sonde; il s'écoule ainsi environ 50 gr. On injecte encore 75 gr. pression + 102, envie *forte*, le malade urine 50 gr. une 5e injection puis une 6e, chacune de 75 gr. sont poussées et amènent l'écoulement de 100 gr. la première fois, de 74 gr. la deuxième. Enfin quand l'envie a disparu, la pression étant à + 27, nous commandons au malade un effort, qui détermine un crochet et nous laissons ensuite la vessie se vider de 175 gr. restant.

Observation 17 *ter (Prostatique 3e période, incontinence nocturne et diurne).*

Th., 72 ans, entre le 15 novembre 1894, salle Velpeau. Bonne santé antérieure, pas de maladie grave.

Première blennorrhagie il y a 30 ans, durée 6 semaines.

Seconde blennorrhagie il y a 7 ans, durée 40 jours ; à cette occasion, bubon à l'aine gauche.

Depuis deux ans il urine difficilement et fréquemment. Sondé pour la première fois à Lariboisière il y a 18 mois environ, il s'est toujours sondé depuis, soit continuellement quand il ne pouvait uriner, soit 2 ou 3 fois par semaine, pour se soulager seulement.

Depuis deux mois il a cessé de se sonder.

La fréquence des mictions a été en augmentant, et est bientôt arrivée à toutes les demi-heures.

Il y a 6 mois, il a commencé à perdre ses urines la nuit, et, bientôt après, le jour.

Actuellement le canal est libre, la prostate énorme, les urines troubles mais sans dépôt.

Il a de temps à autre des poussées fébriles.

La vessie ne se vide pas : la miction s'effectue par regorgement ; le malade est obligé de conserser son urinal entre les jambes, car il émet 20 à 30 grammes.

Examen manométrique. — Le 17 décembre 1894.

1° La vessie est vidée, le manomètre est au zéro.

2° On injecte une première seringue de 100 gr., en une minute environ. Dès la moitié à peu près, le malade accuse une envie d'abord vague, puis légère, puis faible, et la pression monte graduellement à + 10.

L'injection cessée, la pression et l'envie continuent à monter un peu.

Une deuxième est injectée : mais, dès le début, la pression en une minute atteint $+$ 74, l'envie devient excessive ; nous sommes obligé de suspendre l'injection. A peine 50 gr. ont été injectés. Le calme revient alors, la pression et l'envie baissent un peu, et nous injectons encore environ 25 grammes. Là encore la pression et l'envie nous arrêtent. Après une légère accalmie, nous repartons, mais la pression monte à $+$ 135,

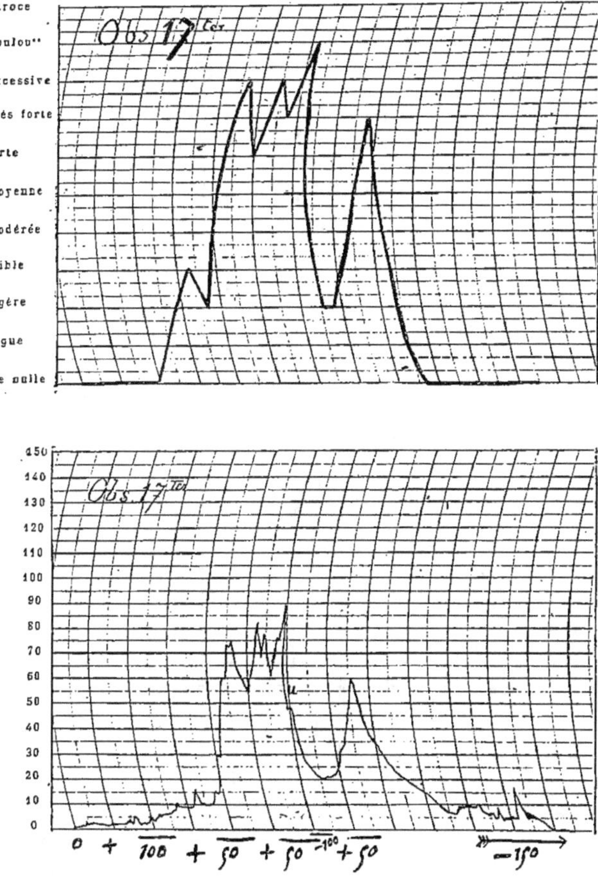

l'envie devient douloureuse, et le malade expulse environ 150 gr. le long de la sonde.

La pression redescend à $+$ 20, l'envie est légère : nous injectons encore 50 gr. La pression remonte à $+$ 60, l'envie est très forte. L'injection cessée, envie et pression décroissent, l'envie disparaît. Un peu après, nous ouvrons le robinet qui permet à la vessie de se vider, et nous recueillons ainsi 150 gr. qui restaient d'urine toutes les 3 ou 4 minutes.

Il ressent à peine le besoin d'uriner, dans ces conditions.

La nuit, ces mictions ne le réveillent pas : il dort peu, mais est rarement réveillé par l'envie d'uriner. Si on le sonde, on trouve en moyenne 350 gr. dans sa vessie.

C'est donc un prostatique à la troisième période, avec incontinence, et chez lequel les mictions se font par regorgement.

Observation 18 (*Prostatique à la deuxième période*).

Pot., 69 ans, voyageur (salle Velpeau). Blennorrhagie il y a 45 ans.

Depuis 3 ans, accuse de la difficulté à uriner.

Il y a 18 mois, rétention d'urine ayant duré 24 heures, soignée par M. Hor-

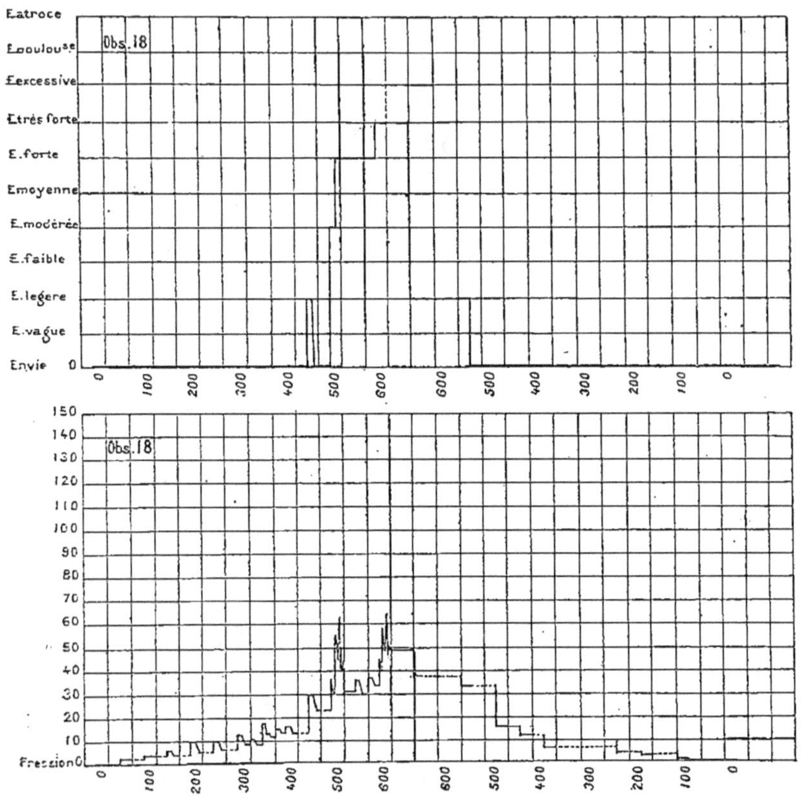

teloup. Depuis lors, il s'est sondé toujours, sauf depuis quelque temps, où il avait pu supprimer le cathétérisme. Tantôt il reste 16 et 18 heures sans pouvoir uriner, tantôt il urine facilement.

La nuit il se lève 2 fois. Le jour il urine 1 fois en moyenne.

Actuellement il ne peut plus uriner que goutte à goutte, la vessie n'a aucune contractilité, et ne se vide pas du tout.

La prostate est normale.

Le rein droit est abaissé, mais non gros. Urines louches.

EXAMEN MANOMÉTRIQUE. — 1° La vessie est vide (le malade vient d'être sondé dans la salle) ;

2° Le manomètre est à zéro.

On injecte

Grammes.	Pression.
50	1,5
100	3
150	5,5
—	4
200	9,5
—	5,5
250	10
—	7
300	12
—	9
325	10,5
—	9
350	18,5
—	14
—	12
375	15
—	13
400	15,5
—	13
450	30 (Envie légère.)
—	23 (E. disparue.)

Grammes.	Pression.
500	37 (E. modérée.)
—	31
—	36
—	34
—	55 (E. forte.)
—	45 »
—	61 »
—	40 »
—	44 »
—	31 »
525	31 »
550	36 »
—	30 »
575	37 »
—	33,5 »
600	45 »
—	40 »
—	59 »
—	48 »
—	63 »
—	58 (E. très forte.

Le malade a la même sensation de besoin que pendant sa rétention d'urine.
3° La vessie est vidée graduellement. Après écoulement de

Grammes.	Pression.
125	34
200	16
250	11,5
300	6,5

Grammes.	Pression
440	3,5
500	2,5
575	0,5
675	0

Observation 18 bis (*Prostatique, deuxième période, en rétention*).

N..., 67 ans, cultivateur, n'a jamais eu de blennorrhagie.

Depuis 5 ans il urine plus souvent et avec difficulté.

Depuis 2 ans il est obligé de se relever 6 à 7 fois par nuit.

La difficulté et la fréquence des mictions augmentent le lendemain des jours où le malade a bu.

Il y a huit jours, sans cause, le malade fait une rétention aiguë et complète : il ne peut uriner que quelques gouttes et reste ainsi 36 heures. Un médecin le sonde alors et lui retire un demi-litre d'urine.

Depuis lors, il s'est sondé lui-même toutes les trois en quatre heures, sans pouvoir uriner spontanément. Jamais il n'a eu de fièvre, l'appétit est conservé, la santé générale est bonne.

Le canal, libre, est un peu irrité par les cathétérismes. La traversée prostatique est longue. Le cathétérisme est facile avec la sonde de Nélaton. Les urines sont troubles, le malade se sondant sans précautions. La prostate est grosse et large. Le malade est artério-scléreux.

Examen manométrique, le 4 décembre 1894 :

La vessie est vidée, le manomètre à zéro. Nous injectons 75 grammes; aussitôt la pression monte à 7, et l'envie est *vague*. 75 grammes sont encore injectés : la pression monte par échelons jusqu'à 26 et même 29, envie *vague*,

puis descend à 16, oscille, et vient à 18, envie *vague*. On injecte 100 grammes,
la pression monte à 31, envie *moyenne* ; à 32, envie *très forte*. On injecte
50 grammes : pression 41, puis 48, envie *forte*. La pression redescend à 40,
la main presse l'hypogastre et fait monter le manomètre à 60. La pression

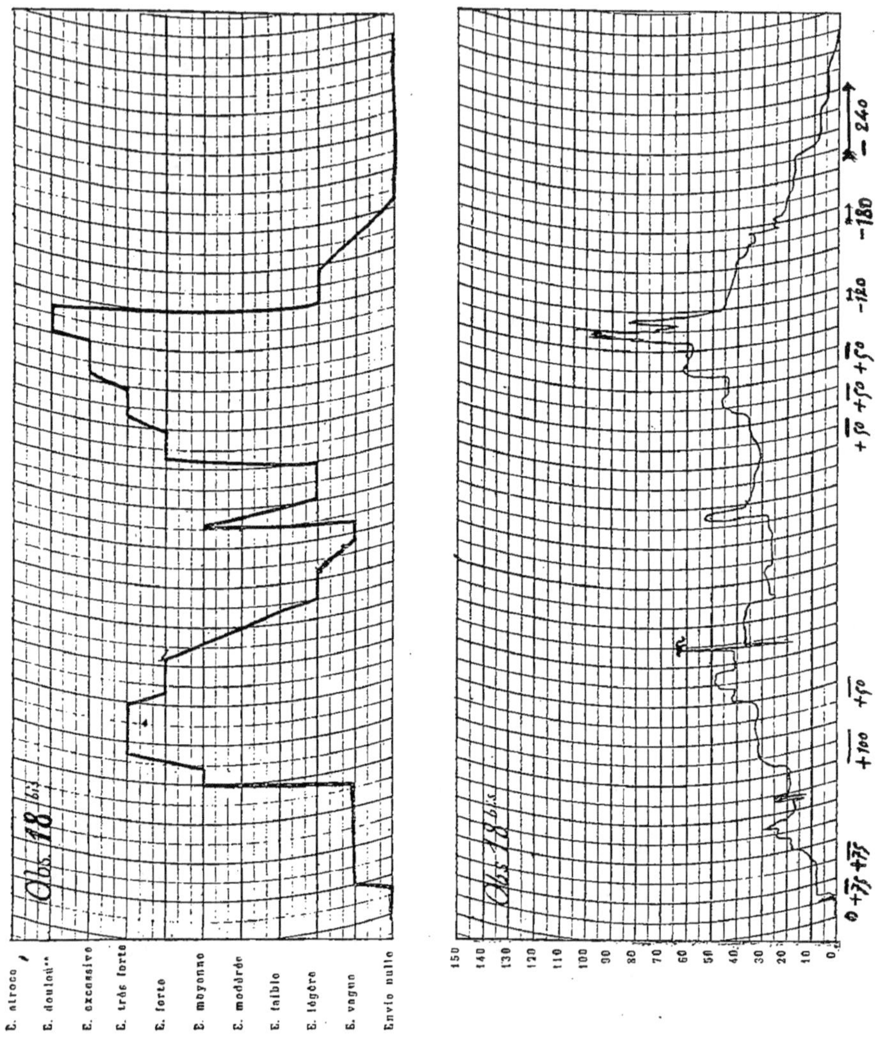

revient à 36, puis à 26, envie *légère* ; à 25, envie *vague*. Subitement, sans
cause, la pression monte à 53, envie *moyenne* ; elle redescend à 36, envie
légère, puis à 30. On injecte 50 grammes, pression 34, envie *forte*. On injecte
50 grammes, pression 45 envie *très forte*. On injecte 50 grammes, pression
61, envie *excessive*, puis 57, puis 98, envie *douloureuse*, et 104, envie *douloureuse*. L'envie reste encore douloureuse pendant que le manomètre descend à 65, car il remonte à 82. Alors nous ouvrons la tubulure d'évacuation,

— 226 —

et rapidement la pression tombe à 45, envie *légère*. Il s'est écoulé 120 grammes.
Nous refermons, la pression descend lentement à 35, envie *légère*. Nous évacuons encore 180 grammes, et la pression baisse à 20, envie disparue, puis
on referme, et elle descend lentement à 18. Enfin, nous évacuons encore
240 grammes, et le manomètre revient à zéro.

Observation 19 (*Cystite tuberculeuse*).

K., Auguste, 16 ans. Rougeole il y a 5 ans. Urines troubles depuis. Mictions
le jour toutes les heures. La nuit 6 fois. A quelquefois des
hématuries. Les urines fourmillent de bacilles de Koch.

Le canal est libre, sauf la portion membraneuse qui
présente un spasme intense.

Prostate grosse, bosselée. Vésicule séminale droite dure
et bosselée.

EXAMEN MANOMÉTRIQUE. — La vessie étant vide et le manomètre à 0, on injecte

Grammes.	Pression.
20	9 (Envie légère.)
30	34 (E. forte.)
40	(Le malade souffre vivement et urine le long de la sonde.)

Observation 19 *bis* (*Calculeux, corps étranger*).

N., 40 ans, marin, entre le 15 janvier 1894, salle Velpeau,
n° 14. Ce malade qui ne présente pour tout antécédent
morbide qu'une blennorrhagie à l'âge de 20 ans, entre à
l'hôpital pour des douleurs hypogastriques avec irradations
dans les flancs et les reins, et qui datent du mois d'août 1891.
Ces douleurs s'accompagnent de fréquence de la miction,
et de légères hématuries, qui se produisent comme les
douleurs à la fin de la miction; le tout, exaspéré par
l'exercice et les secousses, calmé par le repos. De février 1892 à mai 1893, il expulsa à 4 ou 5 reprises différentes, de petits calculs, mais sans en ressentir aucun soulagement.

Cependant en 1893 les symptômes se calment et il
peut reprendre son métier de marin.

L'état était très amélioré quand un jour le médecin qui
le soignait pour sa cystite en lui faisant des lavages depuis 2 ans, s'avisa qu'il
pouvait avoir un calcul, et l'envoya à M. le professeur Guyon.

Le malade entre le 15 janvier : il est dans un bon état général; la cystite
est très atténuée, les douleurs sont peu intenses, la fréquence est faible
(toutes les heures 1/2 le jour, 3 à 4 fois la nuit), pas d'hématuries. Urines
troubles, légèrement alcalines, contenant de nombreuses bactéries.

Le canal admet l'olive 19, qui rencontre quelques anneaux dans la région
périnéale; un peu de spasme à la région membraneuse. Prostate normale.

Rien aux reins. La vessie se vide complètement : elle est très sensible au palper hypogastrique.

On procède à la recherche du calcul : pour cela, on remplit la vessie d'eau boriquée tiède, et on note qu'une *envie légère* se produit à 120 grammes.

On introduit l'explorateur métallique et on cherche le calcul : nous avons nous-même senti une fois le contact du calcul d'une façon positive, mais sans pouvoir le retrouver. M. le professeur Guyon nous en démontra la

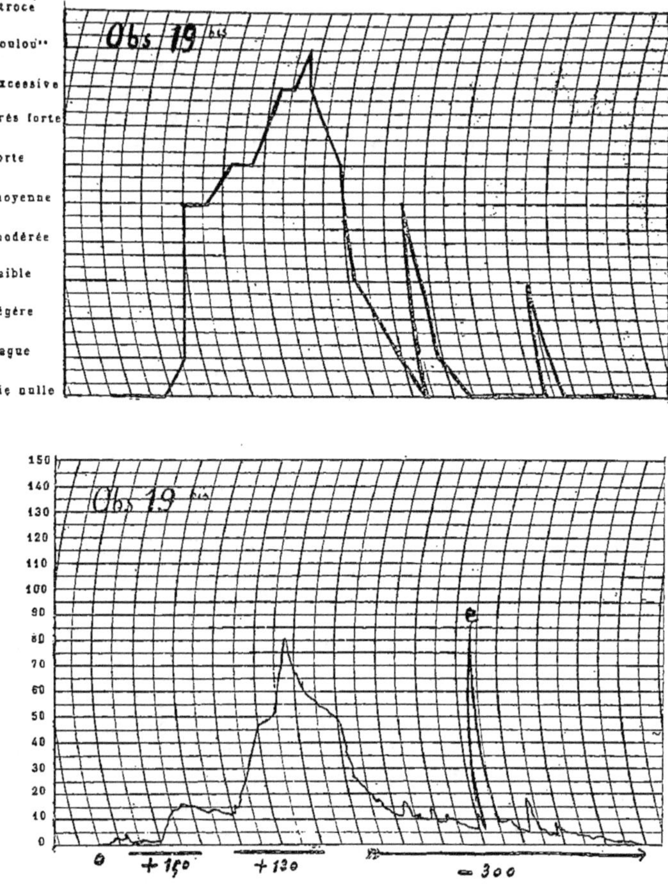

raison : le calcul occupait le sommet de la vessie, et cette situation anormale fit soupçonner à notre Maître un corps étranger.

Le 27 janvier, d'après ses instructions, nous pratiquons l'examen manométrique.

Le 31 janvier, le malade est taillé : on trouve embroché dans la paroi vésicale un poinçon long de 8 c. m. 1/2. autour duquel s'était formée la pierre de 4 centimètres sentie par l'explorateur.

Suites de l'opération parfaites, sauf suppuration des sutures cutanées, le malade est guéri le 9 mars 1894.

C'était donc un calculeux un peu spécial que nous avons examiné, un calculeux bien digne d'être rangé près des névropathes, quoiqu'il n'ait jamais accusé de difficulté à uriner. Chose curieuse, il parut fort étonné quand on lui montra le corps étranger, et nia se l'être introduit.

Examen manométrique.

1° La vessie étant vide, on injecte 150 gr. La pression, d'abord nulle, monte enfin à + 15. L'envie est *vague* d'abord, puis *moyenne*. Une deuxième seringue de 130 gr. pousse le manomètre à + 80, et l'envie devient douloureuse. L'injection ayant cessé, l'envie et la pression redescendent;

2° On vide graduellement, et la pression descend à + 6, présente un petit crochet qui monte à + 17, puis d'autres crochets plus petits, se relève à + 86 par un effort, puis redescend aussitôt à + 8, présente un nouveau crochet, de + 5 à + 17, et décroît jusqu'à 0. L'envie n'a pas suivi la même courbe : pendant que la pression décroît, on voit avant et après l'effort, deux crochets (envie *moyenne* et envie *modérée*) indiquant des envies subites : elles correspondent aux deux petits crochets du tracé des pressions, le grand crochet de l'effort n'étant accompagné d'aucune envie.

Observation 20 (*Ataxie*).

G., 30 ans, livreur. Syphilis il y a 12 ans, blennorrhagie il y a 5 ans.

Depuis 5 ans, le malade accuse de la *difficulté à uriner*, sans douleurs ni hématurie; la *miction* est *retardée* et *interrompue*.

Depuis un an sont survenues des douleurs fulgurantes dans les membres inférieurs, une constipation opiniâtre, et une difficulté plus grande de la miction, toujours sans douleurs.

Il n'a consulté qu'il y a 8 jours, pour cette difficulté de miction, et le médecin en ville l'a sondé.

Actuellement, pour uriner, il est obligé d'attendre, de s'accroupir, et de pousser très fort; et souvent le jet s'interrompt.

Cependant le canal est libre, sauf un spasme notable de la région membraneuse; la vessie se vide et ne contient pas de calcul. Le testicule gauche est légèrement douloureux, le droit est petit.

La fréquence des mictions est un peu augmentée le jour (7 à 8 fois). Jamais la nuit.

Jamais il n'a uriné sans le savoir, mais quelquefois, le matin surtout, après avoir fini d'uriner, il perd quelques gouttes d'urine, peut-être 5 minutes après (ataxie vésicale).

La démarche du malade nous met sur la voie, c'est un ataxique :

Nous constatons chez lui la sensation de tapis, les signes de Westphall, de Romberg, et les différents signes de Fournier. Sa vue a baissé depuis 1 an. Le signe d'Argyll Robertson est surtout net à l'œil droit, dont la pupille est et reste dilatée. Le malade nous dit qu'il a cette pupille dilatée de naissance et que sa mère est comme lui.

Examen manométrique. Pratiqué 2 fois.

Première séance (eau boriquée). — 1° La vessie contenait sans envie

560 grammes.................. Pression....... 3 (sans envie).

Après écoulement de

Grammes.	Pression.
125	1,5
560	0

2° La vessie étant vidée, le manomètre à 0, on injecte

Grammes.	Pression.		Grammes.	Pression.
90...............	0 (Envie légère.)		600............	7 (**E.** légère.)
160...............	0 »		—	20 » (assis.)
200...............	0 »		—	6 » (couché.)
300...............	2 »		—	33 » (avec effort.)
350...............	2,5 »		650............	6 (E. forte, couché).
450...............	4 »		700............	7,5 »
550...............	6 »			

3° Le malade urine 900 gr. (avec la sonde).

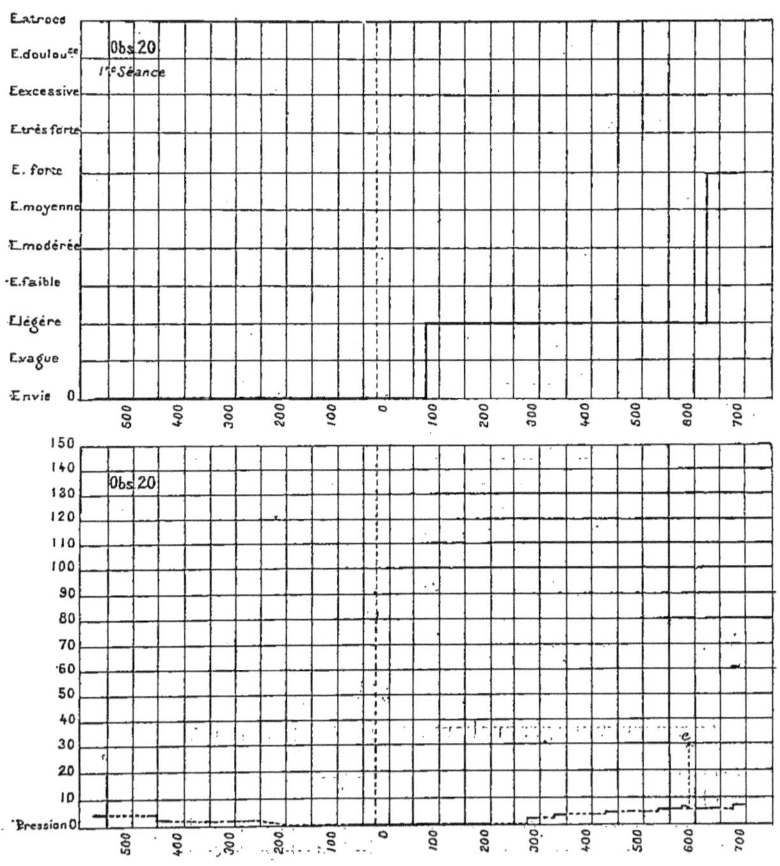

Deuxième séance (Eau simple stérilisée). — 1° La vessie contenait

300 grammes.................. Pression.................. 2

En appuyant sur l'hypogastre, la pression monte à 3,5 et y reste : après écoulement de 150 gr. la pression est 0.

2° La vessie étant vidée et le manomètre à 0, on injecte

Grammes.	Pression.		Grammes.	Pression.
150	2		600	10 (E. très forte.)
250	5 (E. légère.)		—	9
300	3 (E. moyenne.)		—	8
450	7 (E. forte.)			

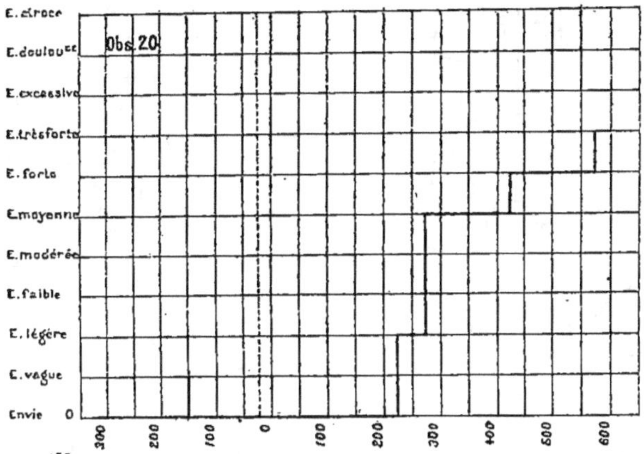

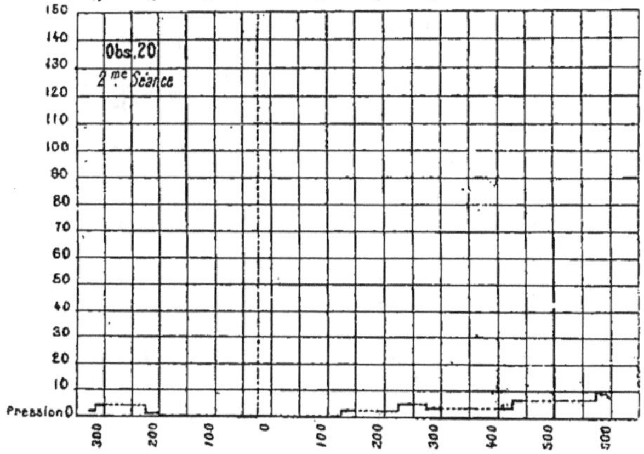

3° La vessie est vidée graduellement : après écoulement de

Grammes.	Pression.
260	4
—	45 (couché, avec effort.)
—	55 (accroupi, avec effort.)

Il faut noter que le malade ne peut pisser que dans cette dernière position.

Observation 20 *bis* (*Tabes*).

H., 54 ans (entré le 5 mars 1894, salle Velpeau, n° 26).
Blennorrhagie à l'âge de 20 ans.

Chancre induré (et acccidents consécutifs) à 32 ans.

Bonne santé générale depuis, sauf quelques accidents syphilitiques et quelques accès de fièvre en Afrique et au Mexique.

Il y a 18 mois, le malade commence à avoir de l'incontinence d'urine, la

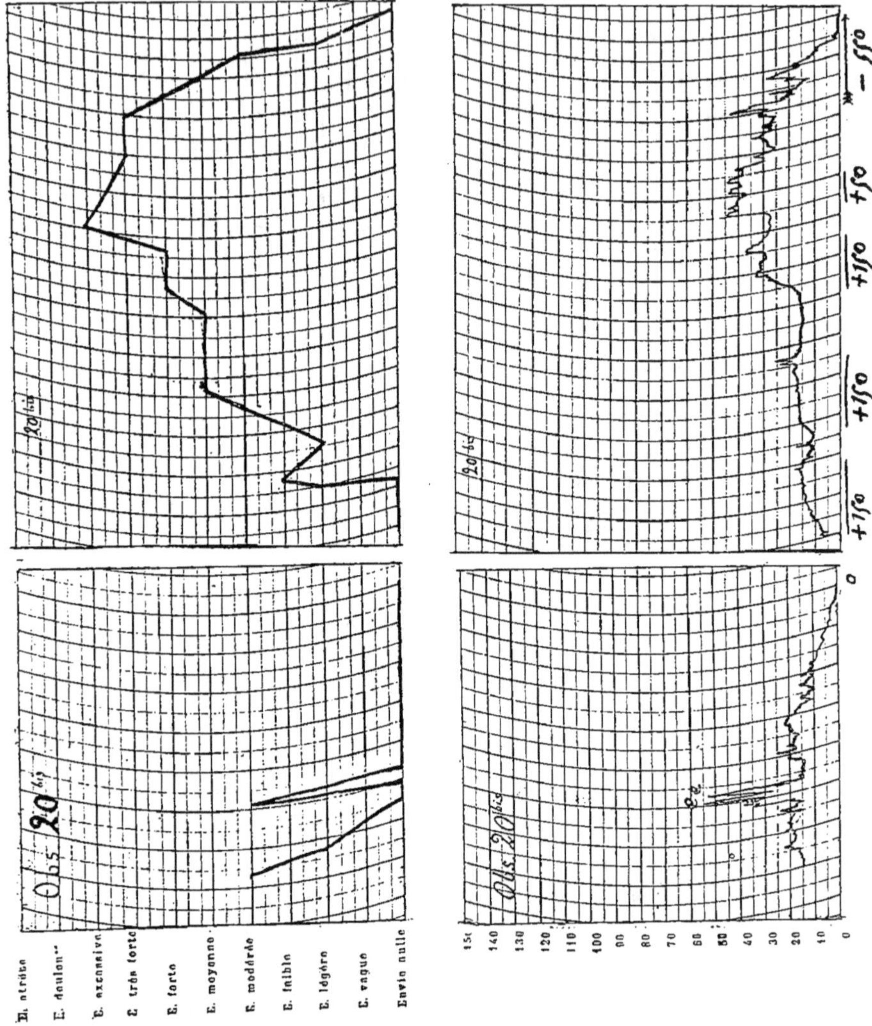

nuit seulement ; d'abord il perdait peu d'urine, et, de juin à septembre 1893, l'incontinence disparut complètement. Elle reparut en septembre 1893, cette fois plus intense. L'incontinence n'existait que la nuit : elle ne réveillait pas le malade qui ne s'en apercevait que le matin. Le jour, pas d'incontinence à proprement parler, mais ataxie vésicale des plus nettes : le malade ressentait des besoins impérieux, douloureux, il entrait dans un urinoir, et, malgré de violents efforts, il ne pouvait uriner; puis il quittait l'urinoir, sans avoir satisfait son besoin, et, quelques instants après, l'urine s'échappait malgré lui. Ces symptômes se produisirent surtout vers octobre et novembre 93. Ils ont été en décroissant depuis, et ont à peu près disparu. Au mois de janvier, après une crise analogue, dans laquelle les douleurs qui accompagnaient l'envie d'uriner avaient été extrêmement vives, il eut une rétention d'urine qui dura vingt-quatre heures, et se termina spontanément. Depuis cette époque surtout, le malade a eu de l'incontinence nocturne et de la difficulté à uriner.

Il y a 8 jours, la difficulté devint telle qu'il urinait seulement quelques gouttes à la fois et les mictions (par regorgement) se reproduisaient toutes les cinq minutes environ le jour : la nuit l'incontinence reparaissait.

Le 5 mars, il vient à la Terrasse où on constate que la vessie remonte presque jusqu'à l'ombilic et qu'il est impossible de passer dans l'urèthre autre chose qu'une bougie filiforme.

Jusque là le malade n'avait jamais été ni soigné ni sondé. C'est donc la première fois qu'il a été sondé.

Le 6, la vessie s'est un peu vidée, on ne peut toujours passer qu'une filiforme.

Le 7 au soir, la bougie filiforme étant sortie, on réussit à introduire des bougies de plus en plus grosses jusqu'au n° 19.

L'incontinence fut très atténuée la nuit suivante, et disparut complètement la nuit d'après, pour ne plus reparaître.

En même temps, la fréquence des mictions a totalement disparu, et la vessie se vide presque complètement. Les douleurs au début de la miction ont également beaucoup diminué.

On peut alors examiner le malade, et on constate que l'urèthre est sensiblement libre.

Il existe à peine un léger rétrécissement périnéal; mais il présente un spasme violent de la région membraneuse.

La prostate est légèrement développée. La vessie ne se vide pas encore complètement : elle est peu sensible à la tension et admet 400 grammes sans que se produise l'envie d'uriner. Du côté du système nerveux on trouve des signes certains de tabes à la période préataxique : il existe un myosis assez prononcé, surtout à droite : le signe d'Agyll Robertson est constaté; la vue a baissé beaucoup depuis deux ans.

D'autre part le réflexe pharyngé est aboli, les réflexes patellaires sont très diminués. Le malade se tient mal sur un pied, descend difficilement les escaliers, a la sensation de tapis ; il se fatigue en marchant depuis environ un an; il se plaint de douleurs en ceinture, surtout accentuées au moment des envies d'uriner, et de douleurs fulgurantes dans les membres inférieurs. Cependant comme il a des varices très développées, ces douleurs perdent beaucoup de leur netteté. Tous ces symptômes ont apparu il y a un an environ, quelques mois après le début de l'incontinence. Le seul symptôme qui ait précédé l'incontinence est l'affaiblissement de la vue.

La syphilis, contractée en 1854, est évidente, et le malade présente un beau type de langue de Saison-Clarke.

Examen manométrique (11 mars 94). La vessie contient 300 grammes d'urine, à la pression + 15, *envie modérée*. On laisse écouler très lentement (en 6'). L'envie décroît d'abord puis disparaît, puis revient un instant et disparaît définitivement.

On remarque dans le tracé de pression, deux crochets très élevés (*e* et *e'*); ils indiquent deux pressions obtenues en faisant faire effort au malade comme pour uriner. Au premier crochet (*e*), nous avions introduit le doigt dans le rectum ; au deuxième (*e'*), nous l'en avions retiré. Les deux efforts avaient été identiques, et l'on voit que l'influence du toucher rectal (à condition que le doigt ne comprime point l'urèthre) est absolument nulle (1).

2° La vessie est vide, la pression à 0 : on injecte une seringue de 150 grammes. La pression monte brusquement à + 8, puis graduellement à + 18. L'envie, longtemps nulle, devient *légère* puis *faible*, puis *légère*. Une deuxième seringue de 150 grammes fait monter lentement le manomètre à + 26 ; l'envie devient *modérée*. Une troisième seringue de 150 grammes est injectée : pression + 37, envie *forte*. Une quatrième seringue, de 50 grammes seulement, est poussée : la pression monte à + 44, l'envie devient *excessive*, et nous cessons : la vessie contient alors 500 grammes injectés : nous l'observons pendant 2' et nous voyons l'envie baisser, devenant *très forte*, la pression descendant à + 30.

3° La vessie est vidée : la pression et l'envie baissent rapidement : il s'écoule 600 grammes d'eau.

Observation 21 (*Ataxie, et hypertrophie prostatique, 2ᵉ période*).

T., 54 ans, marchand. Plusieurs blennorrhagies, la dernière à 25 ans. Syphilis en 1874.

Depuis plusieurs années, se lève pour uriner une fois par nuit.

Depuis 6 ans, il sent à peine le besoin d'uriner, il pisse pour ainsi dire par raison.

Depuis 1 an surtout reste très longtemps sans uriner, facilement une journée.

Il accuse, depuis 1 an à peu près, de la difficulté à uriner : il a même par moments de courtes rétentions.

Depuis 15 jours, il accuse en outre une légère incontinence d'urine (il urine quelques gouttes quand il fait un mouvement). La nuit il a quelquefois aussi de l'incontinence.

Le canal est libre, avec un léger spasme et une hyperesthésie membraneuse considérable.

La vessie ne se vide pas (résidu 700 gr.). Urines claires (n'a jamais été sondé). Prostate de volume et de consistance moyens.

Le malade accuse en outre des douleurs fulgurantes dans les membres inférieurs, depuis 1 an — des douleurs en ceinture qui, s'étant montrées autrefois, puis ayant disparu, ont reparu il y a 2 jours.

Il a des érections fréquentes mais une diminution très nette des sensations génésiques dans le coït.

Les réflexes rotuliens sont exagérés, la sensibilité cutanée à la piqûre est normale. Pas d'inégalité pupillaire. Pas de troubles des sens. Bon état général. On relève les signes de Romberg, d'Argyll Robertson et de Fournier. Anesthésie pharyngée, myosis.

Le malade n'a pas uriné au lit étant enfant.

Examen manométrique. — *Première séance.* — 1° Le malade avait uriné 2 h. 1/2 auparavant.

La vessie contient

Grammes.......... 550   Pression.......... 7 (E. vague.)

(1) Nous avons insisté sur cette expérience à la page 70.

Après écoulement de

Grammes.	Pression.	Grammes.	Pression.
125	5	500	5
300	6	550	0

2° La vessie étant vidée et le manomètre à 0, on injecte

Grammes.	Pression.	Grammes.	Pression.
150	15	550	50 (E. très forte).
200	17,5	—	36 (E. moyenne).
250	21	600	50 (E. très forte).
300	24 (E. légère).	—	40 (E. moyenne).
350	28	650	52 (E. très forte).
400	32 (E. moyenne).	—	42 (E. moyenne).
450	40 (E. forte).	700	57 (E. très forte).
—	35 (E. moyenne).	—	49 (E. forte).
500	45 (E. très forte).	750	66 (E. excessive).
—	35 (E. forte).	—	59 (E. très forte).

3° La vessie est vidée graduellement. Après écoulement de

Grammes.	Pression.	Grammes.	Pression.
150	24 (E. légère).	500	11
300	16 (E. vague).	700	7
450	12,5 (E. disparue).	800	0

Deuxième séance. — Le malade a uriné 3 heures auparavant, mais il lui est impossible d'uriner, sans que le bégaiement urinaire soit pour rien dans cette impossibilité.

1° La vessie contenait

Grammes.......... 500   Pression.......... 15 (Sans envie).

Après écoulement de

Grammes.	Pression.	Grammes.	Pression.
100	13	350	10
200	11	500	7

2° La vessie étant vidée, le manomètre ramené à 0, on injecte

Grammes.	Pression.	Grammes.	Pression.
50	10	400	17,5
100	11	450	17,5 (E. vague).
150	13	500	30 (E. modérée) (1).
200	14	—	28,5
250	15	550	45 } (E. légère) (2).
300	16	—	32 }
350	18	600	46 (E. forte).
400	21	—	41

(1) Le malade dit que ses envies d'uriner ne dépassent guère cette intensité.
(2) La pression descend très lentement de 45 à 32, presque 2 minutes.

Le malade ayant dit qu'il pouvait uriner, on lui retire la sonde, la pression étant à 41 : mais il ne peut uriner que 15 grammes même en position accroupie, d'ailleurs l'envie a presque disparu.

La sonde étant remise, la pression est

Grammes 585   Pression .... 24, 5 (E. forte).
19

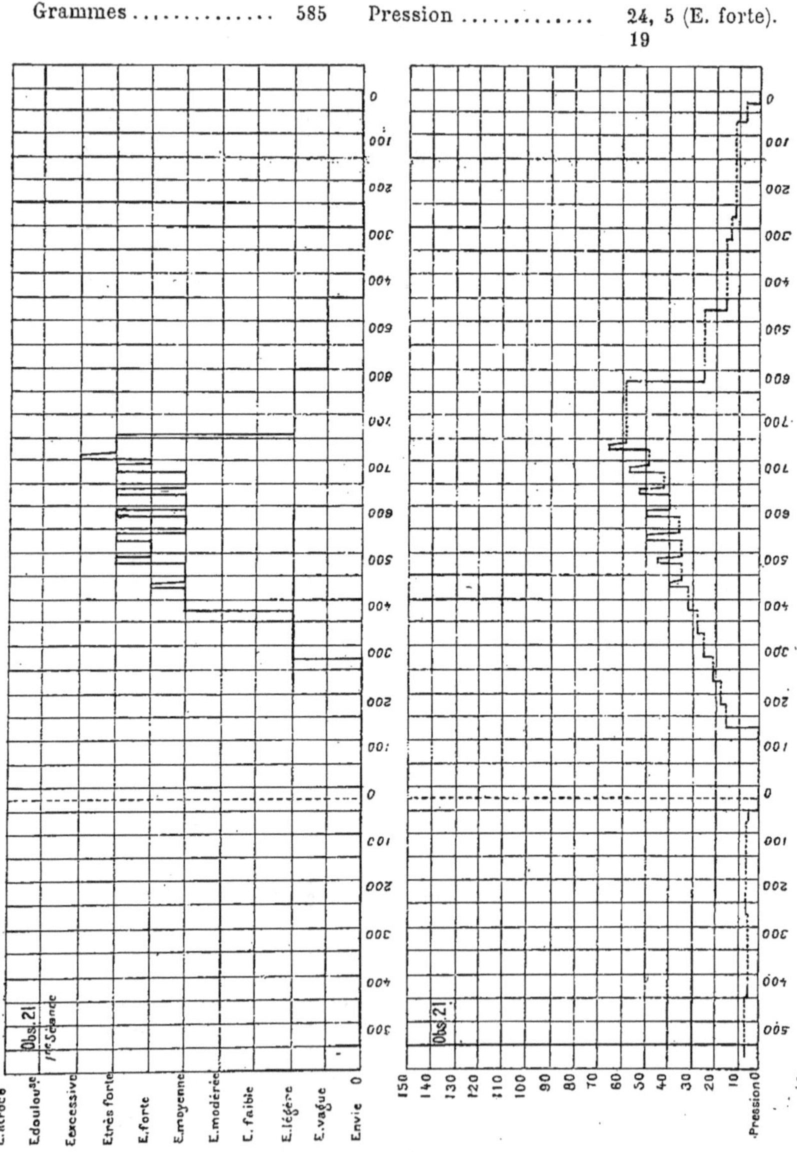

On injecte de nouveau du liquide

Grammes.   Pression.
700 ....   41, 5 (E. forte).
—   35   »

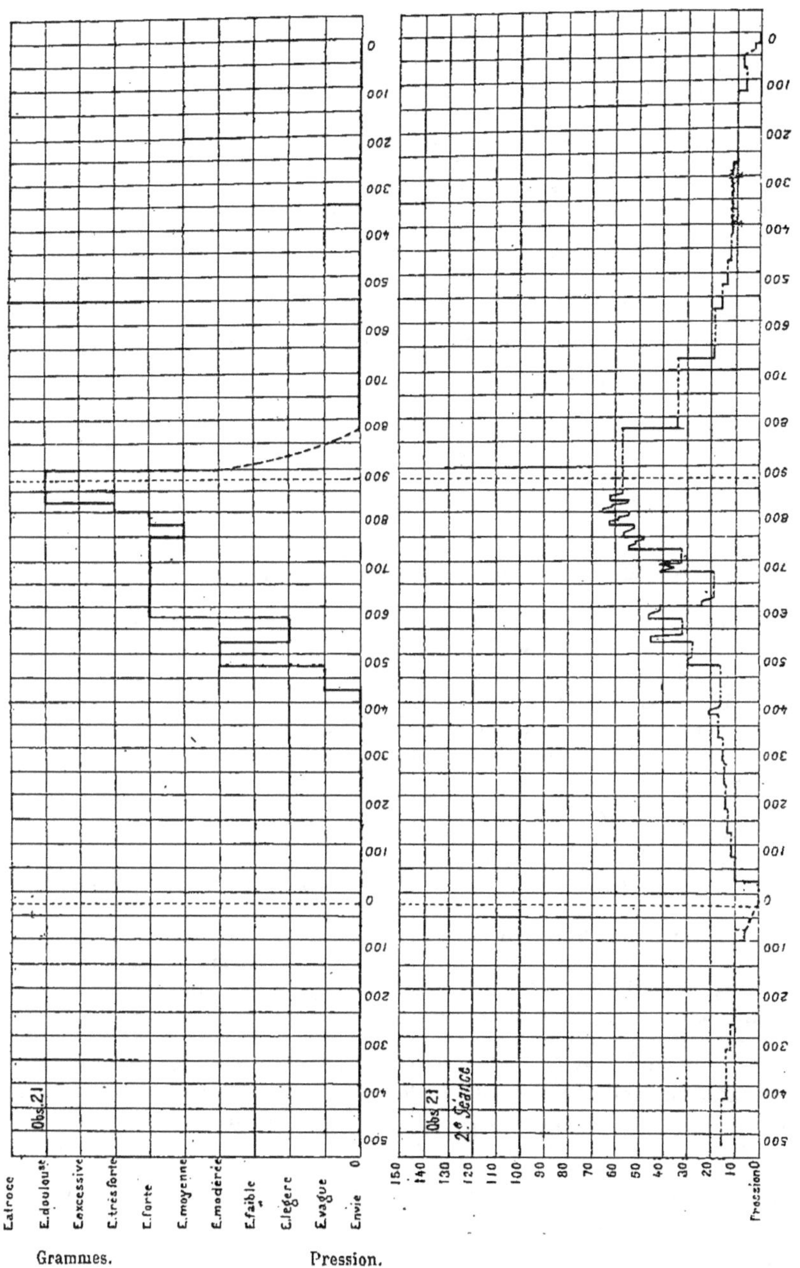

Grammes.		Pression.	
700.....................		41 (E. forte.)	(Reste 2 minutes à cette pression).
—.....................		37	»
750.....................		54	»
-.....................		52	»

Grammes.	Pression.
750	48 (E. forte.)
775	57 (E. moyenne).
—	52
800	62 (E. augmente).
—	59
—	55
825	64 (E. augmente).
—	61
—	55
850	62,5 (E. douloureuse).
—	58

3° La vessie est vidée graduellement. Après écoulement de

Grammes.	Pression.	Grammes.	Pression.
110	34 (E. disparue).	500	11,5
250	19	650	10,5
350	16	800	7,5
400	13	850	8
450	12	900	2

Observation 21 *bis* (*Tabes, période préataxique*).

O.., 36 ans, électricien, vient consulter pour de l'incontinence nocturne.

Pas de maladies nerveuses dans sa famille. Trois blennorrhagies (à 19,23 et 30 ans). Chancre induré, avec bubon suppuré, en même temps que la première blennorrhagie, il y a 14 ans. A la suite il présenta de la roséole, des plaques muqueuses et quelques éruptions cutanées.

Il y a 6 ans environ, iritis syphilitique de l'œil gauche.

Il y a 4 ans, début de l'incontinence nocturne qui dure encore, jamais d'incontinence diurne.

Depuis un an la vue a baissé, la vision se brouille dès qu'il veut lire ; de la même époque date la tendance à se fatiguer en marchant; la démarche est moins assurée, surtout dans la pénombre : dans l'obscurité elle est devenue impossible.

Soigné jusqu'à ces temps derniers par M. le Dr Landowsky, le malade est venu consulter à Necker il y a environ un mois. Depuis ce temps, il est électrisé par M. le Dr Courtade (faradisation, un pôle sur l'hypogastre, l'autre alternant sur les reins et le périnée).

L'incontinence est un peu améliorée depuis lors.

Au point de vue tabes, le malade présente les symptômes suivants :

Signe de Romberg, de Westphall ; le signe d'Argyll Robertson n'est pas absolu, le malade n'est pas gêné pour monter ni descendre les escaliers. La démarche est assez assurée : il talonne peu et fauche peu, mais il perd un peu l'équilibre en se retournant.

La miction se fait bien, sans efforts ; pas d'ataxie vésicale, jamais de rétention d'urine, les mictions se font 4 à 5 fois par jour.

Au point de vue génital, il a présenté de l'hyperexcitabilité il y a 4 et 5 ans, mais depuis, les érections ont peu à peu disparu, et depuis un an il n'a pas eu de rapports sexuels.

EXAMEN MANOMÉTRIQUE, le 4 décembre 1894.

1° La vessie contenait 300 grammes, sans envie, à la pression 7. L'examen est fait avec une sonde conique n° 14, en raison de l'étroitesse considérable du méat. Nous employons le robinet à trois voies, comme dans les expériences des observations de la première série.

Sous l'influence de la sonde, le malade ressent une sorte de cuisson (con-

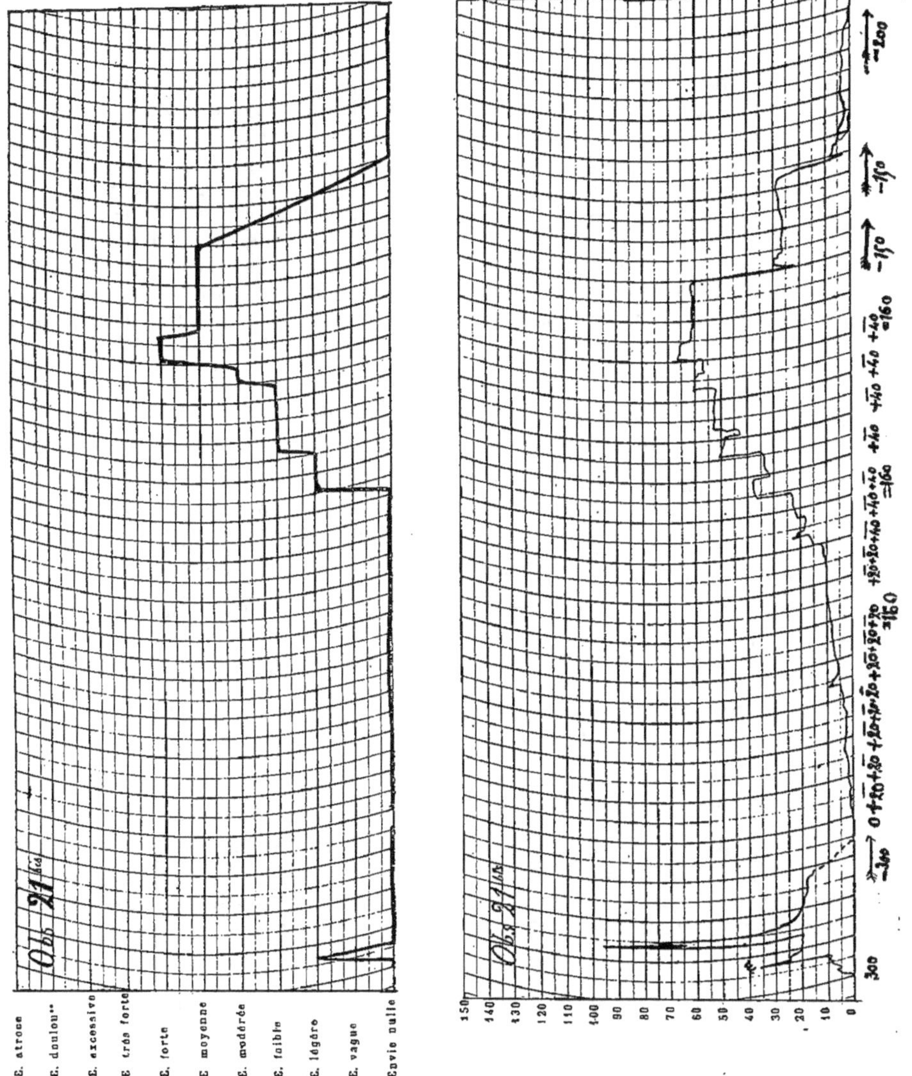

tact) qui lui fait croire à l'envie d'uriner ; questionné par nous, il s'observe et nous déclare que ce doit être la sonde, car il n'a pas la sensation habituelle du besoin d'uriner.

Nous pressons de la main sur l'hypogastre, et la pression fait un crochet : elle reste ensuite à 20. Nous demandons au malade de faire effort : la pression monte à 97, sans envie. Elle redescend à 20, puis lentement à zéro tandis qu'on évacue la vessie. L'évacuation étant longue, nous avons fermé le robinet du côté manomètre, et poussé sur l'hypogastre pour aider à l'écoulement de l'urine. C'est ce que nous indiquons en pointillé : il s'écoule 300 grammes, le manomètre arrive à zéro.

2° La vessie étant vidée, le manomètre à zéro, on injecte 20 grammes ; la pression monte à + 1 ; on injecte 20 grammes, puis 20, puis 20, puis 20. La pression est à + 4 ; un crochet du tracé indique une pression de notre main sur l'hypogastre. On injecte encore 20 grammes, puis 20, puis 20. La pression monte à + 10. On injecte 20 grammes, puis 20, puis 40. La pression monte à 15. Un crochet du tracé indique une pression de notre main sur l'hypogastre. La pression reste à + 17. On injecte 40 grammes, pression + 21, puis 40 grammes, pression + 36, envie *légère*, puis + 32, envie *légère*. On injecte 40 grammes, pression + 49, envie *faible*, puis + 44. On injecte 40 grammes, pression + 52, envie *faible*. On injecte 40 grammes, pression + 60, envie *modérée*, puis + 55. On injecte 40 grammes, pression + 66, envie *forte*, puis + 60, envie *moyenne*. On évacue 150 grammes, et la pression tombe à + 29, puis + 25, envie *moyenne*. On évacue 150 grammes, la pression tombe à + 7, envie *disparue*. Il s'évacue encore 250 grammes.

Remarque. — Il faut bien faire attention, sur ce tracé, que le remplissage de la vessie s'est fait au moyen du robinet à trois voies, ce qui fait qu'on lit sur le tracé des ascensions presque brusques et qui ressemblent, à s'y méprendre, à des contractions vésicales. Mais les quantités de liquide injectées sont notées sur la ligne zéro et marquées d'un trait pendant leur durée : on voit donc à quel moment l'injection cesse, par conséquent à quel moment la vessie est remise en communication avec le manomètre, et à quel moment la nouvelle pression de la vessie se transmet à l'appareil ; de là ces changements sinon brusques, du moins rapides de pression. On voit qu'en dehors de ces changements de pression, il n'y a pas une seule contraction vésicale.

Observation 22 (*Ataxie, période préataxique*).

Ch., 45 ans, cocher. A eu plusieurs blennorrhagies. La première il y a 15 ans. La dernière il y a 1 an. Il nie la syphilis.

Actuellement, depuis 8 mois il ne peut uriner qu'en faisant effort : le jet n'est plus vigoureux comme autrefois. Ne se relève jamais pour uriner la nuit.

Il se plaint en outre que les érections ont diminué comme intensité et comme durée ; il a l'éjaculation hâtive. Autrefois il a beaucoup « abusé des femmes » dit-il, et abusé du vin. Maintenant, depuis 6 mois surtout, la puissance génésique a presque disparu.

Canal sain, admet facilement l'olive 19.

Prostate rien. Testicules rien. Urines claires.

C'est un tabétique préataxique ; on remarque chez lui :

Un myosis très accentué.

Un affaiblissement très marqué de la vue depuis 3 ans, pas d'hémianesthésie, ni sensitive ni sensorielle.

Les réflexes pharyngien et patellaire sont abolis. Le crémastérien conservé.

Le signe de Romberg et les différents signes de Fournier ne se retrouvent pas, la démarche est assez assurée.

Mais il y a des douleurs fulgurantes dans les membres inférieurs, et des douleurs en ceinture, peu accusées d'ailleurs.

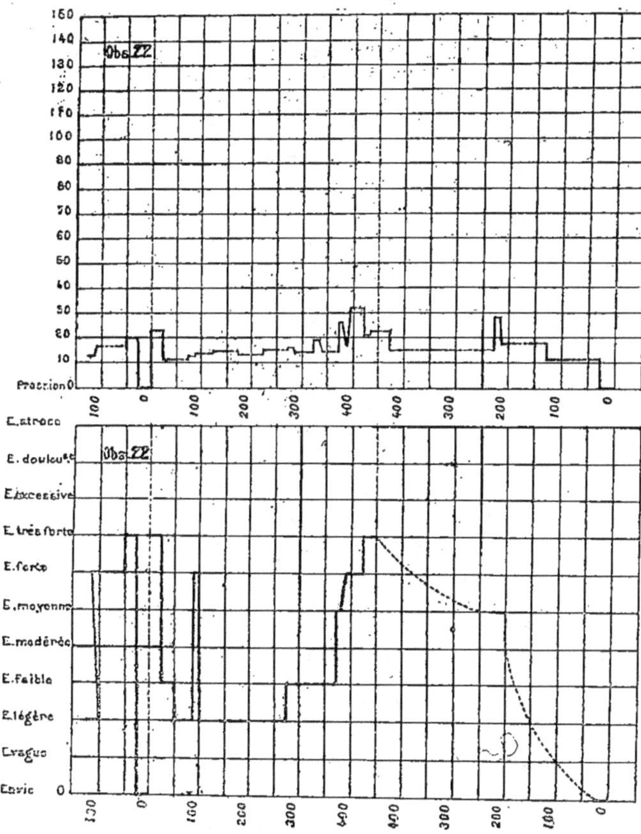

EXAMEN MANOMÉTRIQUE. — 1° La vessie contenait

Grammes.		Pression.
95	……………………………………	13 (E. légère, couché).
—	……………………………………	19 (assis).
—	……………………………………	17 (E. forte, couché).

On laisse écouler

Grammes.		Pression.
85	……………………………………	20 (E. forte, couché).
10	……………………………………	15

La vessie est vide et cependant le manomètre marque + 25. C'est que la vessie est fortement contractée sur la sonde, ce que nous fait supposer d'autre part la sensation de cuisson, plutôt qu'un véritable besoin d'uriner, signalée par le malade, à vide.

2° En vidant le manomètre, on peut le ramener à 0, et nous continuons, en injectant

Grammes.	Pression.		Grammes.	Pression.
10............	23 (E. forte).		350	16 (E. faible, couché).
50............	11 (E. calmée).		—	28 » (assis).
100............	13 (E. légère).		—	15 » (couché).
—	14 (E. forte).		400............	26 (E. moyenne).
150....	15 (E. légère).		—	18 »
200............	13 »		—	32 (E. forte).
250............	16 »		—	69 » (avec|effort).
300............	17 (E. faible).		450............	21 (E. très forte).
350............, .	19 » (couché).			

3° On vide alors graduellement la vessie.
Après écoulement de

Grammes.	Pression.		Grammes.	Pression.
60........	15 (couché).		240............	18 (E. calmée, couché).
—	28 (assis).		—	26 (assis).
120........	27 »		370............	24 —
—	15 (couché).		—	11 (couché).
240........	28 » (E. moyenne).		450............	0

Observation 23 (*Ataxie, période préataxique*).

Val., 39 ans, employé. Blennorrhagie il y a 18 mois. Pas de syphilis. Fièvres intermittentes il y a 15 ans.

Se plaint depuis 1 an de douleurs en ceinture et de difficultés à uriner, surtout le matin. La *miction* est *retardée*.

Le canal est libre (olive 22) sauf une très petite bride bulbaire. On note un léger spasme et une légère hyperesthésie de la région membraneuse.

Prostate moyenne.

Douleurs fulgurantes dans les membres inférieurs et affaiblissement de la vue depuis 1 an.

EXAMEN MANOMÉTRIQUE. — 1° Le malade ayant uriné il y a 1 heure on trouve dans sa vessie

Grammes.............. 35   Pression.............. 5

2° La vessie étant vidée et le manomètre à 0
On injecte

Grammes.	Pression.
50......................	37 (E. modérée, contraction par contact).
—	7,5
75......................	30
—	8
100......................	11,5
—	7,5
125......................	11
—	6
150......................	7 (E. diminuée).
175......................	7
200......................	7
225......................	7
250......................	7

Grammes.	Pression.
275	7,5
300	8,5 (E. modérée).
325	10
350	10
375	10 (E. augmente).
400	10
425	10

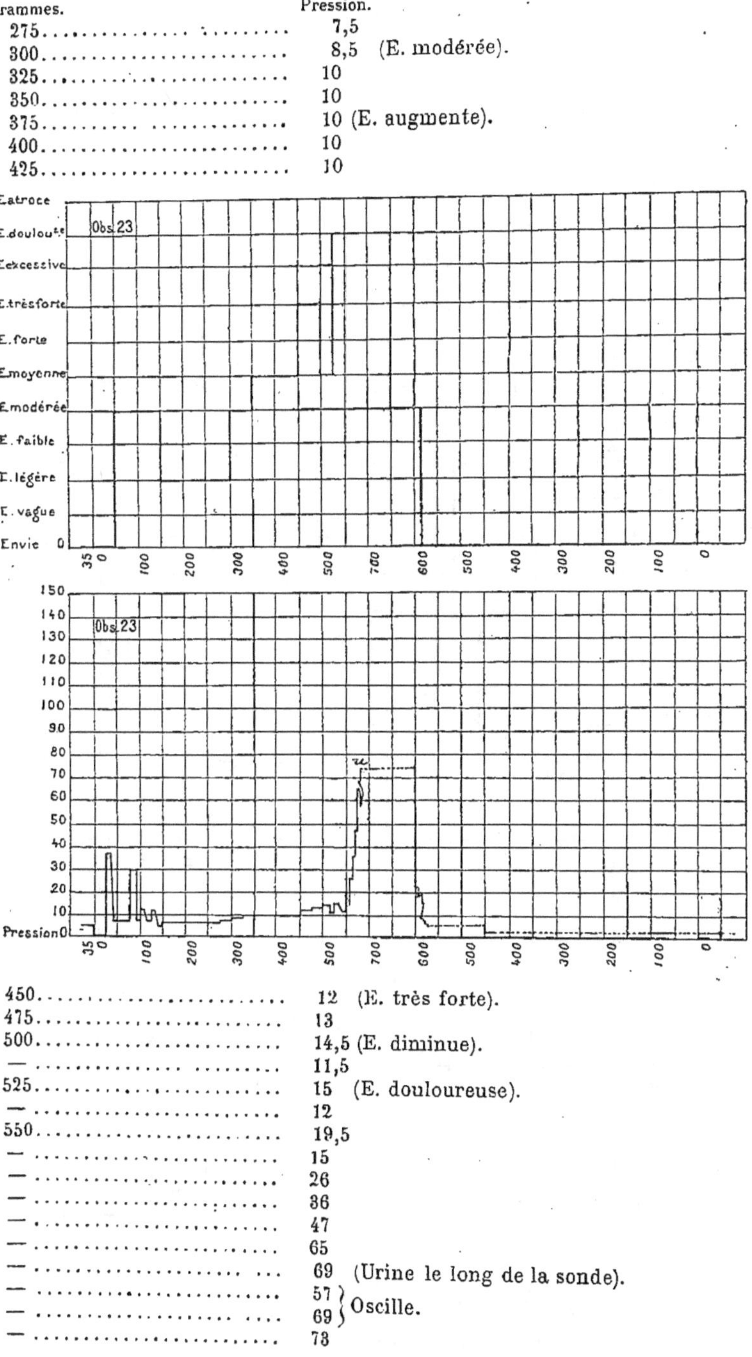

Grammes	Pression
450	12 (E. très forte).
475	13
500	14,5 (E. diminue).
—	11,5
525	15 (E. douloureuse).
—	12
550	19,5
—	15
—	26
—	36
—	47
—	65
—	69 (Urine le long de la sonde).
—	57 ⎰ Oscille.
—	69 ⎱
—	73

3° La vessie est vidée graduellement. Après écoulement de

Grammes.	Pression.		Grammes.	Pression.
100............	23 (E. modérée).		100.........	7,5
—	18,5		—	6 (E. disparue).
—	19,5		250...	2
—	16,5		340.........	1
—	9		600.........	0
—	8			

Observation 24 (*Myélite, probablement tabes à la période préataxique*).

C., 41 ans, accordeur. Blennorrhagie il y a 23 ans, suivie d'uréthrite chronique ayant duré 7 ans.

Il y a 4 ans, syphilis.

Il y a 10 mois, subitement, sans cause, rétention d'urine qui dure

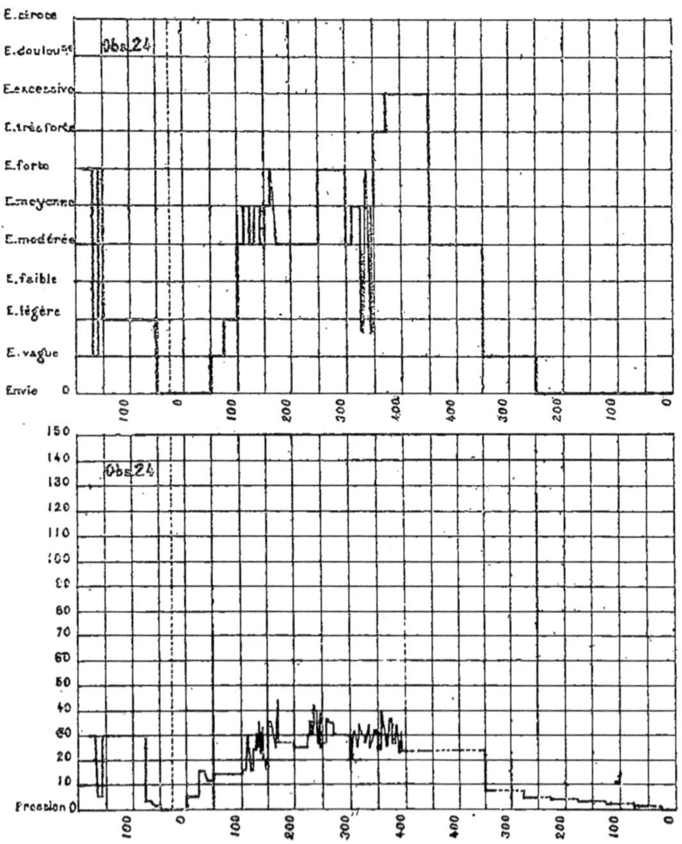

10 heures. Sondé par un médecin, et depuis obligé de se sonder toujours.

Depuis 10 mois, se plaint de difficulté à marcher du côté de la jambe gauche : depuis le même temps, constipation opiniâtre.

Pas de fréquence de miction, pas de douleurs, urines troubles.

Canal assez libre : on sent à peine quelques légères brides bulbaires. L'olive 17 passe. Prostate : le lobe droit est un peu plus dur que le gauche.

Le malade présente de l'anesthésie pharyngée, des vertiges en se levant et en faisant demi-tour, de la gène en descendant les escaliers ; pas de sensation de tapis, pas de douleurs fulgurantes, mais une sensation de froid à la cuisse gauche, et une zone d'hypoesthésie à la jambe gauche, dont la température est sensiblement inférieure à la droite.

Le réflexe crémastérien est aboli : le patellaire est exagéré à gauche. Trépidation épileptoïde des 2 côtés.

Sa vue n'a pas baissé.

Enfin le malade a de grandes difficultés à pousser.

Examen manométrique. — 1° Le malade ne s'est pas sondé depuis 4 heures, il n'a qu'une envie modérée. L'introduction de la sonde augmente cette envie, il a dans la vessie

Grammes.	Pression.
160	30 (E. forte).
—	6 (E. légère).
—	30 (E. forte).

Après écoulement de

Grammes.	Pression.
125	1 (E. légère).
—	2 »
150	0 (E. disparue).
160	0 »

2° La vessie étant vidée et le manomètre à 0, on injecte

Grammes.	Pression.	Grammes.	Pression.
25	3,5	250	27 (E. modérée).
50	13,5	—	39 »
—	10,5	—	26 »
75	13 (E. vague).	275	27 (E. forte).
100	13 (E. légère).	—	37
125	15 (E. modérée).	—	36
—	30 (E. moyenne).	—	30
—	15 (E. modérée).	325	21 (E. modérée).
150	24 (E. moyenne).	—	31 (E. moyenne).
—	31 »	—	25
—	25 »	—	34
—	35 »	—	30
—	23 »	350	27 (E. légère).
—	32,5 »	—	34 (E. forte).
—	20 »	—	25 (E. calmée).
—	17 (E. modérée).	—	31 (E. moyenne).
175	35 (E. moyenne).	375	24 (E. très forte).
—	25	—	40 »
—	44 (E. forte).	—	25 »
—	27 (E. modérée).	—	37 »
225	26 »	400	27 (E. excessive).
250	30 »	—	34 »
—	36 »	—	22 »
—	30 »	—	31 »
—	41 »	—	23 »

3° La vessie est vidée graduellement. Après écoulement de

Grammes.	Pression.	Grammes.	Pression.
125	75 (E. modérée).	350	2
200	5 (E. vague).	400	1
250	4 (E. disparue).	440	0
300	3		

Observation 24 *bis (Mal de Pott. Troubles urinaires).*

L., 60 ans, entre le 20 décembre 1893, salle Velpeau, n° 40, pour une épididymite double : le malade se sonde depuis un traumatisme du rachis remontant à 6 mois.

Le 8 mai 1893, il est tombé du haut d'une toiture (4 mètres de haut) et s'est fait, en même temps qu'une fracture du radius droit, un traumatisme du rachis qui a porté sur la région lombaire.

Les renseignements donnés par le malade sont très vagues : on sait seulement qu'avant la chute il ne souffrait point des reins, que lors de la chute il ne tomba ni sur la tête ni sur le siège, mais sur le côté, sur la main, et qu'enfin, après la chute, il ne put se relever, à cause de ses reins, dont il souffrait assez vivement : néanmoins la paraplégie qui survint après ce traumatisme ne fut jamais complète : ce fut plutôt de la parésie, et le malade en est actuellement guéri, sauf une tendance à se fatiguer très rapidement et à souffrir des reins, et sauf abolition des réflexes patellaires. En outre il présente des troubles urinaires qui ont amené son entrée à Necker. Quant au traumatisme lui-même, on peut hésiter entre une fracture du rachis et un mal de Pott : le traumatisme paraît n'avoir pas été très considérable et la déformation est assez marquée : on constate encore actuellement une légère convexité lombaire, avec voussure du tronc en avant. Il est vrai que le malade affirme n'avoir point eu de douleurs avant l'accident et qu'on ne trouve aucune trace d'abcès par congestion; mais le diagnostic le plus rationnel paraît être : mal de Pott (1). Quoiqu'il en soit, dès le début, le malade eut des troubles urinaires : il commença par faire de la rétention incomplète avec distension et à pisser par regorgement : à Saint-Antoine, où on le soignait de son traumatisme, on le sonda et on lui apprit à se sonder. Actuellement encore il se sonde et ne peut uriner spontanément.

Quant à ses épididymes, ils ont beaucoup plus l'allure et le palper d'épididymes tuberculeux à l'état aigu ou subaigu que d'orchites de cathétérisme. D'autre part on ne relève aucun antécédent, ni personnel, ni héréditaire, ni collatéral, de tuberculose ou de strume. Le toucher rectal ne décèle aucune tuberculose génitale.

En somme c'est un malade chez lequel un affaissement du rachis (affaissement purement traumatique ou survenu à l'occasion d'un traumatisme sur un rachis malade) a déterminé un certain degré de compression de la moelle avec parésie des membres inférieurs et parésie vésicale.

L'urèthre antérieur est sain, large, mais il existe un spasme considérable de l'urèthre postérieur, spasme qui doit concourir à entraver la miction. On est obligé de mettre la sonde à demeure deux jours d'avance pour pouvoir passer la sonde à double courant n° 18.

Examen manométrique (9 janvier 1894).

1° La vessie étant vide, on injecte d'abord trois seringues de 150 grammes chacune. La pression monte peu, l'envie devient *légère*. Au cours de la quatrième

(1) Ce diagnostic nous a été confirmé par M. le professeur agrégé Blum, chez qui le malade avait été soigné de cet accident.

seringue (150 grammes), l'envie s'accroît la première et devient *forte* puis très forte; la pression ne monte que 30″ après, mais elle monte rapidement de + 30 à + 78, et, pendant qu'elle monte, le malade urine le long de la

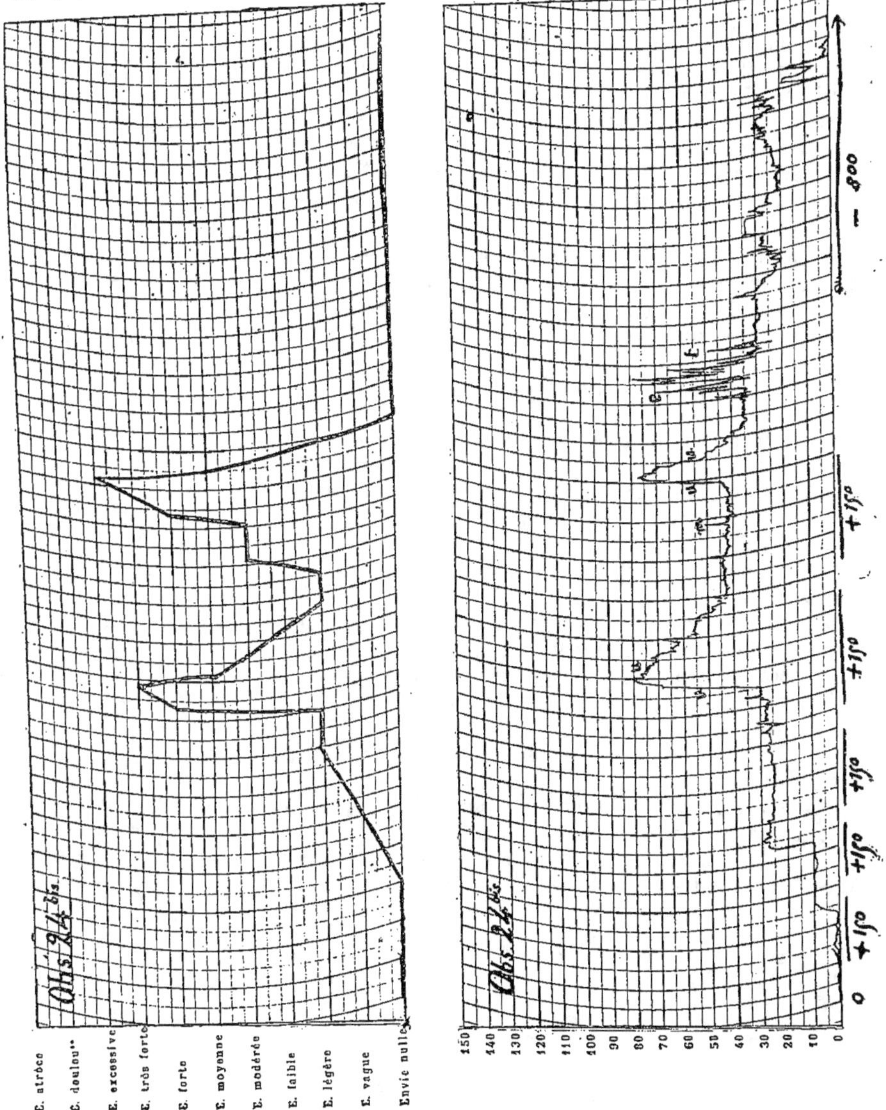

sonde. L'envie se calme et la pression baisse quoiqu'on n'ait pas interrompu l'action du liquide, ce qui est rare.

La pression est descendue à + 43 et l'envie est *légère*, quand on commence à injecter la cinquième seringue de 150 grammes. Un premier crochet ascendant sur la courbe de pression correspond à un accroissement de l'envie qui devient *modérée*. Un deuxième crochet correspond à l'écoulement d'un peu d'urine le long de la sonde, en même temps qu'à un accroissement de l'envie qui devient *forte*. Enfin, au moment où l'injection est terminée, la pression monte brusquement de + 43 à + 77, l'envie devient *excessive*, et le malade urine le long de la sonde. Il continue d'uriner, et la pression descend à + 34, l'envie disparaît complètement. On voit ensuite la courbe des pressions présenter quelques crochets : les premiers sont produits par des efforts que fait le malade. Le dernier est le résultat d'une secousse de toux.

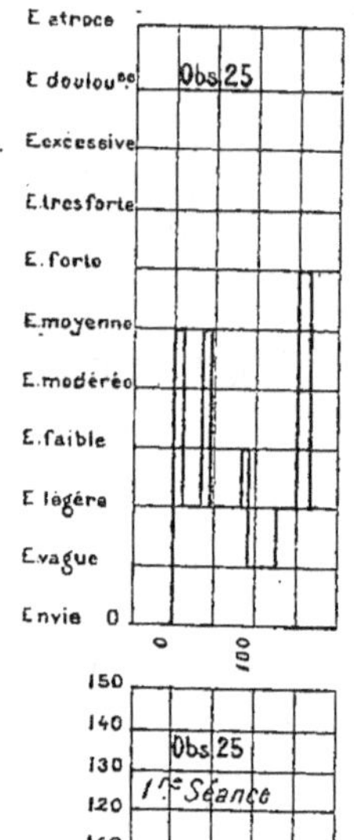

2° La vessie est vidée graduellement : on recueille en tout 800 grammes le liquide. L'envie n'a pas reparu ; la pression est restée longtemps entre + 20 et + 30, et n'est descendue qu'à la fin.

Observation 25 (*Névropathe*).

Gau., 32 ans, bijoutier. Pas de blennorrhagie (?) Il y a 3 ans, aurait eu une cystite (pollakiurie, hématurie terminale légère) soignée à Saint-Louis. Revient pour un peu de fréquence de la miction, sans hématurie. Urines claires.

Canal libre, pas de spasme ni d'hyperesthésie membraneuse.

La vessie se vide, elle est peu sensible au contact mais légèrement sensible au palper bimanuel (toucher rectal et palpation hypogastrique combinés).

Vésicule séminale droite légèrement indurée.

Prostate rien.

Anesthésie pharyngée absolue, réflexe patellaire très diminué.

Première séance. — Examen manométrique. — 1° Le malade n'a pas uriné depuis 3 heures.

Sa vessie contient 180 grammes à la pression 6, avec envie modérée.

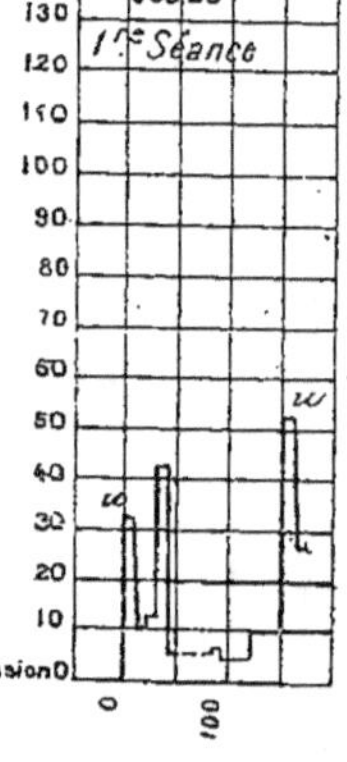

2° La vessie étant vidée, et le manomètre ramené à 0, on injecte

Grammes......... 40   Pression.......... 32 (E. moyenne. Le malade urine le long de la sonde).

On recommence

Grammes.	Pression.
20	32 (E. moyenne).
—	10 (E. légère).
50	12 »
—	43 (E. moyenne).
—	6 (E. légère).
100	6 »
—	7,5 (E. faible).
—	5 (E. vague).
150	10 (E. légère).
175	52 (E. forte, urine le long de la sonde).
—	27 (E. légère).

3° La vessie se vide presque entièrement le long de la sonde.

Le malade n'a pas ressenti d'envies très fortes.

Deuxième séance. — (Manomètre enregistreur.)

La vessie étant vide, on injecte une première seringue de 150 grammes : la pression monte à + 6 et l'envie devient *légère*. L'injection ayant cessé, la pression reste stationnaire, l'envie devient *faible*. On injecte une deuxième seringue :

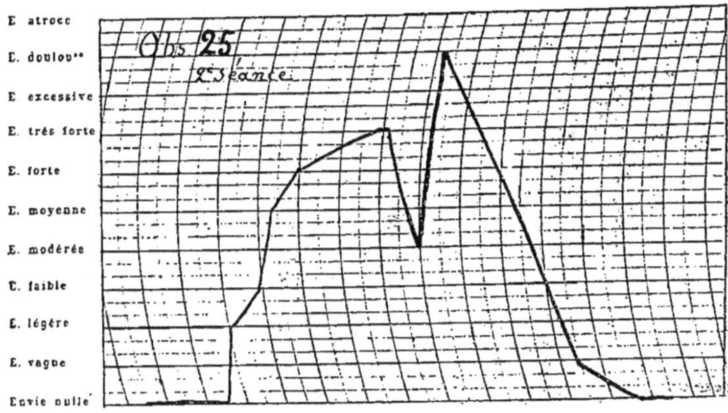

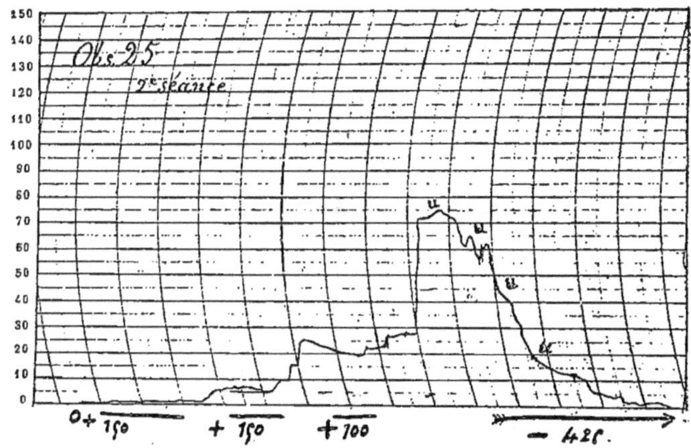

la pression remonte à + 25 et l'envie devient *forte*. Une troisième seringue, de 100 grammes, fait monter la pression à + 28 ; l'envie devient *très forte*, puis redescend et reste *modérée*.

Alors nous commandons au malade de faire effort : immédiatement la pression monte de + 27 à + 71, et l'envie devient *douloureuse*. Le malade urine le long de la sonde : on recueille ainsi 325 grammes de liquide : alors l'envie devient *vague*, la pression tombe à + 11.

Nous évacuons les 125 grammes restant dans la vessie.

Remarque. — Ce tracé est intéressant en ce qu'il montre quelle est la pression vésicale pendant la miction. Il est d'autre part à rapprocher de l'expérience de Ducamp (1), parce qu'il montre que la vessie ne se vide pas complètement à cause de la présence d'un obstacle à l'issue de l'urine, obstacle ici constitué par la sonde, dont le pavillon est lui-même fermé à l'issue de l'urine.

Observation 26 (Névropathe).

Ch., 27 ans, conducteur de tramway. Se plaint de difficulté à uriner et de douleurs « dans la verge », au niveau du gland, surtout. C'est un névropathe vraiment typique.

Rien à noter dans les antécédents de famille. Comme antécédents personnels, il a uriné au lit jusqu'à l'âge de 12 ans. Quand il cessa d'uriner au lit, il était réveillé la nuit, 1 ou 2 fois par le besoin d'uriner ; il pouvait alors se lever pour uriner.

La fréquence des mictions, qui était grande dans son enfance, diminua peu à peu, et maintenant, passant à l'excès contraire, il n'urine plus jamais la nuit depuis environ 8 ans, et seulement 2 à 3 fois le jour. Il lui arrive souvent de ne pas uriner le matin en se levant, et de ne pisser que par raison, pour ainsi dire, vers 11 heures du matin. Par contre, ces mictions rares sont longues à se produire ; la *miction* est *retardée*, jusqu'à une demi-minute quelquefois.

Les urines sont claires.

L'examen du canal montre qu'un explorateur à boule olivaire n° 21 passe avec quelque difficulté au méat, mais sans rencontrer ni spasme ni douleur à la région membraneuse. Il existe presque de l'anesthésie de cette région, ordinairement hyperesthésiée chez les névropathes.

Rien aux testicules, pas de varicocèle.

Le méat, légèrement rouge, laisse suinter une petite goutte de mucus maintenant aseptique, mais qui serait, d'après le malade, le reste d'une uréthrite qu'il se serait donnée en se masturbant, il y a un an (il aurait même eu, d'après un médecin consulté alors, une conjonctivite blennorrhagique, qui n'a pas laissé de traces).

Le malade est un névropathe ; il présente comme stigmates une anesthésie pharyngée absolue, l'impossibilité absolue d'uriner en public (bégaiement urinaire) ; pas d'hémianesthésie cutanée, mais hémianesthésie sensorielle, (œil et oreille du côté droit plus faibles).

Enfin, à côté de ces stigmates, nous avons vu que le malade a uriné au lit jusqu'à l'âge de 12 ans.

Il n'a jamais vu de femmes, et s'est masturbé fréquemment depuis l'âge de 16 ans jusqu'à il y a 1 ou 2 ans. Enfin il se plaint d'une douleur névralgique qui répond à un soi-disant durillon, lequel n'est autre chose que l'extrémité de ses corps caverneux, au niveau du gland.

Le malade est triste, préoccupé ; il vient souvent à la consultation avec des bouts de papier sur lesquels il a écrit son histoire (détail typique chez les névropathes).

Examen manométrique. — Nous avons pu pratiquer sur lui 3 expériences.

(1) Voyez au chapitre Rétrécis.

Première séance. — 1° Après injection de

Grammes.	Pression.		Grammes.	Pression.
120........	10		300........	13,5 (E. forte).
170........	11 (E. légère).		400........	15 »
220........	12 (E. moyenne).		450........	18 »
260........	12 »		500........	20 (E. très forte).

L'effort abdominal ne produit presque pas d'élévation, le malade étant inintelligent.

2° La vessie est vidée graduellement.

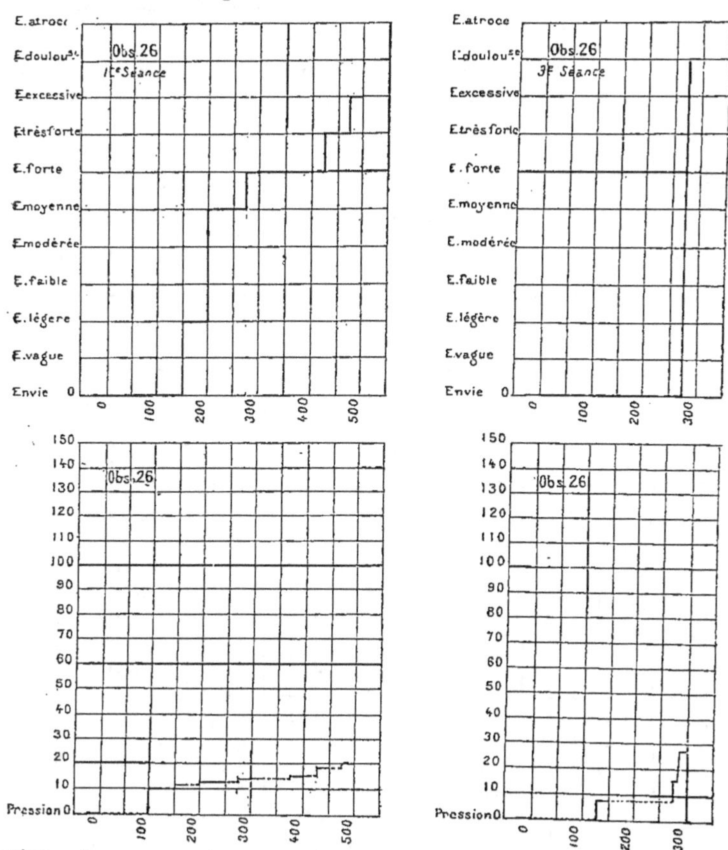

Deuxième séance. — 1° Après injection de

Grammes.	Pression.		Grammes.	Pression.
50........	7		375........	13,5 (E. plus forte)
100........	8		400........	13 »
125........	8		425........	13 (E. forte).
175........	10 (E. légère).		450........	16 (E. très forte).
200........	10,5 (E. augmente).		475........	15,5 »
250........	10,5 (E. modérée).		500........	16,5 »
275........	10 »		525........	17 »
300........	13 (E. moyenne).		550........ { 1°	18 (E. douloureuse).
325........	13,5 »		{ 2°	15 »
350........	13,5 »			

2° La vessie est vidée graduellement.
Après écoulement de

Grammes.	Pression.
125	9 (E. un peu calmée).
200	6,5 (E. faible).
250	5,5 (E. légère).
300	5 (E. très légère).
400	4 »
450	3,5 (E. vague).
500	3 (E. pas entièrement disparue).
625	0

Troisième séance. — En dehors de ces deux séances nous avons essayé une autre fois de produire la contraction qui ne s'était jamais montrée dans cette

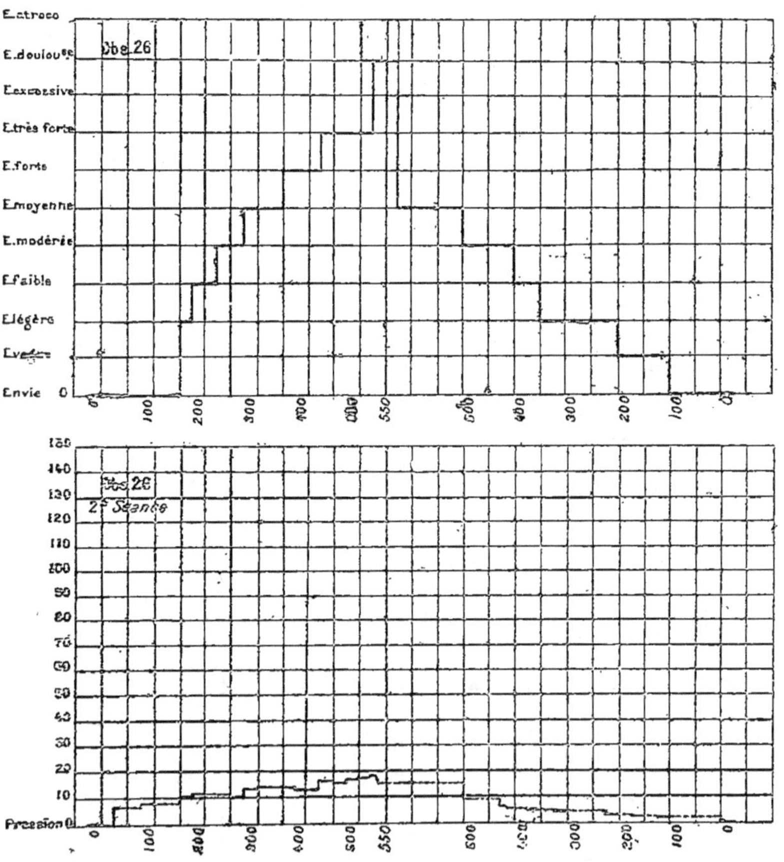

vessie, d'abord par l'injection d'eau froide et une autre fois par l'électricité.
1° Injection de 150 grammes d'eau boriquée froide, pression 0.
2° Dans une séance pratiquée avec l'assistance et les conseils de notre excellent ami Courtade, nous injectons d'abord 150 grammes d'eau boriquée

froide, puis nous plaçons une électrode dans le rectum, une autre dans la vessie et nous n'obtenons en faisant passer un courant assez intense qu'une pression + 8 avec

Grammes......... 300   Pression........ 15,5 (E. douloureuse).

En augmentant encore la force du courant nous obtenons une pression de + 28, mais le malade souffre vivement et s'agite : par conséquent il doit contracter ses muscles abdominaux et forcer la pression.

Observation 26 *bis* (*Névropathe*).

G., 23 ans, employé de commerce, entre à l'hôpital le 11 novembre 1893,

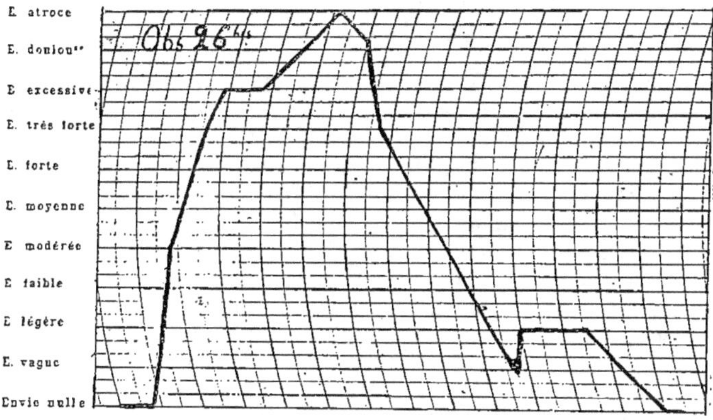

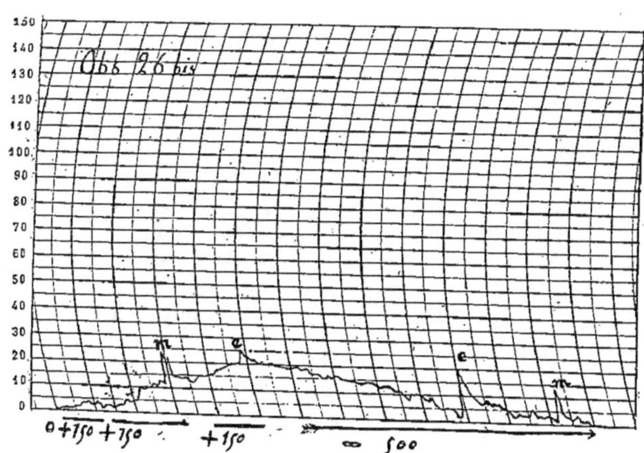

salle Velpeau, pour une rétention d'urine aiguë et complète, d'origine névropathique.

Rien à noter dans ses antécédents de famille, sauf que son père, bien

portant actuellement, est d'un caractère emporté. La mère est morte à 35 ans, il ne sait pas de quoi. Sa sœur est morte à 5 ans, du croup. Son frère, âgé de 38 ans est bien portant.

Lui-même a plutôt l'apparence de la santé, mais il est très nerveux : il a eu des coliques hépatiques, à trois reprises entre 7 et 10 ans. L'année dernière on l'a soigné pour de l'asthme, pour des palpitations de cœur : le tout a cédé à l'huile de foie de morue créosotée. Il n'a jamais uriné au lit. Enfin, il y a 5 ans, il contracta une blennorrhagie qui dura 6 mois. Depuis ce temps quelquefois il éprouve de la difficulté à uriner, avec légère cuisson dans l'urèthre. Il y a 7 mois, il remarqua pendant quatre ou cinq semaines que toutes les fois qu'il avait pratiqué le coït, la miction qui suivait le coït était très difficile. Enfin, depuis un mois environ, la difficulté de miction a augmenté, surtout dans l'après-midi.

Le samedi 11 novembre, dans la matinée, le malade ayant une grande envie d'uriner, se retient pendant une heure et demie, étant exposé au froid. Quant il veut uriner ensuite, il ne peut le faire, il est en rétention aiguë et complète.

Il entre à la clinique de Necker où on le sonde assez facilement : après quoi il se remet à uriner spontanément : il quitte l'hôpital le lendemain. Nous l'examinons complètement avant son départ.

Le canal est souple et parfaitement libre de tout rétrécissement : mais il existe une hyperesthésie et un spasme tels, à l'urèthre membraneux, que les explorateurs olivaires ne peuvent passer : le béniqué 46 passe facilement. D'autre part le malade avoue être très nerveux : il présente de l'anesthésie pharyngée, mais ni bégaiement urinaire ni hémianesthésie ; un peu de rétrécissement du champ visuel à droite. Les réflexes patellaires sont intacts.

Examen manométrique. — 1° La vessie étant vide, on injecte une première seringue de 150 grammes. La pression monte à + 5, mais déjà l'envie est *légère*. Une deuxième seringue de 150 grammes fait monter le manomètre à + 12, mais l'envie devient *forte*, puis excessive. Pour bien nous assurer que la vessie est bien en communication avec le manomètre, et que c'est à l'absence de contraction du muscle vésical qu'est due la faible pression observée, malgré l'envie excessive, nous appuyons sur l'hypogastre, et le manomètre monte un instant sous cette pression artificielle.

Une troisième seringue est injectée : l'envie devient *douloureuse*, mais la pression reste à + 20. Un effort modéré, que nous commandons, fait à peine monter à + 25. L'envie devient *atroce*. L'injection étant terminée, la pression baisse très légèrement, l'envie baisse aussi.

2° La vessie est vidée graduellement : la pression descend très lentement jusqu'à + 1, et l'envie décroît très vite jusqu'à *envie vague*. Puis un effort fait remonter la pression à + 20, l'envie à *envie légère* d'où l'une et l'autre descendent ensuite. Un peu avant l'évacuation, alors que la vessie est presque vide, nous appuyons encore sur l'hypogastre, et le manomètre remonte de 0 à 11. Il s'est écoulé 475 grammes.

Observation 27 (*Névropathie*).

L., Gaston, 31 ans, pâtissier. Première blennorrhagie il y a 8 ans; en a eu 3 ou 4 depuis.

Depuis 8 ans, il accuse de la difficulté à uriner, laquelle se montre par intervalles.

Le canal est libre, la prostate normale, l'examen d'une petite goutte amenée par pression du canal constate l'absence de microorganismes.

Le malade a maigri, cependant il ne tousse pas. Mais il est très nerveux : c'est un petit homme sec, maigre, et dont l'apparence n'est rien moins que

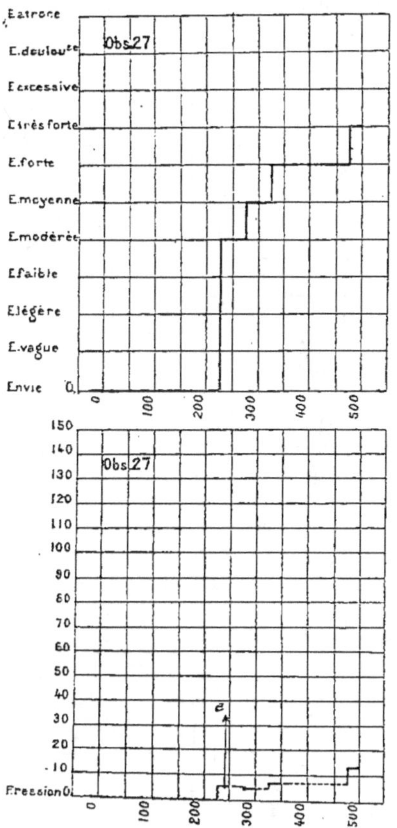

robuste. Il a, lors de contrariété vive, la sensation d'une boule qui l'étouffe ; n'a pas eu de crises de nerfs à proprement parler.

Examen manométrique. — La vessie étant vide et le manomètre à 0, on injecte :

Grammes.	Pression.
140	0
—	27 (avec effort. Le malade peu intelligent, ne sait pas pousser).
240	6 (E. moyenne).
—	37 » (avec effort).
290	5 (E. forte).
350	7,5 (E. forte).
500	12,5 (E. très forte).

Le malade expulse par la sonde 530 gr.

Observation 27 *bis* (*Névropathe*).

G., 31 ans, garçon de café, vient à la consultation pour de la difficulté à uriner.

Il a contracté sa première blennorrhagie il y a 8 ans, la deuxième il y a 5 ans, la troisième en juillet 1894. Cette dernière n'a été constituée que par un léger écoulement le matin.

Le 30 août 1894, il vient à la consultation pour une difficulté de miction

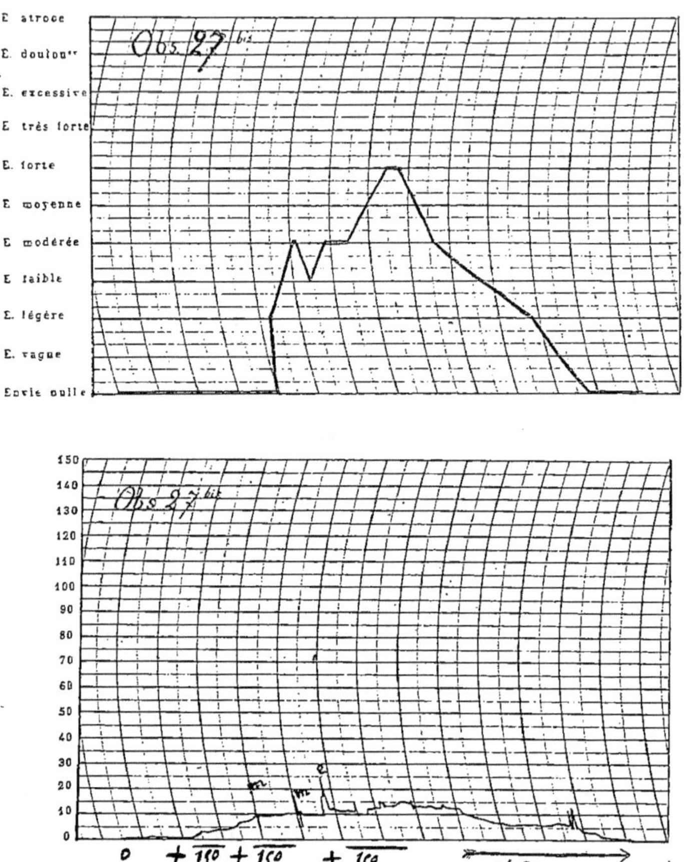

assez accentuée surtout depuis une huitaine. On lui diagnostique alors un rétrécissement bulbaire peu serré, qui se laisse facilement dilater jusqu'au béniqué 45. Depuis cette époque, il vient de temps à autre se faire dilater.

Le 22 novembre 1894, on nous le signale comme rétréci à examiner au manomètre.

Nous passons le béniqué 42, qui pénètre difficilement, puis le 46 qui passe avec la plus grande facilité. Sûr que notre sonde à double courant (n° 38 de la filière) pourrait passer, nous l'examinons. Mais bientôt, en voyant la pression rester basse et la vessie ne pas se contracter, nous nous rappelons la difficulté à introduire un petit béniqué, la facilité d'introduire un plus gros. Nous interrogeons le malade, qui a la miction retardée, et de l'anesthésie pharyngée; il a déjà du spasme et de l'hyperesthésie membraneuse.

C'est donc un névropathe beaucoup plus qu'un rétréci, et nous le signalons comme tel à la consultation. Notre appareil nous a donc ici servi à faire un diagnostic, comme chez le malade de l'observation 29 *bis*.

Examen manométrique. Le 22 novembre 1894.

1° La vessie est vidée, le manomètre à 0 ;

2° On injecte une seringue de 150 gr. La pression monte à + 5. Une deuxième seringue détermine dès le début une envie *légère* avec pression + 9. A la fin des 150 gr., l'envie est *modérée*, la pression + 11. L'envie devient *faible*. Le malade fait un effort qui monte à + 25, et l'envie redevient

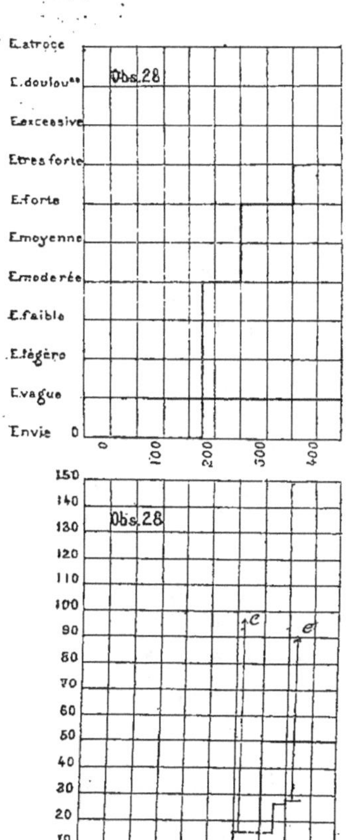

modérée. Une troisième seringue est injectée. La courbe présente à peine quelques faibles contractions, dont la plus élevée atteint + 16. L'envie devient *forte*. Mais, dès que le piston s'est arrêté, l'envie est *modérée*, et la pression baisse à + 14 ;

3° La vessie est vidée graduellement; l'envie devient *légère* (pression + 6), puis disparaît, et la pression revient à 0.

Il s'écoule 450 grammes.

Observation 28 (*Névropathie*).

Am., 50 ans, ciseleur. N'a jamais eu de blennorrhagie. A 16 ans, balanoposthite.

Se plaint d'uriner fréquemment et quelquefois avec une grande difficulté.

Depuis quelque temps le jet est devenu plus petit, et la fin de la miction nécessiterait de nombreux coups de piston.

La fréquence des mictions est assez grande le jour — la nuit une fois en moyenne.

La miction est quelquefois difficile à entamer : elle est impossible en public (bégaiement absolu.)

Le canal est libre — l'olive 18 passe facilement. — La sensibilité membraneuse n'est pas exagérée. Prostate moyenne, légèrement saillante dans le rectum, mais souple. Urines claires.

La vessie peut se vider complètement : cependant, le premier jour nous trouvons 80 gr. de résidu, et le lendemain 0. Peut-être le bégaiement urinaire a-t-il été la cause du résidu dans le premier cas.

C'est d'autre part un nerveux : pas de maladies nerveuses dans la famille, mais sa mère est très nerveuse, son frère est nerveux. Lui-même, marié et père de trois enfants se porte bien, sauf les petits inconvénients dont il se plaint. C'est un petit homme toujours sautillant, et qui semble actif et intelligent. Il présente une anesthésie pharyngée absolue, mais il faut noter qu'il a été récemment examiné au laryngoscope pour une affection du pharynx et que l'anesthésie est peut-être due au contact répété du miroir pharyngien.

Il présente en outre une légère hémianesthésie gauche, sensitive (légère diminution) et sensorielle (l'œil gauche est moins bon, et les deux oreilles sont également un peu dures). Pas de rétrécissement du champ visuel. Réflexe rotulien normal un peu exagéré à droite.

EXAMEN MANOMÉTRIQUE. — La vessie étant vide et le manomètre à 0, on injecte :

Grammes.	Pression.		Grammes.	Pression.	
120	8		280	94 (E. forte)	(avec effort.)
200	11 (E. moyenne.)		360	27	
—	90	» (avec effort.)	380	28 (E. forte.)	
280	15 (E. forte) (1).		—	90	» (avec effort.)

La vessie se vide par la sonde : il s'écoule 400 grammes.

Observation 28 *bis* (*Névropathe*).

S., 23 ans, est un militaire qui est amené à M. le professeur Guyon par M. le professeur Robert, du Val de Grâce. Il paraît bien portant, assez vigoureux, et ne se plaint d'ailleurs que de difficulté à uriner. Son père était d'un caractère emporté ; rien d'autre à noter dans ses ascendants. Lui-même a uriné au lit jusque vers l'âge de 8 ans. Depuis son enfance il urine difficilement. Il est obligé de pousser, la miction est retardée de 2 minutes et est plus facile dans la position accroupie.

Pas de blennorrhagie, pas de syphilis. C'est un névropathe légèrement émotif, impressionnable, ayant quelquefois la sensation de boule qui remonte lorsqu'il est contrarié. Il est modérément porté vers les femmes, et à l'éjaculation hâtive. A l'âge de 6 ans, pleurésie. L'anesthésie pharyngée est absolue, l'œil droit est plus faible que le gauche, mais les réflexes oculaire et patellaire sont normaux, pas d'hémianesthésie.

Entre 13 et 18 ans, il fut élevé dans une pension où on lui laissait à peine le temps d'uriner, le matin au réveil : la plupart du temps il était obligé de quitter l'urinoir sans avoir pu commencer à uriner. Il était obligé d'attendre ensuite l'heure de la récréation pour uriner. Au début de ce régime, il avait des envies très violentes, mais peu à peu il s'habitua à retenir longtemps son urine. Rien de particulier à signaler avant janvier 1894. A ce moment, le malade prend une leçon d'escrime un peu fatigante et un peu prolongée, dans laquelle il a très chaud. Aussitôt après, il est pris de douleurs vives dans les reins et les cuisses, et il ne peut plus uriner qu'accroupi, et cela pendant trois jours. Au bout de ce temps, il peut uriner debout, mais toujours difficilement, beaucoup plus difficilement qu'auparavant. Il entre d'abord à l'hôpital de Belfort, où on lui fait de la dilatation et des lavages.

Il ne s'améliore point, et même, au mois de mai, il se trouve à nouveau dans l'impossibilité d'uriner ; cette impossibilité aurait coïncidé avec une augmentation de volume de la prostate qui avait complètement disparu deux mois après, et qui n'est plus appréciable actuellement.

(1) Comme quand on se retient, dit le malade.

Le 31 mai, il entre au Val de Grâce dans le service de M. le professeur
Robert toujours obligé de se sonder. Depuis lors il se sonde toujours.
M. Robert, a essayé de provoquer des contractions en faradisant la vessie,
avec un pôle dans le rectum et un sur l'hypogastre ; deux mois (août et sep-

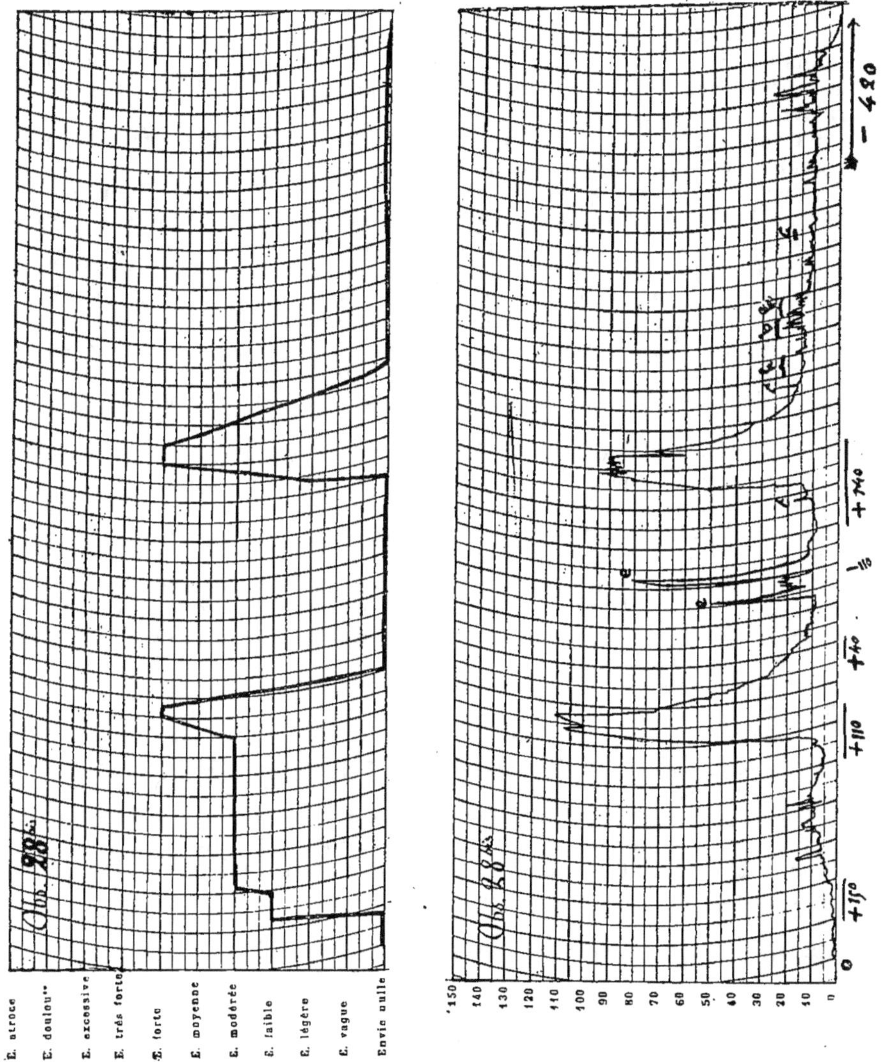

tembre) de ce traitement n'ont produit aucun résultat. La strychnine est restée
sans effet.

Le 16 novembre, le malade est amené à M. le professeur Guyon qui nous
charge d'examiner la contractilité.

M. le Dr Janet pratique à deux reprises l'examen cystoscopique, et trouve quelques villosités au niveau du col et sur la paroi inférieure, mais peu de chose, point de tumeur saillante qui puisse venir obturer le col de la vessie. Tout au plus les contractions du bas-fond peuvent-elles être gênées par cette hyperplasie de la muqueuse vésicale, ou bien les villosités peuvent-elles former un bourrelet qui rétrécisse l'orifice cervical.

EXAMEN MANOMÉTRIQUE le 19 novembre 1894.

Le malade, intelligent et docile, nous permet de faire, en outre de l'examen de sa vessie, des études intéressantes au point de vue de la physiologie normale.

1° La vessie étant vide, le manomètre à 0, on injecte une seringue de 150 grammes. La pression ne monte pas, et l'envie n'apparaît point.

Une deuxième seringue de 150 gr. est poussée : dès le début, le malade accuse une envie *faible*. Quand l'injection cesse, la pression monte à + 2 puis à + 8, et l'envie est *modérée*. On observe alors, l'envie restant modérée, quelques contractions vésicales, dont la plus élevée monte à + 20. La pression redescend à + 7 mais l'envie reste modérée. Nous injectons alors 110 gr. L'envie est *forte* et la pression monte à 107. Nous arrêtons le piston et néanmoins une nouvelle contraction monte à 111. Puis la pression redescend d'abord vite, puis lentement, et arrive à + 8, malgré l'injection de 40 gr. l'envie a disparu très vite. Nous commandons au malade deux efforts dont le 2e monte à + 80, sans lui donner d'envie.

A ce moment nous constatons qu'une certaine quantité d'eau boriquée s'est perdue par suite d'un ajustage défectueux : 110 gr. se sont ainsi perdus.

Après l'effort, la pression redescend à + 9, l'envie est nulle, nous injectons encore 140 grammes. On voit un petit crochet (t.) qui indique que le malade a toussé : aussitôt après, il ressent une envie *légère*, puis *forte*.

La pression monte à + 13, puis à + 93, avec quelques oscillations qui continuent alors que le piston a cessé d'avancer. Puis la pression descend à + 16, et l'envie disparaît, pour ne plus reparaître. La pression descend très légèrement de ce moment jusqu'à la fin, sauf un certain nombre de crochets qui résultent de petites expériences spéciales.

Nous demandons au malade de lire à haute voix (h) un papier que nous lui présentons. Il tousse d'abord, d'où un crochet, puis lit : on voit que le tracé est comme légèrement tremblé. Nous lui présentons un autre papier, plus mal écrit et difficile à lire; il lit d'abord à voix basse (b); puis à voix haute (h). Les deux fois, le manomètre monte de 8 centimètres environ. Un peu plus loin (c) nous demandons au malade de faire un petit calcul de tête. Le tracé est seulement tremblé, et un léger crochet de deux centimètres indique le moment où le malade nous annonce le chiffre à haute voix.

A partir de ce moment, la vessie est vidée : elle se vide très lentement, ce qui fait que nous ordonnons au malade de faire effort pour évacuer plus vite. Il s'écoule 550 grammes.

Observation 29 (*Névropathie*).

Sa., 27 ans, employé de commerce. Se plaint de douleurs en urinant : ces douleurs siègent à la base de la verge, au gland, à la prostate — Blennorrhagie il y a deux ans. Traumatisme périnéal (chute à califourchon sur une perche de bois) non suivi d'hématurie, ni d'uréthrorrhagie, ni de gêne de la miction — il y a 2 mois et demi.

Le canal est libre : olive 18 facile. Région membraneuse très sensible.

Urines légèrement troubles. Léger degré d'uréthrite chronique aseptique (des leucocytes mais pas de microbes).

En outre il a le tænia depuis 2 ans. C'est un nerveux, très vif, plutôt de la catégorie des nerveux excitables. Sa famille est nerveuse : lui-même avoue être nerveux; très porté vers les femmes, il a l'éjaculation hâtive (avant le coït). Anesthésie pharyngée absolue.

EXAMEN MANOMÉTRIQUE. — La vessie étant vide et le manomètre à 0, on injecte.

Grammes.   Pression.

150.......   7 (E. moyenne).
—....... 60   »   (avec effort).
210.......   9 (E. forte).
290 ...... 12 (E. très forte).
350....... 10 (E. moyenne).
390....... 10 (E. forte).
—....... 67   »   (avec effort).

La vessie est vidée : 410 grammes s'écoulent.

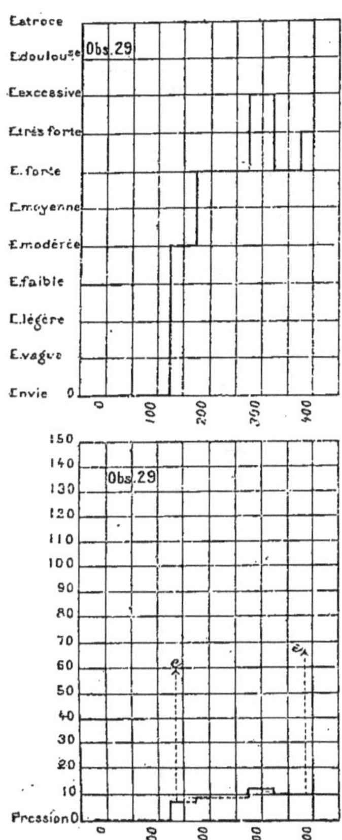

Observation 29 bis (*Névropathe*).

Cl., 30 ans, dessinateur, vient consulter pour des difficultés de la miction. C'est un rétréci mais surtout un névropathe.

Son père est violent et emporté, sa mère nerveuse aussi, sa sœur est au contraire molle et indolente. Lui-même est nerveux, vif, prompt à se mettre en colère; ni lui, ni personne dans sa famille n'a eu de crises de nerfs.

Étant enfant il n'a pas uriné au lit, n'a point eu de convulsions, mais il était très batailleur.

En 1886, il part pour le service militaire (dans la marine) et il contracte une blennorrhagie qu'il cache et qu'il ne soigne pas; elle guérit d'elle-même en six mois. Pendant trois ans, de 1886 à 1889, il boit beaucoup; depuis qu'il a quitté le service, il a complètement cessé de boire.

Il y a 2 ans, il éprouve de la difficulté à uriner : il vient à Necker où on le dilate jusqu'au béniqué 40.

Depuis deux mois et demi, il éprouve à nouveau de la difficulté à uriner : il se plaint en outre d'une douleur siégeant dans tout le canal, particulièrement aiguë au niveau du gland et de l'urèthre membraneux, il lui semble que l'urèthre est *à vif*. Cette douleur s'exagère dans la miction et par le passage des sondes.

Il accuse en outre, une ou deux fois par semaine, des érections douloureuses, le matin au réveil. L'érection dure quelque temps et se termine par une éjaculation, sans aucune manœuvre de la part du malade. D'autres fois c'est la nuit que se produisent ces pollutions.

Le malade est soumis à la dilatation : on ne peut d'abord lui passer que

des bougies coniques, en commençant par le n° 11. En 15 jours on arrive à
la bougie 19 ; alors les béniqués peuvent passer.

Le 1er décembre nous l'examinons ; nous sommes frappé de sa contractilité
très faible, et nous l'interrogeons : il nous apprend ce que nous savons déjà
sur ses antécédents ; son examen actuel nous révèle en outre une anesthésie
pharyngée absolue, une faiblesse considérable de l'œil droit par rapport à

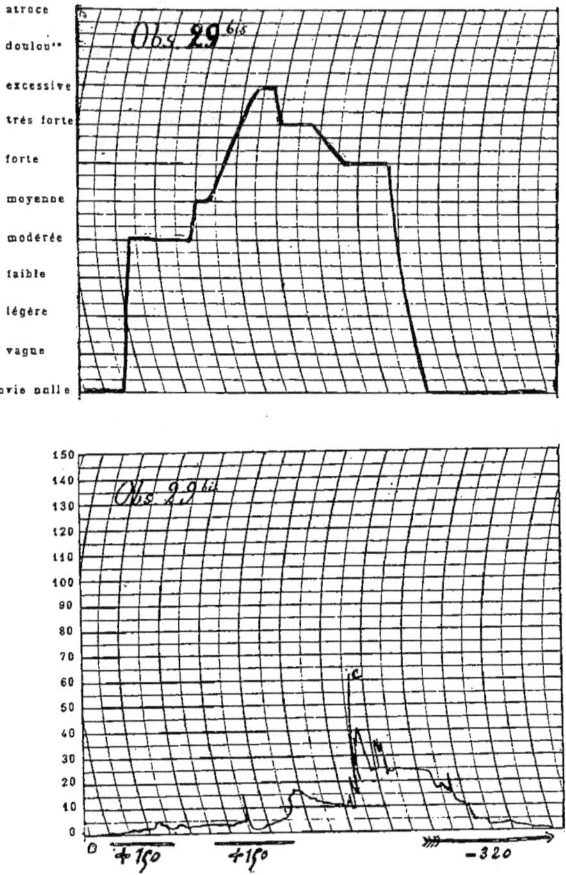

l'œil gauche, du spasme et de l'hyperesthésie de l'urèthre membraneux ;
enfin les pollutions matinales ou nocturnes dont il nous a parlé. Il est peu
porté vers les femmes : il a commencé les rapports sexuels à 18 ans et a
contracté la blennorrhagie à 22 ans ; pendant ses trois ans de service militaire
il s'est abstenu de peur d'en contracter d'autres. Depuis il pratique le coït
rarement, et même depuis un certain temps il s'abstient complètement, le
coït étant douloureux : il éprouve une sensation de constriction du gland
extrêmement douloureuse. Pas d'éjaculation hâtive, pas d'hémianesthésie
cutanée, réflexes patellaires normaux.

Examen manométrique le 1er décembre 1894.

Le malade urine devant nous : la vessie conserve encore 10 gr. d'urine.
La vessie étant vidée et le manomètre à zéro, on injecte 150 gr. la pression

monte lentement à + 3, envie *légère*, puis envie *modérée*. On injecte encore 150 gr. La pression reste d'abord à + 2 et + 3, envie *moyenne*, puis *forte :* elle monte enfin à + 15, envie *excessive;* puis redescend jusqu'à 8, envie *très forte*. Le malade fait effort et le manomètre monte à 63, envie très forte. Puis la pression reste à 24, envie *forte*.

Nous évacuons la vessie, et, aussitôt le robinet tourné, l'envie disparaît en 3 ou 4 secondes, dit le malade : la pression tombe à 17, puis à 4, puis descend à 0. Il s'écoule ainsi 350 grammes.

Remarque. — Il est curieux de voir combien ce tracé est en ligne droite, presque sans crochets : il est bien caractéristique des névropathes, dont la vessie se contracte peu ou point. Comparez un tracé de prostatique ou de rétréci, il y a entre les deux une différence considérable.

Observation 30 (*Névropathie*).

Lec., 23 ans, graveur. Blennorrhagie il y a 2 ans, soignée à Necker, et

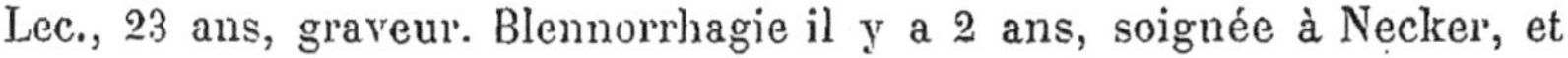
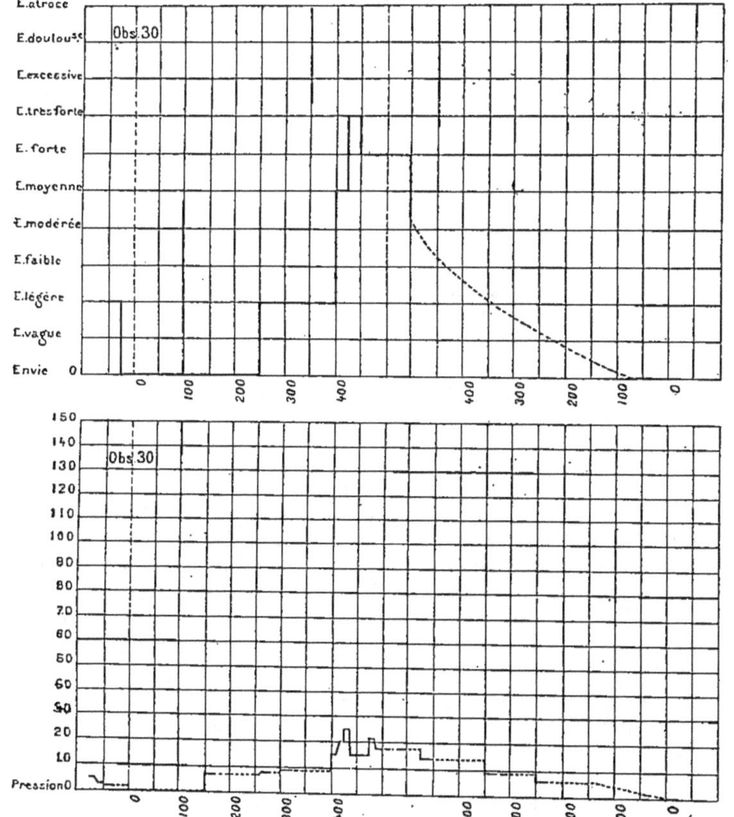

complètement guérie. Depuis, le malade a été consulter en ville pour de la difficulté à uriner, et le médecin lui a fait de la dilatation sans résultat.

Le canal est libre : l'olive 18 passe facilement, sauf dans la région membraneuse hyperesthésiée et contractée (spasme).

Prostate normale, pas d'hémorroïdes. Ce malade est un nerveux : ses mère, frères, sœurs sont nerveux; une sœur a des crises de nerfs. Lui-même a de l'anesthésie pharyngée, une légère hémianesthésie gauche (simple diminution) et l'œil droit plus faible que le gauche. Il a eu quelques vertiges, et accuse la sensation de boule qui l'étouffe quand il est contrarié.

EXAMEN MANOMÉTRIQUE. — 1° Le malade ayant uriné il y a une heure, et ayant légère envie d'uriner, on le sonde et on trouve dans sa vessie :

Grammes.		Pression.		
80		5	(E. légère, couché.)	
—		21	»	(assis.)
—		2	»	(couché.)

Puis on laisse écouler

Grammes.	Pression
40	1
80	0

2° La vessie étant vidée et le manomètre à 0, on injecte

Grammes.	Pression.	Grammes.	Pression.
150	7 (couché.)	400	20
—	25 (assis.)	425	25 (E. très forte.)
250	7 (E. légère).	—	15
—	8	475	21 (E. forte.)
300	9 »	—	18 »
400	15 (E. moyenne.)		

3° La vessie est vidée graduellement. Après écoulement de

Grammes.	Pression.	Grammes.	Pression.
50	13 (couché.)	140	9 (couché.)
—	27 (assis.)	240	6 »
140	26 »	530	0

Observation 31 (*Névropathie*).

Br., Georges, 28 ans, cantonnier. Ne croit pas et ne semble pas avoir eu de blennorrhagie.

Depuis 2 ans, il accuse des douleurs dans le canal et un peu dans le périnée ; mais il accuse surtout de la pollakiurie ; il urine le jour, tantôt toutes les 10 minutes, tantôt toutes les 2 heures, la nuit, toutes les 3 heures. Il présente aussi, à un degré considérable, la *miction retardée :* quelquefois, même quand il est absolument seul, que rien ne le gêne, il est obligé d'attendre *un quart d'heure.*

Le canal est sain : la région membraneuse présente spasme et hyperesthésie excessifs. La vessie se vide complètement.

Léger varicocèle gauche : le scrotum est un peu relâché.

Le malade est un nerveux : rien comme antécédents héréditaires; lui-même ne se rappelle pas avoir pissé au lit, mais il a de l'anesthésie pharyngée et un bégaiement urinaire absolu, outre les signes fonctionnels énumérés ci-dessus.

Les réflexes patellaire et crémastérien sont très diminués.

EXAMEN MANOMÉTRIQUE. — 1° Le malade ayant grande envie d'uriner est sondé : on trouve

200 grammes............. Pression (non notée). (Envie forte.)

Après écoulement de

Grammes.		Pression.
120	....	8 (E. modérée.)
200	....	0

2° La vessie étant vidée et le manomètre revenu à 0, on injecte

Grammes.	Pression.		Grammes.	Pression.	
50	5		—	22	(E. doul.).
100	7	(E. légère.)	—	18	»
125	9	(E. forte.)	300	26	»
150	9	(E. excessive.)	—	31	» (assis.)
—	8		—	15	» (couché.)
200	11,5	(E. douloureuse.)	—	75	» (avec effort.)
250	16,5	—	—	19	» (sans effort.)

3° Le malade urine 300 grammes.

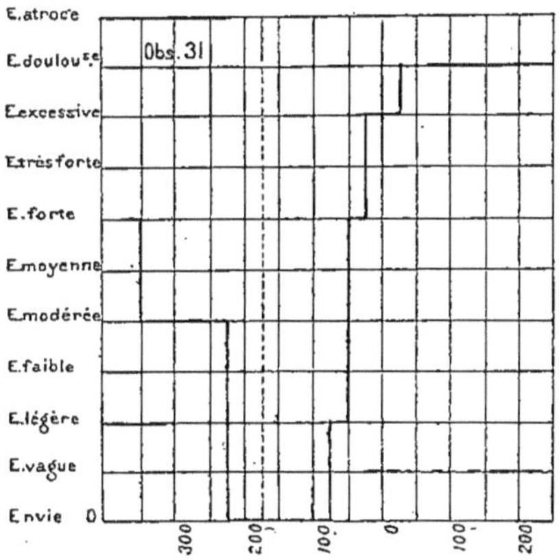

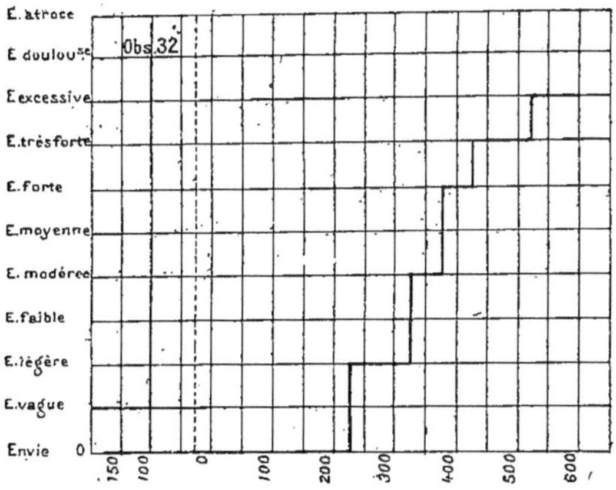

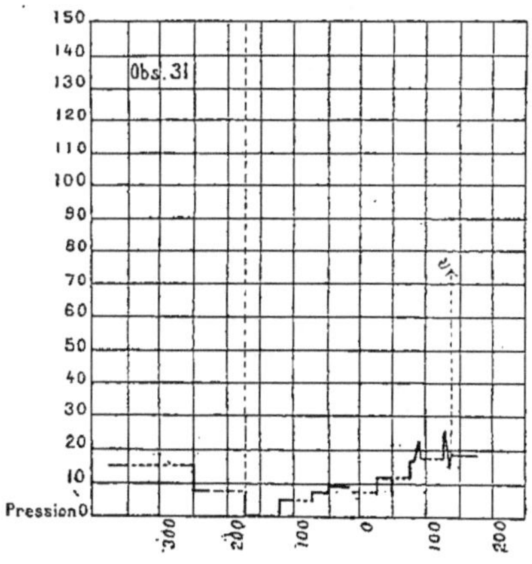

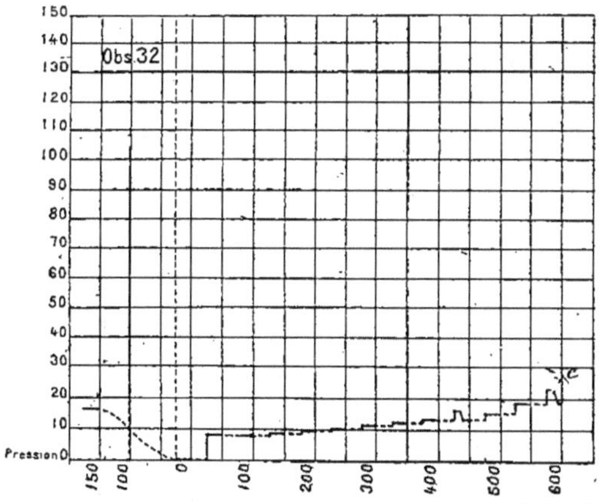

Observation 32 (*Névropathie*).

R., 34 ans, employé. Blennorrhagie il y a 17 ans, ayant duré un mois. Syphilis il y a 10 ans.

Depuis un an le malade accuse une gêne intermittente de la miction : tantôt il urine librement, tantôt il pisse à grand peine quelques gouttes.

Le canal est sain, l'olive 24 passe facilement. La région membraneuse est hyperesthésiée. Rien à la prostate.

Mais le malade a de l'anesthésie pharyngée, le réflexe patellaire très exagéré, le crémastérien normal, pas d'hémianesthésie. Les troubles fonctionnels joints à l'anesthésie pharyngée et à l'hyperesthésie membraneuse plaident néanmoins pour le diagnostic névropathie.

Examen manométrique. — 1° Le malade étant sondé, on trouve dans sa vessie

150 grammes................ Pression.................. 16

On évacue

150 grammes.............. Pression.................. 0

2° La vessie étant vidée, et le manomètre à 0, on injecte

Grammes.	Pression.		Grammes.	Pression.	
50	8		450	17	(E. forte.)
100	8		—	13	»
150	8,5		500	15	»
200	9,5		550	19	(E. très forte.)
250	10 (Envie légère.)		600	23	(E. extra forte.)
300	11 »		—	19	»
350	12,5 (E. modérée.)		—	26	» (avec effort.)
400	13 (E. forte.)		—	20	» (couché.)

La vessie est vidée graduellement, il s'écoule 690 grammes.

Observation 33 (*Névropathie*).

L........ l'observation de ce malade a été malheureusement égarée. C'est un névropathe bien caractérisé, âgé de 30 ans, qui se plaint d'uriner difficilement.

Examen manométrique. — 1° La vessie étant vide, la sonde est introduite et donne envie d'uriner.

On injecte alors

Grammes.	Pression.		Grammes.	Pression.	
25	2		150	5	(E. tr. forte.)
50	2		—	16	» (assis.)
75	3		—	20	» (debout.)
100	3 (Envie moyenne.)		—	22	» (avec effort.)
—	» (assis.)		—	2	» (couché.)
195	2 » (couché.)		175	4,5	(E. forte.)
125	4 (E. très forte.)		200	7	(E. extrêmement forte.)
—	3 »				

On retire

15 grammes................ Pression........ 3 (E. très forte.)

On remet

Grammes.		Pression.
210...		8 (E. excessive.)
235		8 (E. atroce.)

2° La vessie est vidée graduellement. Après écoulement de

Grammes.	Pression.	Grammes.	Pression.
110......................	2,5	175.....................	1
135..........	0	275..	0

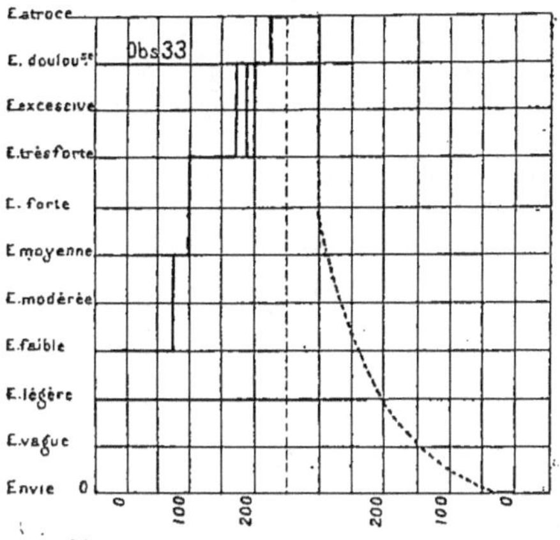

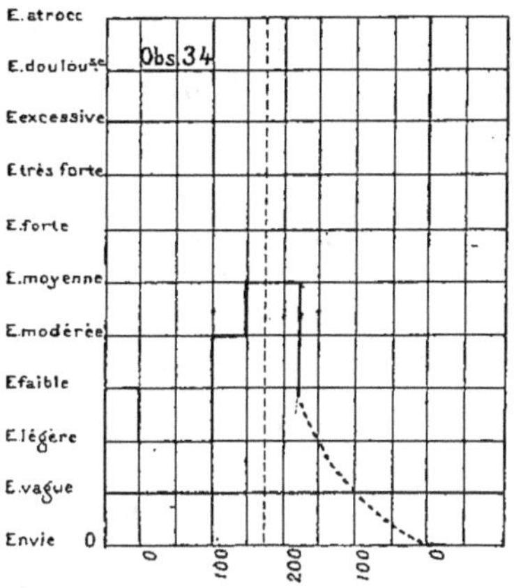

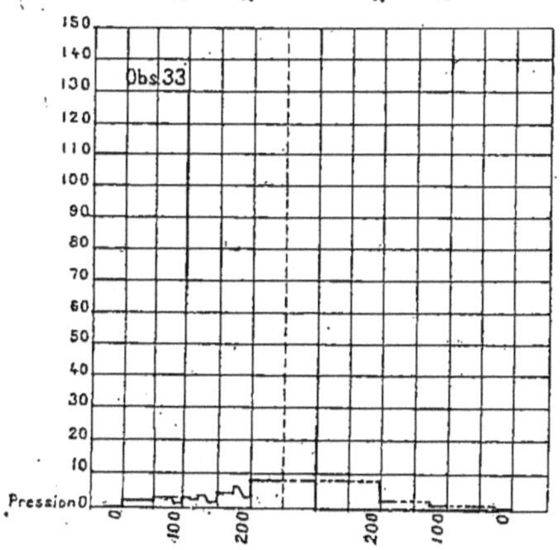

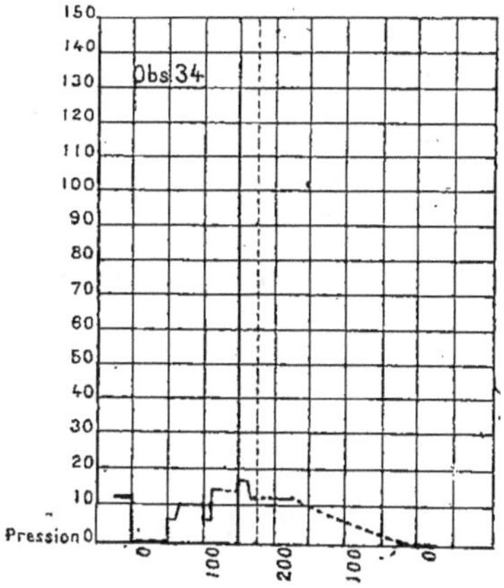

Observation 34 (*Névropathie*).

Ki., 32 ans, imprimeur. Blennorrhagie il y a 11 ans, avec orchite droite (à la suite d'une chute?)

Le malade se plaint de gêne des mouvements de tout le corps, gêne qui l'atteindrait surtout quand il a bu la veille, et qui s'accompagne en particulier de gêne de la miction. La difficulté à uriner, qui est habituelle, devient considérable quand il a bu.

Le canal admet l'olive 21. La région membraneuse présente un spasme notable, mais une hyperesthésie peu accentuée, et non proportionnelle au spasme.

Le testicule droit est un peu gros, un peu dur et douloureux à la pression. Au dire du malade, les deux testicules gonfleraient quelquefois sous l'influence du froid.

Les urines sont claires.

Le malade, qui est marié depuis 6 ans et n'a pas d'enfants, nous prie d'examiner son sperme, qui, en effet, ne contient pas de spermatozoïdes : il nous dit que depuis son orchite il n'éjacule plus que « de l'eau trouble », et que « l'idée n'y est plus comme autrefois ». Il ajoute que son appétit génital est très diminué. C'est un nerveux : il a de l'anesthésie pharyngée, il est triste, inquiet, préoccupé, et vient à chaque instant nous relancer pour qu'on s'occupe de lui.

Il ne se rappelle pas avoir pissé au lit, ne présente pas de bégaiement urinaire : ses réflexes patellaires sont conservés, le crémastérien aboli.

EXAMEN MANOMÉTRIQUE. — 1° Le malade étant sondé, on trouve dans sa vessie

30 grammes................. Pression................. 12

(Le passage de la sonde lui donne une envie qui persiste après que la vessie est vidée).

2° La vessie est vidée, le manomètre est à 0, on injecte

Grammes.	Pression.
50..........................	6
—	10 (Envie légère.)
100..........................	7 »
—	14 (E. moyenne.)
150..........................	17 »
—	12 (E. moyenne et cuisson dans le canal.)

La sonde s'échappe et le malade urine 180 grammes en 15 secondes.

Observation 35 (*Névropathie*).

Laur., 38 ans, employé de chemin de fer. Syphilis il y a 5 ans. Chancre mou (?) et blennorrhagie légère il y a 3 ans.

Ne se rappelle pas avoir uriné au lit dans son enfance.

Il y a un an, est survenue de l'incontinence d'urine, qui a débuté par l'écoulement d'un peu d'urine pendant le coït : depuis, les érections se terminent toutes par des mictions, et l'appétence génitale a beaucoup baissé; depuis quelque temps même le malade n'a plus de rapports sexuels. Il pisse au lit la nuit et mouille ses vêtements le jour : l'incontinence est diurne et nocturne à la fois.

La nuit, il a commencé par 1 ou 2 mictions inconscientes : maintenant il va à 5, 6 et quelquefois 10. Il se réveille après, quand il est mouillé.

Le jour, pendant 3 mois environ, il ne se sentait pas uriner (anesthésie uréthrale) et il se mouillait continuellement. Actuellement, depuis près d'un mois, il s'entoure la verge de compresses imbibées d'alcool camphré, et prétend sentir maintenant le besoin d'uriner. Mais la nuit il a conservé son incontinence.

Quand il urine, le jet est faible et petit ; autrefois il était vigoureux.

Le canal est libre : l'olive 18 passe facilement. La région membraneuse est hyperesthésiée.

La prostate, un peu grosse, est souple.

Urines claires.

La vessie ne se vide pas : il reste un résidu de 190 grammes.

Le malade, très émotif, à parole hésitante et presque bégayante, nous dit que son caractère a beaucoup changé depuis cette incontinence : autrefois

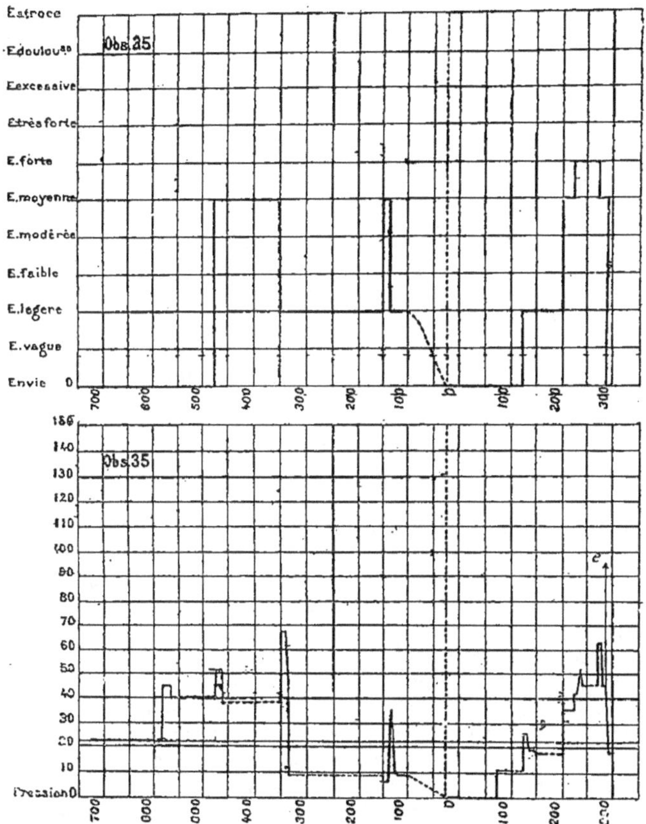

gai, il est devenu triste et inquiet. C'est un névropathe : il n'a pas d'anesthésie pharyngée, ni d'hémianesthésie, mais il présente quelques zones cutanées dont la sensibilité semble diminuée.

Réflexe patellaire normal, crémastérien presque aboli.

L'examen de la contractilité soulage beaucoup le malade (suggestion?) qui peut rester 2 et 3 heures sans uriner. Les érections sont revenues, et le moral est remonté. Mais il a toujours son incontinence nocturne, pour laquelle on le soumet aux injections de liquide testiculaire (méthode de M. le professeur Brown-Séquard).

Examen manométrique. — 1° La vessie contenait, sans envie

710 grammes................. Pression.................. 22

Après écoulement de

Grammes.	Pression.		Grammes.	Pression.
140............	45 (E. moyenne.)		450............	9 (E. calmée.)
—	41		590...........	7
280............	52 (oscille.)		—	35 (E. moyenne.)
—	38 —		—	10 (E. calmée.)
450............	68 (oscille.)		710............	0

2° La vessie étant vidée et le manomètre à 0, on injecte

Grammes.	Pression.
100...........................	11
150...........................	26 (E. légère.)
—	19 »
—	18 »
220...........................	35 (E. moyenne.)
250...........................	42 (E. forte.)
—	52
—	45
300...........................	62 (E. moyenne.)
300...........................	45
—	90 (avec effort.)
—	35 (assis. E. disparue.)
—	18 (couché. E. disparue.)

3° Le malade levé ne peut uriner sans sonde que 50 grammes.

Observation 36 (*Névropathie*).

R., 32 ans, employé A. P. Pas de blennorrhagie.

Il y a un an, rétention d'urine sans cause appréciable, qui dura 4 heures, puis se termina spontanément.

Depuis 6 mois, il accuse de l'incontinence nocturne et souvent même diurne ; d'autres fois il urine difficilement.

Le jet est faible.

La nuit, il n'avait d'incontinence, à l'origine, que quand il buvait avant de se coucher. Maintenant c'est toutes les nuits.

Le jour, le besoin d'uriner est à peine senti, ainsi que le passage de l'urine (anesthésie vésico-uréthrale); il lui arrive souvent d'uriner dans ses vêtements : il est obligé de se garnir comme une femme.

Les mictions se font 4 à 5 fois par jour. Quand le besoin survient, il est obligé d'aller à la selle, et, après l'expulsion d'un bol fécal très peu considérable, il se relève et se retourne pour uriner.

Le canal est libre, mais la région membraneuse résiste à tous les explorateurs olivaires; elle admet facilement le béniqué 38. Sensibilité membraneuse très exagérée.

Prostate normale, urines claires. La vessie ne se vide pas (1) et remonte jusqu'à l'ombilic.

Le malade est ainsi examiné et sondé; 3 jours après il revient guéri de son incontinence. C'est alors que nous explorons sa contractilité.

Au point de vue du système nerveux, le malade présente une simple diminution du réflexe pharyngien.

(1) Le chiffre du résidu n'a pas été noté.

Les réflexes patellaires sont normaux. Pas d'hémianesthésie sensitive ni sensorielle.

Pas de bégaiement urinaire.

Il n'a pas pissé au lit et ne présente pas d'antécédents nerveux familiaux..

Néanmoins le spasme et la sensibilité de la région membraneuse, joints à

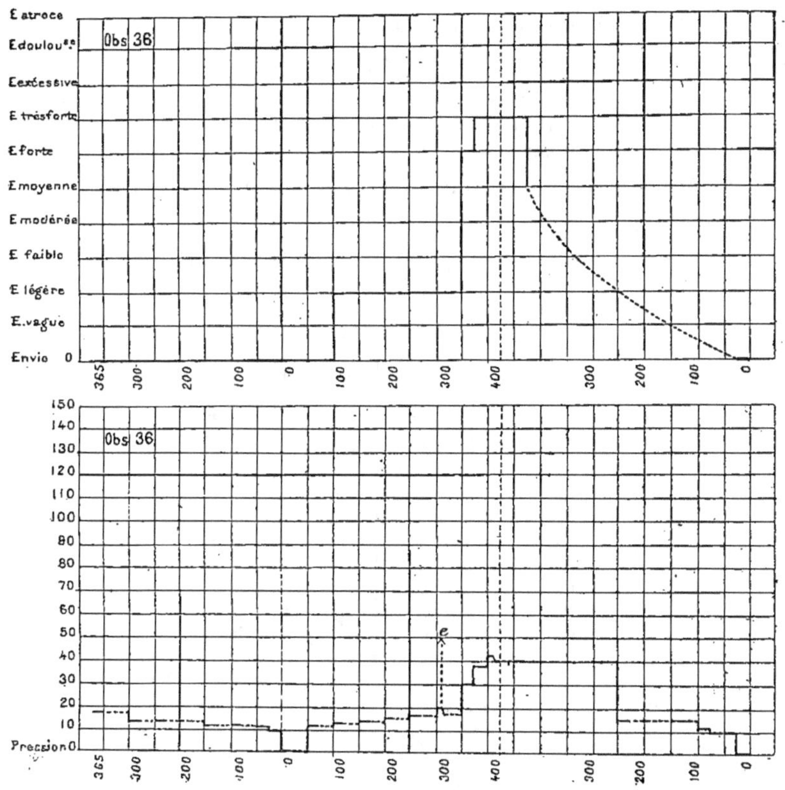

cette incontinence d'urine semblent devoir le faire ranger dans la catégorie des faux urinaires, et vraisemblablement des névropathes.

EXAMEN MANOMÉTRIQUE. — 1° Le malade ayant uriné une heure auparavant, la vessie contenait

365 grammes.................... Pression.................... 17

Après écoulement de

Grammes.	Pression.		Grammes.	Pression.
70	13		350	10 (avec effort.)
150	12		365	0
220	11			

2° La vessie étant vidée et le manomètre à 0, on injecte

Grammes.	Pression.		Grammes.	Pression.	
50	11		300	18	
100	12	(Envie légère.)	350	30	(E. forte.)
150	12,5	—	380	38	(E. très forte.)
200	15	—	400	42	»
250	17	—	—	54	(assis.)
300	20	—	—	40	(couché.)
—	48	(avec effort.)			

3° La vessie est vidée graduellement. Après écoulement de

Grammes.	Pression.		Grammes.	Pression.
200	15		400	10
340	11		420	0

Observation 37 (*Névropathie*).

H., 25 ans, ébéniste. Blennorrhagie il y a 5 ans, avec cystite ; a duré 2 mois.

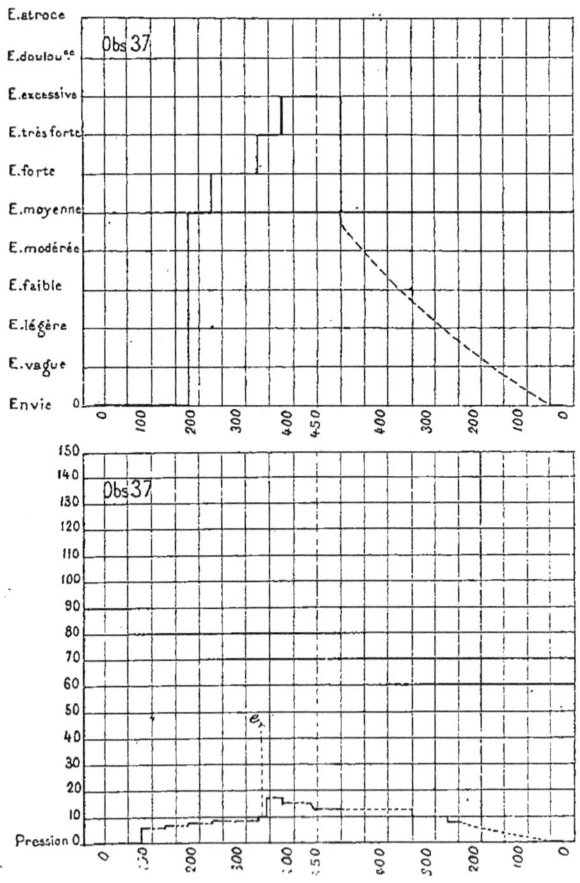

Depuis 3 mois le malade se plaint d'un léger écoulement de mucus prostatique.

Il accuse des douleurs anales (ténesme) périnéales, et uréthrales.

Son jet est normal, mais quelquefois il est obligé de pousser.

Il urine fréquemment le jour, environ toutes les heures : l'envie est généralement impérieuse. Jamais il n'urine la nuit.

Le canal est libre (olive 18), avec grande hyperesthésie membraneuse. Urines claires.

Le malade présente de l'anesthésie pharyngée, mais pas de bégaiement urinaire, pas de rétrécissement du champ visuel ni d'hémianesthésie. Mais le réflexe patellaire, diminué à gauche, est presque aboli à droite. De plus le malade a le facies d'un nerveux : l'œil est inquiet, timide ; le caractère est triste et soucieux ; il s'impatiente facilement. Enfant, il était très colère.

Les douches et le KBr l'ont considérablement amélioré.

EXAMEN MANOMÉTRIQUE. — 1° Le malade urine devant nous

30 grammes en 6″

2° La vessie étant vide et le manomètre à 0, nous injectons

Grammes.	Pression.		Grammes.	Pression.	
100	6		350	47	» (avec effort.)
150	7		—	16	»
200	7,5	(E. moyenne.)	400	14	(E. très forte.)
250	8	(E. forte).	450	14	(E. excessive.)
300	8	»	—	12,5	»
350	10	»			

3° La vessie est vidée graduellement. Après écoulement de

Grammes.	Pression.		Grammes.	Pression.
90	10		250	8
175	10		475	0

Observation 38 (*Névropathie*).

M., 27 ans, gardien de la paix. A vécu à la campagne jusqu'à l'âge de 26 ans, sans jamais voir de femmes, se masturbait.

Il y a 5 mois, venu à Paris, il contracte, au deuxième coït, sinon la blennorrhagie, du moins une légère uréthrite, s'accompagnant de brûlure périnéale. Aussi il « s'est bien gardé de recommencer », dit-il, et il a recommencé à se masturber.

Il vient se plaindre d'une douleur périnéale qui lui est restée depuis son uréthrite, et qui s'accompagne d'une sensation de pesanteur scrotale due à un léger varicocèle gauche.

Les mictions sont tantôt faciles, tantôt pénibles, le malade étant obligé de pousser très fort. Elles sont fréquentes, tantôt toutes les heures, tantôt toutes les 3 heures.

Le canal est libre, avec un peu de spasme et une légère hyperesthésie de la région membraneuse. Urines claires.

Le malade se rappelle avoir pissé au lit jusque vers l'âge de 8 ans. Il présente de l'anesthésie pharyngée, mais pas de bégaiement urinaire. Les réflexes patellaire et crémastérien sont normaux. Aucun antécédent nerveux familial.

Enfin le caractère est timide et scrupuleux, mais l'aspect général vigoureux.

Examen manométrique. — 1° Le malade urine devant nous 20 grammes en 15 minutes.

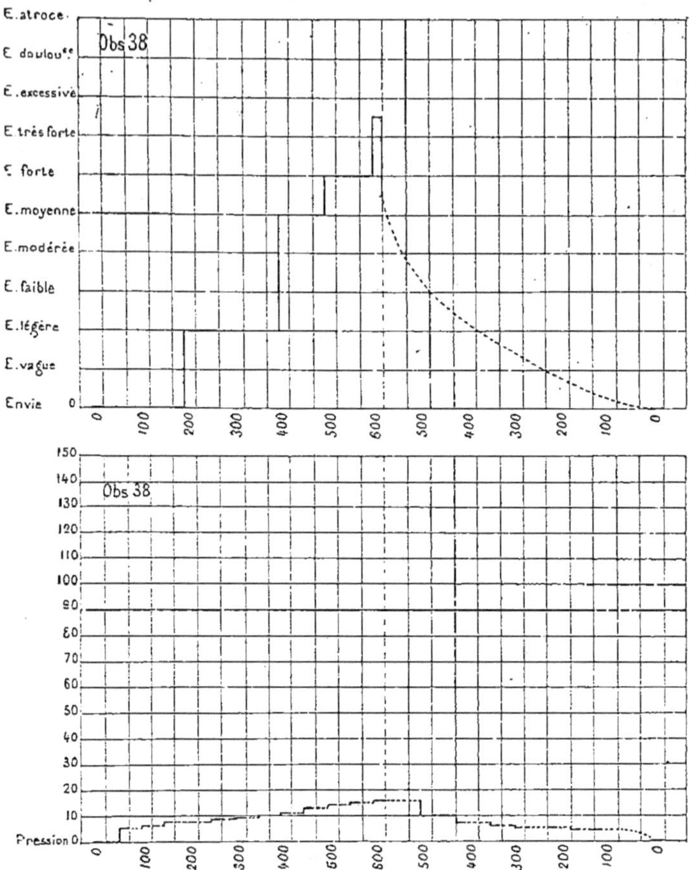

2° La vessie étant vide et le manomètre à 0, on injecte

Grammes.	Pression.	Grammes.	Pression.
50	5	350	10 »
100	6,5	400	10,5 (E. moyenne.)
150	7,5	450	12 »
200	7,5 (Envie légère.)	500	12,5 (E. forte.)
250	8,5 »	550	13,5 »
300	9 »	600	15 (E. très forte.)

3° La vessie est vidée graduellement.
Après écoulement de

Grammes.	Pression.	Grammes.	Pression.
100	10	440	5
175	7,5	460	5
250	7,5	560	4
325	6,5	645	0
400	6		

Observation 39 (*Névropathie*).

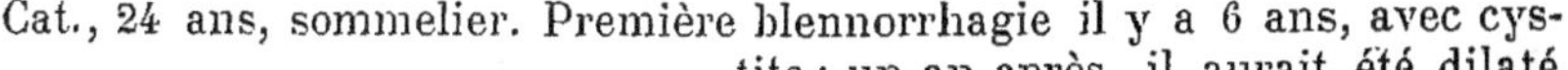

Cat., 24 ans, sommelier. Première blennorrhagie il y a 6 ans, avec cystite ; un an après, il aurait été dilaté pour un rétrécissement (?) par M. le professeur Verneuil.

Deuxième blennorrhagie il y a 7 mois, guérie.

Actuellement, il revient pour une légère gêne de la miction : il se croit rétréci et vient demander à être dilaté. Tantôt il urine facilement, tantôt il éprouve le besoin et ne peut uriner. Cependant le canal est souple, ne présente pas le moindre anneau ; il y a du spasme et une sensibilité membraneuse exagérée.

Urines claires.

On lui prescrit la dilatation par gros béniqué pour son spasme.

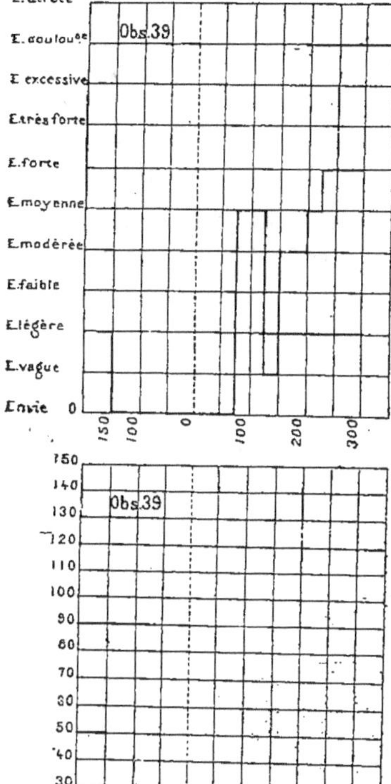

Mais il revient quelques jours après, se décidant à nous avouer que depuis sa dernière blennorrhagie, c'est-à-dire depuis 7 mois, sa puissance génitale avait diminué peu à peu, et que depuis 2 mois il était frappé d'impuissance génésique absolue. Il était autrefois très porté vers les femmes, et a commencé le coït à l'âge de 13 ans 1/2. Il le pratiquait alors tous les jours. Auparavant il s'était masturbé.

Il ne se rappelle pas avoir pissé au lit étant jeune, mais il a pissé une fois au régiment : il se souvient aussi que, élevé très durement, il lui arrivait quelquefois d'uriner dans son pantalon quand on le corrigeait.

Outre son spasme et son hyperesthésie membraneuse, outre sa gêne psychique de la miction, nous lui trouvons de l'anesthésie pharyngée.

Les réflexes patellaires sont normaux.

EXAMEN MANOMÉTRIQUE. — 1° La vessie contenait

150...................... Pression............... 9 (Envie légère.)

Ecoulement de

Grammes.   Pression.

125.. 2
— 5
150.. 0

2° La vessie étant vide et le manomètre à 0. On injecte

Grammes.	Pression.		Grammes.	Pression.
50....ι............	13		225..............	14 »
—	8,5		—	15 » (oscillations.)
100.............	10 (E. moyenne.)		—	13 E. moyenne.)
150.............	10 (E. disparue)		250.............	13 (E. forte.)
175.............	12 (oscillations.)		300.............	15 »
—	25 E. modérée).)		—	31 »
—	16		—	15 »

3° Le malade urine sans sonde 360 grammes.

Observation 40 (*Névropathie*).

Co., 45 ans, surveillant. Ni blennorrhagie, ni syphilis. Il y a 15 ans, a contracté la diarrhée de Cochinchine. Depuis, est resté d'une santé délicate.

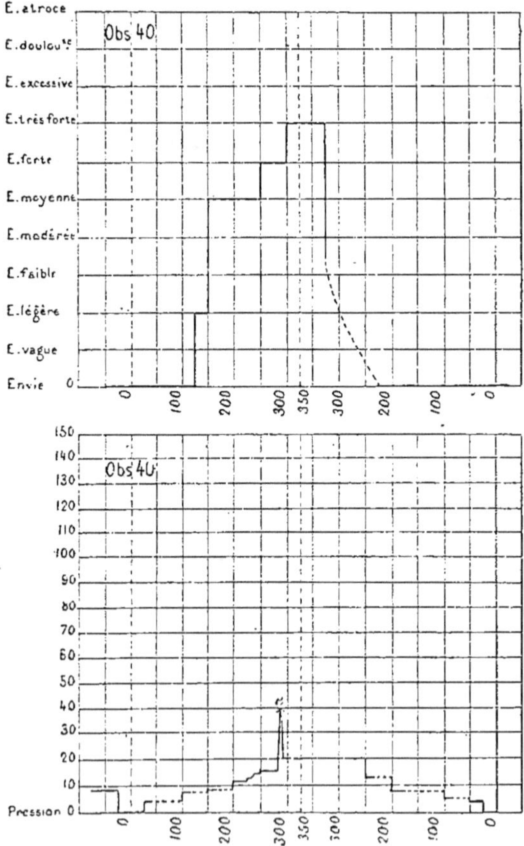

Il y a 3 ans, est venu consulter à Necker pour des douleurs diagnostiquées névralgie du col vésical, et pour lesquelles on le traita par les bains sulfureux puis les douches froides.

Depuis 15 jours, le malade accuse la perte absolue du besoin d'uriner; il urine par raison, et alors rarement.

Depuis un mois déjà les mictions étaient rares, mais il urinait souvent 2 fois la nuit.

Enfin ces mictions sont tantôt faciles, tantôt difficiles.

Pas d'incontinence, jamais de douleurs ni d'hématuries. Urines claires.

Le canal est libre; très léger spasme et légère hyperesthésie de la région membraneuse.

Le malade est un nerveux; son père, sa mère, ses sœurs et frères ont tous eu des crises de nerfs; lui-même n'en a pas eu, n'a pas uriné au lit étant enfant, mais il est très impressionnable, très nerveux. Il présente de l'anesthésie pharyngée, un bégaiement urinaire absolu, des vertiges avec phosphènes. Réflexes patellaires et crémastériens normaux, pas d'hémianesthésie sensitive ni sensorielle.

Au point de vue génital, le malade ne voit presque plus de femmes depuis 15 ans, c'est-à-dire depuis sa diarrhée de Cochinchine (on lui aurait conseillé de s'abstenir). Depuis 3 ans au moins, il n'a pas eu de rapports sexuels.

EXAMEN MANOMÉTRIQUE. — 1° La vessie contenait

55 grammes................ Pression................. 8,5

2° La vessie étant vidée et le manomètre à 0, on injecte

Grammes.	Pression.	Grammes.	Pression.
50	3,5	250	14 (E. forte.)
125	7 (Envie légère.)	275	15
150	8,5 (E. moyenne.)	300	15 (E. très forte.)
175	8,5 »	—	40 » (avec effort.)
225	11 »	—	20 »
250	12 »		

3° La vessie est vidée graduellement. Après écoulement de

Grammes.	Pression.	Grammes.	Pression,
125	12	340	4
185	8	350	0
275	5		

Observation 41 (*Névropathie*).

H., Henri, 41 ans, employé. Syphilis il y a 15 ans. Blennorrhagie il y a 10 ans. Se plaint d'uriner très difficilement depuis 7 ans. Cette difficulté devenait une impossibilité absolue, quand il sentait l'odeur du tabac ou de l'alcool. Opéré par le Dʳ Fort il y a 3 semaines (électrolyse).

Les mictions sont peu fréquentes ; le jour 2 à 3 fois, la nuit jamais. Pas de douleurs. N'a jamais uriné ni pus, ni sang, ni graviers.

Le canal est à peu près libre, sauf une résistance très voisine de la portion membraneuse et qui paraît être du spasme. En effet une olive montée sur conducteur peut seule passer; de même passe le béniqué 30. 18 jours plus tard, le béniqué 55 passait. Pas d'hyperesthésie de la portion membraneuse.

En dehors de ce spasme, nous n'avons rien trouvé d'anormal, ni de pathologique au méat, dans le canal, aux testicules, aux reins, à la prostate. Pas d'hémorroïdes.

Ce malade est nerveux : il présente de l'anesthésie pharyngée, mais ses

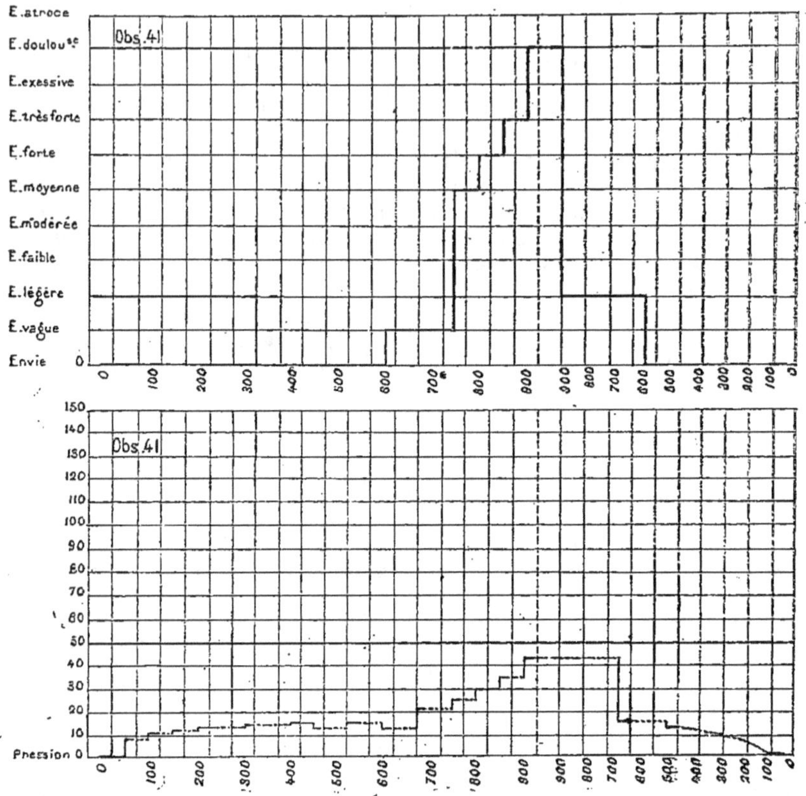

réflexes oculaire et patellaire sont conservés. Il accuse une certaine difficulté de la marche en se levant.

EXAMEN MANOMÉTRIQUE. — 1° On constate que la vessie était vide.

2° Le manomètre est à 0, on injecte

Grammes.	Pression.	Grammes.	Pression.
50	9	525	15,5
100	10,5	600	12 (Envie vague.)
150	11	675	21 »
200	11,5	750	26 (E. moyenne.)
250	11,5	800	30 (E. forte.)
300	12,5	850	35 (E. très forte.)
400	14,5	900	42 (E. douloureuse.)
450	12	—	37

3° La vessie est vidée graduellement. Après écoulement de

Grammes.	Pression.
300	16 (E. légère.)
500	13 (E. disparue.)
950	0

Observation 42 (*Névropathie*).

(Observation recueillie par M. Luys, externe du service.)

M. Étienne, 27 ans, charcutier (salle Velpeau n° 14). Né de père alcoolique, jusqu'à 8 ans il pisse au lit. Il y a 2 ans il a encore une fois pissé au lit. Enfant, son caractère était tranquille : il recherchait généralement la solitude.

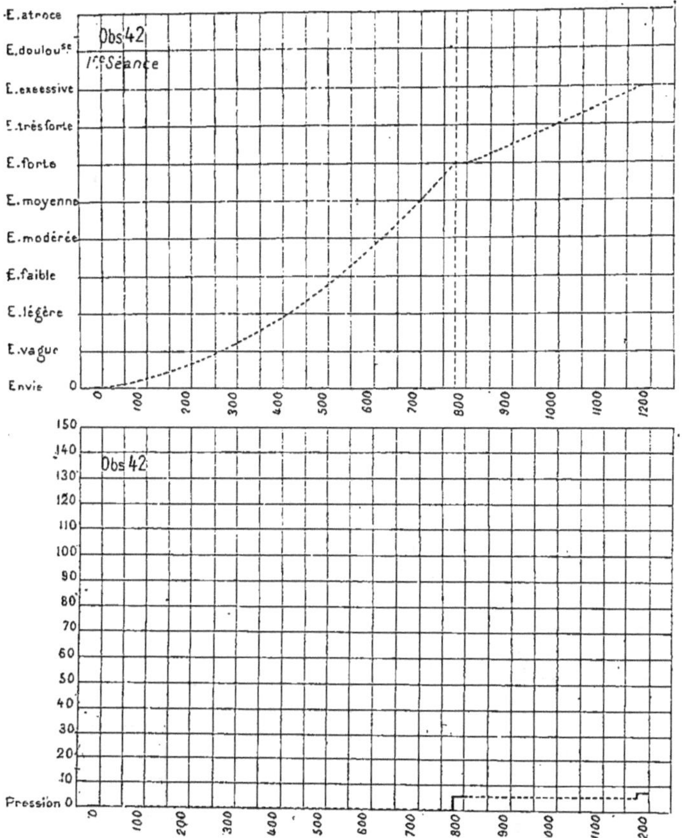

A 12 ans, fièvre intermittente qui depuis n'a jamais reparu.

A 21 ans, il fait son service militaire, trois ans, pendant lesquels il n'a jamais été malade. Pas de blennorrhagie, pas de syphilis.

En décembre 1892 il commence à ressentir de la fatigue dans le membre inférieur gauche ; puis des secousses, qui apparaissent plus souvent la nuit que le jour ; des douleurs fulgurantes sur le trajet du nerf sciatique ; enfin des troubles urinaires.

Le 28 décembre 1892, le malade ne peut uriner debout, malgré les plus grands efforts. Il parvient à uriner accroupi, et depuis il lui est impossible d'uriner autrement qu'accroupi ; quelquefois même il reste 24 heures sans pouvoir uriner. En même temps la puissance génésique diminue à tel point qu'il devient incapable de pratiquer le coït.

Le 4 janvier 1893, il entre à l'hôpital. A ce moment ses deux jambes sont sensiblement pareilles, pas d'atrophie.

Réflexes rotuliens complètement abolis, réflexe pharyngien diminué seulement ; le réflexe lumineux persiste.

Hémianesthésie gauche, au contact à la piqûre et à la température : la

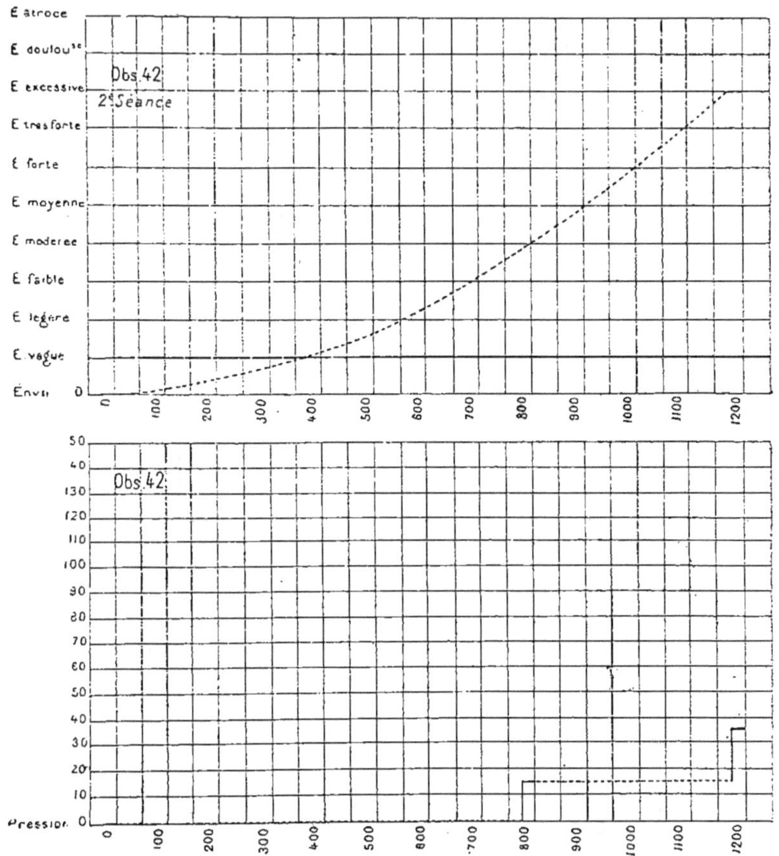

sensibilité est diminuée de ce côté, et même absolument abolie par plaques ; entre autres le côté gauche du pénis est insensible.

On institue un traitement par électrisation faradique de la vessie, et la miction se rétablit ; de même la faradisation du membre inférieur gauche amène une grande amélioration.

A la fin de mars l'état empire : le malade n'éprouve plus de douleurs fulgurantes dans la jambe gauche, mais des douleurs continuelles, peu intenses, et siégeant surtout à la face antéro-interne de la jambe : en ce point même, on constate une plaque d'anesthésie.

Dans la jambe droite, il éprouve des douleurs analogues. Dans les deux jambes, il existe un certain degré de parésie, plus accentué du côté gauche.

Au mois d'avril cette parésie augmente ; bientôt le malade constate qu'il perd la sensation du passage de l'urine dans le canal.

Le 5 avril, rétention d'urine, à la suite de laquelle le malade ne peut plus uriner sans sonde.

Le 13 avril, il est examiné par M. le Dr Dejerine qui confirme le caractère

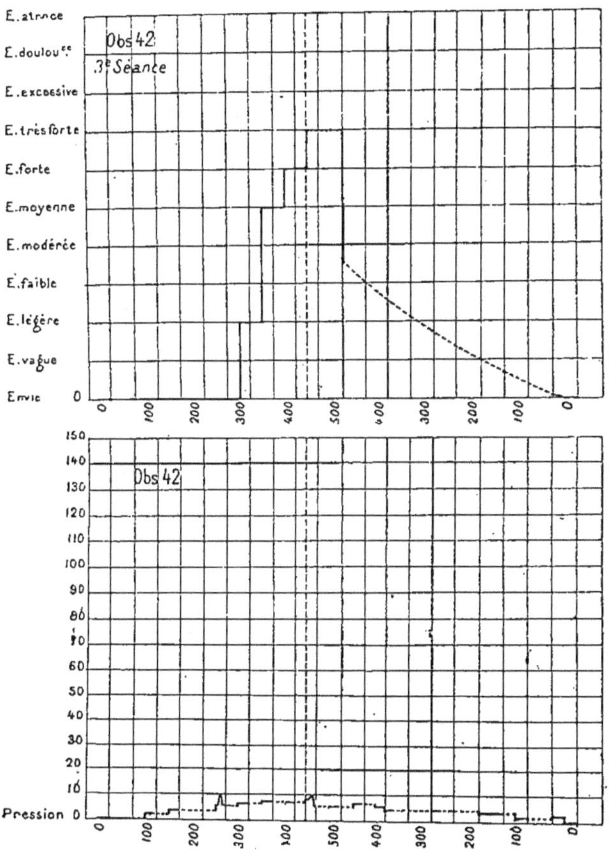

névropathique de cette affection, et écarte toute origine médullaire, malgré un certain degré d'atrophie des membres inférieurs.

Depuis, le malade est resté dans le service, toujours électrisé, et s'améliorant peu à peu. Le 20 juillet il se levait déjà depuis quelque temps et marchait assez bien.

L'examen de la contractilité fut pratiqué chez ce malade à trois reprises. Les deux premières fois, avant notre arrivée dans le service, cet examen fut pratiqué par notre excellent ami le Dr Courtade, qui a bien voulu nous en communiquer les résultats.

EXAMEN MANOMÉTRIQUE. — *Première séance* (15 novembre 1892. Courtade).

La vessie étant vide et le manomètre à 0, on injecte

Grammes.	Pression.
800	6 (Envie qui devient de plus en plus forte.)
1200	8 (Envie extrêmement forte.)

Deuxième séance. — (15 décembre 1892. Courtade,)

Grammes.	Pression.
800	15
1200	35 (E. excessive.)

Troisième séance. — (25 avril 1893. Genouville.)
1° La vessie étant vide et le manomètre à 0, on injecte

Grammes.	Pression.
50..	0
100..	1
150..	2
250..	4
— ..	10
— ..	4,5
300..	5,5 (E. légère.)
350..	6,5 (E. moyenne.)
400..	6,5 (E. forte).
450..	7,5 (E. très forte.)
— ..	9
— ..	5

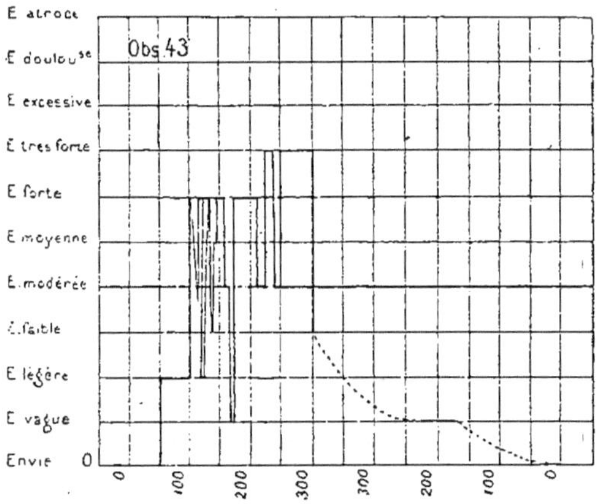

2° La vessie est vidée graduellement. Après écoulement de

Grammes.	Pression.
55	6
100	5
130	3,5
280	3
390	0,5
445	1
500	0

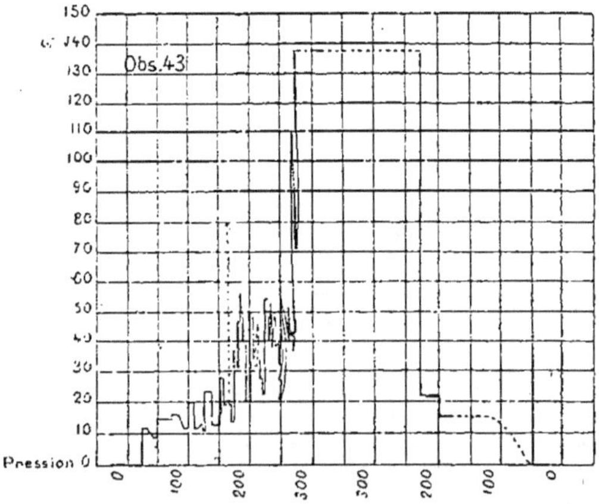

Observation 43 (*Névropathie*).

Berg., 35 ans. (salle Velpeau, lit 11). Ce malade, dont l'observation s'est égarée, était un névropathe, se plaignant d'une pollakiurie diurne et nocturne, les mictions se répétant tous les trois quarts d'heure.

Ce détail seul avait été noté sur notre cahier d'expériences, et la fiche était égarée déjà quand nous avons voulu la copier.

Examen manométrique. — La vessie était vide.

2º Le manomètre étant à 0, injection de

Grammes.	Pression.			Grammes.	Pression.	
50...	12			225...	34	(E. forte.)
— ..	9			— ...	47	»
75...	14	(Envie légère.)		— ...	31	»
80...	16	»		— ...	35	»
— ..	13	»		— ...	28	»
125...	20	(E. forte.)		— ...	22	(E. modérée.)
— ...	12	(E. calmée.)		250...	54	(E. très forte.)
— ...	13	(E. forte.)		— ...	40	
— ...	11	(E. légère.)		— ...	53	
140...	23,5	(E. forte.)		— ...	38	
— ...	13	(E. calmée.)		— ...	50	
150...	16	(E. modérée.)		— ...	38	
165...	26	(E. forte.)		— ...	40	
— ...	16		30 secondes.	— ...	32	
180...	28	(E. forte.)		— ...	44	
— ...	19			— ...	32	
— ...	21			— ...	27	
— ...	80	» (avec effort.)		— ...	21	(E. modérée.)
— ...	19	(E. modérée.)		275...	55	(E. très forte.)
— ...	13	(E. vague.)		— ...	40	
200...	38	(E. forte.)		— ...	52	
— ...	31	»		— ...	42	
— ...	47	»	1 minute,	— ...	44	
— ...	58	»	10 secondes.	— ...	37	
— ...	40	»		— ...	110	
— ...	20	(E. forte.)		— ...	71	
225...	50	»		— ...	138	

Les accolades de la colonne de droite (de 250... à 21) sont réunies sous la mention : 5 minutes, 2 secondes.

3º La vessie est vidée graduellement. Après écoulement de

Grammes.		Pression.
175	....	21 (Envie vague.)
—	....	15 »
350	....	0 (E. disparue.)

Observation 44 (*Névropathie*).

Bl., 33 ans, commis. Déjà soigné autrefois à Necker pour blennorrhagie et cystite, puis pour rétrécissement; il revient cette fois, non pour des symptômes urinaires (il urine bien, plutôt rarement, mais sans difficulté et sans bégaiement), mais pour une impuissance génitale absolue, datant de 18 mois. Les érections ont complètement disparu, même l'érection matinale qui souvent accompagne la réplétion vésicale.

La puissance génésique diminuait déjà quand, il y a 9 mois, il fit une pleurésie : depuis ce temps il ressent une lassitude générale, et l'impuissance est absolue.

Le canal, récemment dilaté, admet le béniqué 42 — pas de spasme, mais sensibilité membraneuse très exagérée.

Les urines sont un peu troubles. Elles ne contiennent pas de sucre; la vessie se vide.

La recherche des stigmates nerveux s'imposait; nous trouvons :

Réflexe pharyngien très diminué — patellaire aboli à droite, très diminué à gauche. Le crémastérien normal, et même un peu exagéré, pas d'hémianesthésie sensitive, mais l'œil gauche est myope, et moins bon que le droit (cette myopie et cette infériorité seraient familiales).

Nous ne trouvons ni le signe de Romberg ni ceux de Fournier, ni celui d'Argyll Robertson.

Enfin le malade, intelligent, plutôt excité, nous raconte que sa mère et et son frère sont nerveux ; que lui-même étant petit, n'a pas pissé au lit, mais

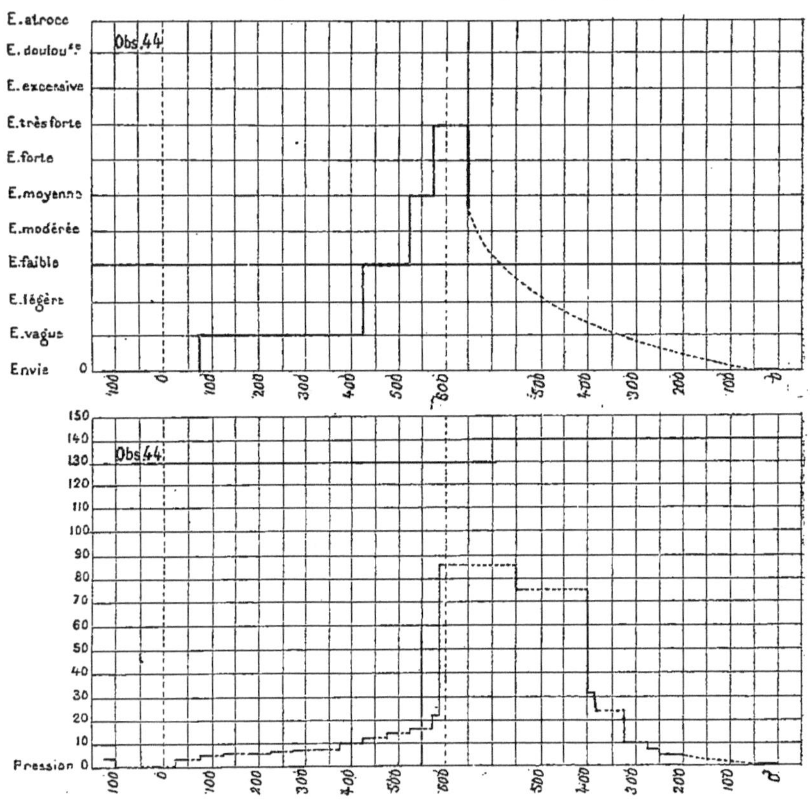

qu'il était très colère, qu'il se roulait par terre, et qu'il a eu des convulsions. Maintenant il n'est plus colère, mais il s'impatiente et s'énerve facilement. Il a besoin de beaucoup d'activité. C'est donc un névropathe excitable.

La contractilité est examinée : à la suite de la séance, il urine encore plus rarement : la première miction s'est produite 11 heures après l'examen. Depuis, il urine 3 fois par jour (de 8 h. en 8 h.) et beaucoup à la fois.

D'autre part, pour son impuissance, le malade est soumis à l'électricité, et les érections reviennent peu à peu.

EXAMEN MANOMÉTRIQUE. — 1° La vessie contenait

90 grammes................ Pression................ 3

Après écoulement de

25 grammes................ Pression................ 0

Le reste s'écoule en appuyant sur l'hypogastre.

2° La vessie étant vidée et le manomètre à 0, on injecte

Grammes.	Pression.		Grammes.	Pression.	
50	2		400	10	»
100	4	(Envie vague.)	450	18	(E. faible.)
150	5	»	500	14	»
200	5	»	550	16	(E. moyenne.)
250	6	»	600	22	(E. très forte.)
300	6,5	»	—	86	—
350 (1)	7	»			

3° La vessie est vidée graduellement. Après écoulement de

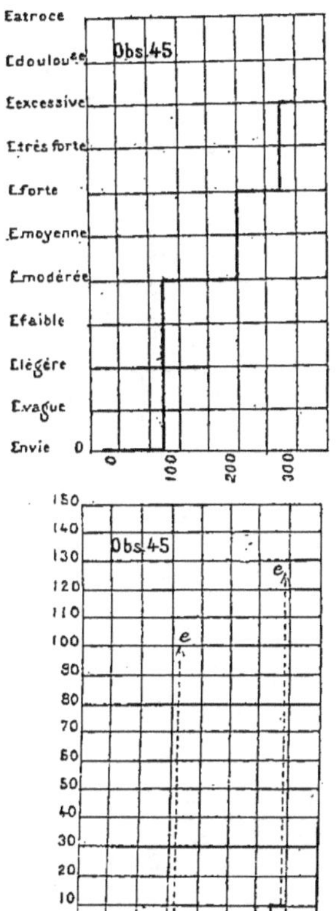

Grammes.	Pression.
120	75
270	31
—	24
360	10
400	7
420	4
440	4
615	0

Observation 45 (*Névropathie*).

Hor., 24 ans, busquetier. Blennorrhagie il y a 4 ans (a duré 6 semaines).

Depuis 5 mois, douleurs lombaires, hypogastriques et testiculaires.

Le malade est très nerveux ; il a des crises de larmes ; sa famille est nerveuse ; lui-même a été soigné il y a quelques années par M. Dumontpallier, et aurait présenté, à cette époque, des zones d'anesthésie. Actuellement il a de l'anesthésie pharyngée.

C'est en outre un alcoolique, qui boit de l'absinthe.

Le canal présente un léger rétrécissement bulbaire (olive 16). La région membraneuse est hyperesthésiée.

Urines claires.

Examen manométrique. — 1° La vessie étant vide et le manomètre à 0 nous injectons

Grammes.	Pression.		
120	0		
—	100	(avec effort, envie modérée.)	
230	6,5	(Envie forte.)	
300	10,5	(E. très forte.)	
305	11	»	
—	125	»	(avec effort.)

2° De la vessie, par la sonde, s'écoulent 350 grammes très lentement.

(1) Ces 50 grammes sont poussés avec une certaine rapidité.

Observation 46 (*Névropathie*).

Lac., 34 ans, gardien de la paix. Jamais de blennorrhagie.

Depuis 18 mois, ressent de vives brûlures à l'hypogastre et des démangeaisons continuelles au gland.

Il a aussi quelquefois des douleurs lombaires, comme des brûlures. Il croit (?) avoir uriné une fois un gravier. Jamais il n'a pissé de sang.

Le canal est normal, les urines claires. Pas de calcul vésical.

Seulement il urine souvent et quelquefois le jet s'arrète.

De plus il est très nerveux. Son père était également nerveux.

Nous ne relevons point d'hémianesthésie sensitive ni sensorielle, mais une anesthésie pharyngée absolue et un bégaiement urinaire également absolu.

Examen manométrique. — La vessie étant vide et le manomètre à 0, nous injectons

Grammes.	Pression.
120............	80 (Envie moyenne ; l'urine passe à côté de la sonde.)
—	120 (Avec effort. La sonde est expulsée.)

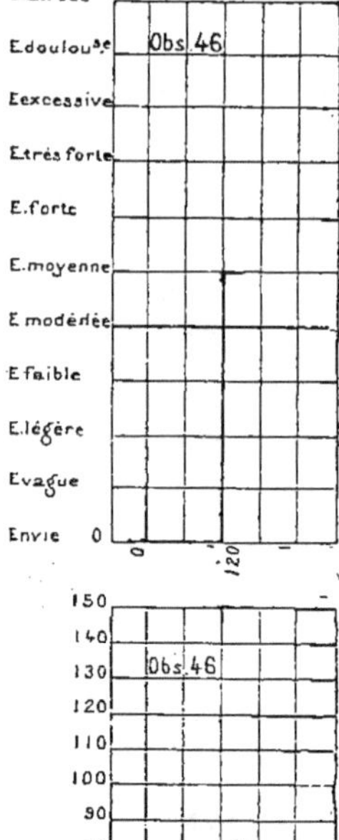

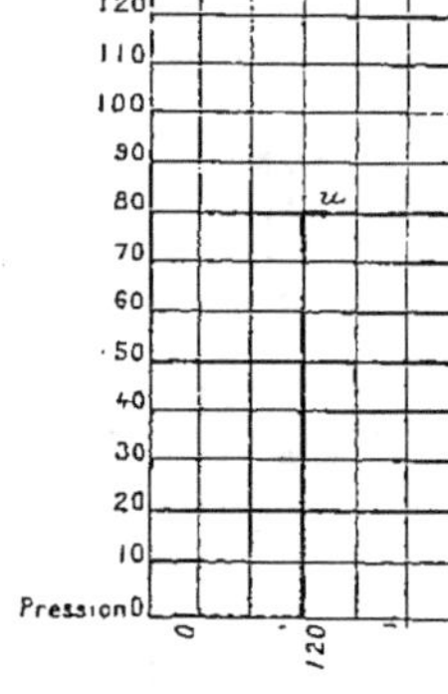

Observation 47 (*Névropathie*).

Leb., 32 ans, terrassier. Blennorrhagie de courte durée, il y a 10 ans ; deuxième il y a 6 ans, troisième il y a 1 an, avec légère cystite.

Au cours de cette troisième blennorrhagie, il porte un suspensoir ; quand il le quitte, il ressent une douleur ou plutôt une pesanteur au périnée, et qui cesse quand il reprend le suspensoir.

Le scrotum est légèrement allongé, à dartos peu contractile : les veines, sans être variqueuses, sont un peu grosses.

Le malade accuse une goutte pour laquelle il prend depuis longtemps des capsules de térébenthine ; mais cette goutte a disparu : l'olive même ne ramène aucune sécrétion du cul-de-sac bulbaire.

Le canal est sain, la prostate normale, la vessie se vide complètement.

Mais le malade est un peu nerveux : de caractère calme, froid, de constitution robuste, il n'a pas l'air d'un névropathe, et on ne retrouve (en l'interrogeant) rien dans ses antécédents de famille qui touche à la névropathie. Mais il présente une anesthésie pharyngée absolue.

Pas d'hémianesthésie, pas de bégaiement urinaire.

EXAMEN MANOMÉTRIQUE. — La vessie étant vide et le manomètre à 0, on injecte

Grammes.	Pression.	
150......................	1	
300......................	4	(Envie légère.)
350......................	4	(E. faible.)
—	83	» (avec effort.)
450......................	5,5	» »
485......................	6	(E. forte.)
—	130	» (avec effort.)
500 s'écoulent ensuite par la sonde.		

Observation 48 (*Névropathie*).

R., 20 ans, coiffeur. Blennorrhagie il y a 3 ans. Depuis, pollakiurie ;

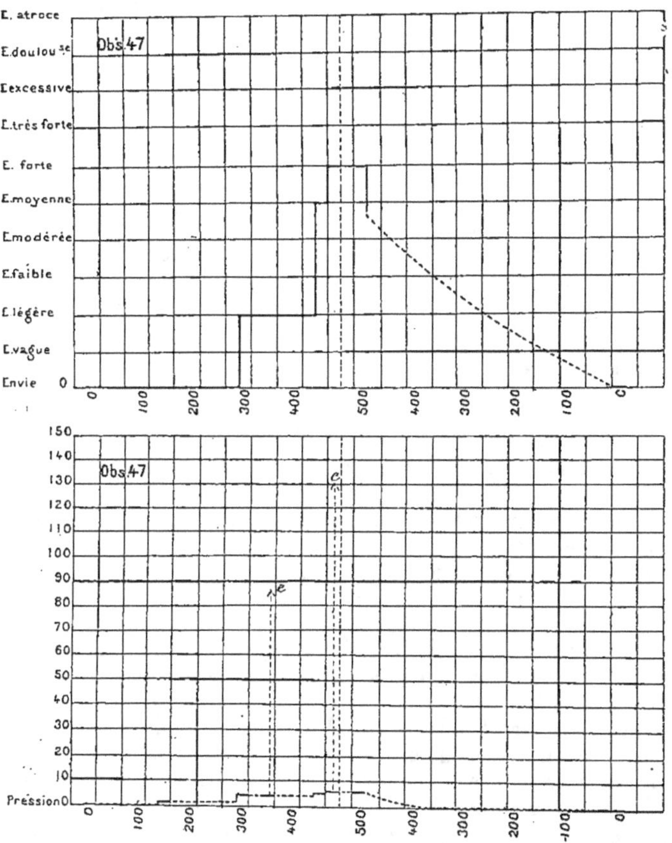

jamais il n'a uriné de sang, jamais il n'a souffert en urinant ; le jet n'est point déformé.

Le canal est sain, mais la région membraneuse est hyperesthésiée.

Urines claires, avec quelques légers filaments. Varicocèle gauche.

Le malade est un nerveux : son père et une sœur sont nerveux. Lui-même a uriné au lit jusqu'à l'âge de 3 ans : il a de l'anesthésie pharyngée, et du bégaiement urinaire. Les réflexes patellaire et crémastérien sont normaux.

Le malade, qui est plutôt un nerveux excitable, nous raconte qu'il a besoin de mouvement, et qu'il fait tous les jours des haltères pour se calmer.

Après l'examen de sa contractilité vésicale, la distension de la vessie que produit cet examen avait beaucoup diminué sa pollakiurie. Il avait même de la rareté des mictions, il accusait un peu de difficulté à uriner, et quelques douleurs hypogastriques ; le jet était sans force ; rien aux testicules ni aux reins. Cette difficulté de miction, nettement psychique et à ce titre extrêmement intéressante, força même le malade à entrer pour quelques jours dans le service.

Examen manométrique. — 1° Le malade étant sondé, on trouve dans sa vessie

55 grammes................ Pression........ 4 (sans envie.)

2° La vessie est vidée, le manomètre revient au 0, et nous injectons

Grammes.	Pression.		Grammes.	Pression.		
50	5,5		350	11	»	
100	6		400	18 (E. très forte.)		
150	7,5		—	11	»	
160	8 (Envie légère.)		450	18	»	
175	8 »		—	15	»	
225	8 (E. modérée.)		—	30	»	(assis.
250	8,5 «		—	28	»	»
300	11 (E. forte.)		—	32	»	»
—	9 »		—	17 (couché.)		
325	10,5 »					

3° Le malade urine 460 gr.

Observation 49 (*Névropathie*).

Gâ., 32 ans, marchand de vins ; 2 blennorrhagies, il y a 11 ans et 3 ans, guéries.

Il y a 13 mois, les mictions sont devenues très fréquentes. Il accuse aussi une légère cuisson pendant la miction.

Il urine jusqu'à 10, 12, 15 fois le jour, jamais la nuit.

Quand il résiste au besoin d'uriner, il sent survenir un besoin de défécation.

Le canal est libre, sauf une légère bride bulbaire. La sensibilité membraneuse est exagérée. La vessie se vide et admet facilement 250 grammes. Urines claires.

C'est un nerveux excitable et un peu alcoolique (marchand de vins). Il est d'une famille nerveuse (la mère surtout est « du Midi ») mais où on n'a pas d'attaques de nerfs. Lui-même est très nerveux, l'œil vif, parlant avec volubilité, très porté vers les femmes.

Il présente de l'anesthésie pharyngée, pas d'hémianesthésie sensitive ni sensorielle, pas de rétrécissement du champ visuel.

Maux de tête, surtout quand il a besoin d'uriner. Réflexes patellaire et crémastérien normaux.

L'examen de sa contractilité vésicale a beaucoup soulagé sa pollakiurie : au lieu de 10 à 15 fois, il a uriné 5 fois le jour de la première séance et le lendemain 7 ou 8 fois. Le surlendemain, deuxième séance, même succès, et cette fois plus durable : le malade n'urine plus que 5 à 6 fois par jour ; il ne souffre pas et semble guéri mécaniquement de sa pollakiurie.

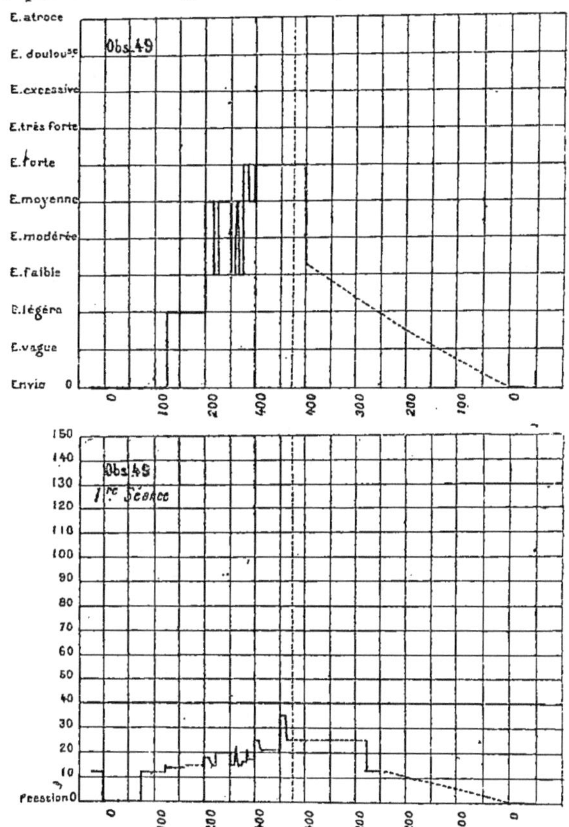

EXAMEN MANOMÉTRIQUE. — *Première séance.* — 1° La vessie contenait

5 grammes............... Pression.................... 12

2° La vessie est vidée, le manomètre vient au 0.
On injecte

Grammes.	Pression.		Grammes.	Pression.	
75	12		250	15,5	(E. calmée.)
120	14	(Envie légère.)	300	17	(E. forte.)
150	14	»	350	21	(E. moyenne.)
—	15	»	—	18	»
200	18	(E. moyenne.)	400	24	(E. forte.)
—	15	(E. se calme.)	—	21	»
230	20	(E. moyenne.)	450	34	»
250	16	(E. calmée.)	—	25	»
—	22	(E. moyenne.)			

La vessie est vidée graduellement ; après écoulement de

Grammes.		Pression.
175...		13
450...		0

Deuxième séance. — 1° La vessie contenait

40 grammes.......... Pression............. 5 (sans envie.)

2° La vessie étant vidée, le manomètre à 0, on injecte

Grammes.	Pression.
50...........	13
100...	14
150...........	15
200...........	16
250...........	17,5
300...........	18,5
350...........	19
400...........	24 (E. légère.)
—	22
450...........	30 (E. forte.)
—	75 » (avec effort.)
—	23 »
475...........	33 »
—	30 (E. très forte.)

3° Le malade debout urine sans
sonde 420 grammes en une minute 1/2 : il ne peut uriner le reste.

Observation 49 *bis* (*Névropathie*).

P. (artiste gymnaste), 54 ans, vient
consulter pour de la difficulté à
uriner.

Il y a un an, à la suite de fatigues
(exercices acrobatiques) exagérées,
ce malade a été pris de troubles urinaires consistant en difficulté de la
miction : depuis ce temps, il ne peut
uriner qu'accroupi, et au prix des
plus grands efforts. Parfois même il
est obligé de se sonder.

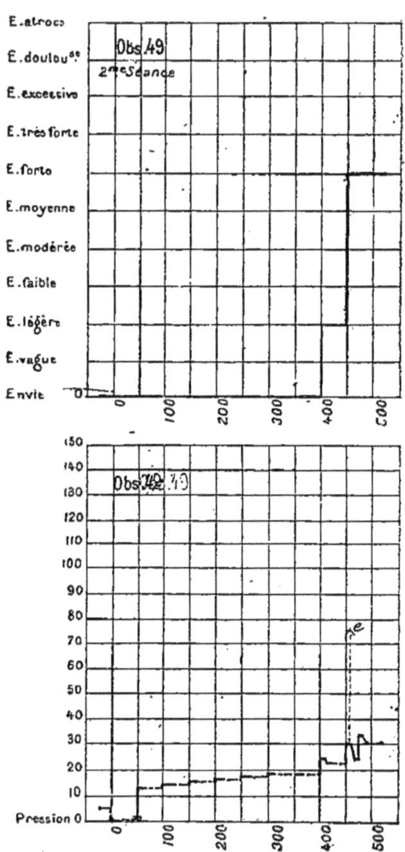

Rien dans ses antécédents n'explique ces troubles. Il n'a eu ni blennorrhagie ni syphilis ; bonne santé habituelle. Mais on relève quelques antécédents
nerveux familiaux, et lui-même est très nerveux.

Au point de vue fonctionnel, la miction nécessite des efforts considérables
et la position accroupie : les efforts sont nécessaires pendant toute la durée
de la miction, faute de quoi le jet s'interrompt. La miction est aussi retardée,
c'est-à-dire qu'il s'écoule souvent une minute avant que les premières
gouttes d'urine ne s'échappent.

Il ne souffre point en dehors des mictions, et les douleurs, d'ailleurs peu vives, qu'il ressent, semblent liées aux efforts considérables que nécessite l'expulsion de l'urine.

La miction se répète une dizaine de fois le jour et quatre à cinq fois la nuit.

Les urines sont très légèrement troubles.

Le canal est libre, sauf un certain degré de spasme, mais point d'hyperesthésie.

La vessie, non sensible à la pression, moyennement sensible à la tension, ne se vide pas : elle garde un résidu de 120 grammes.

La prostate est un peu hypertrophiée, mais ne gêne point le cathétérisme.

Rien du côté des reins.

En outre le malade, très nerveux, présente une anesthésie pharyngée

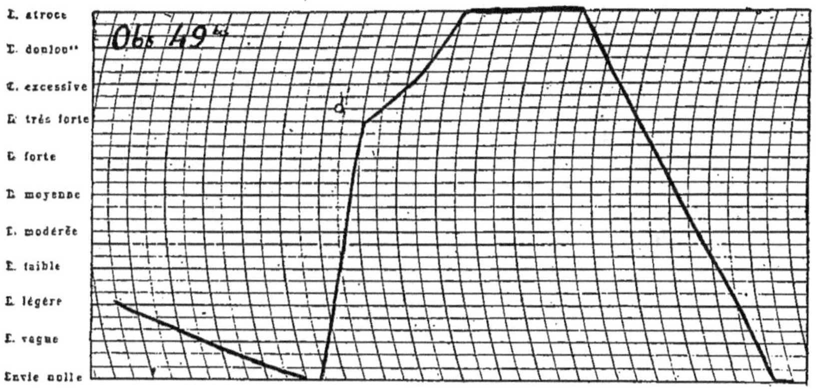

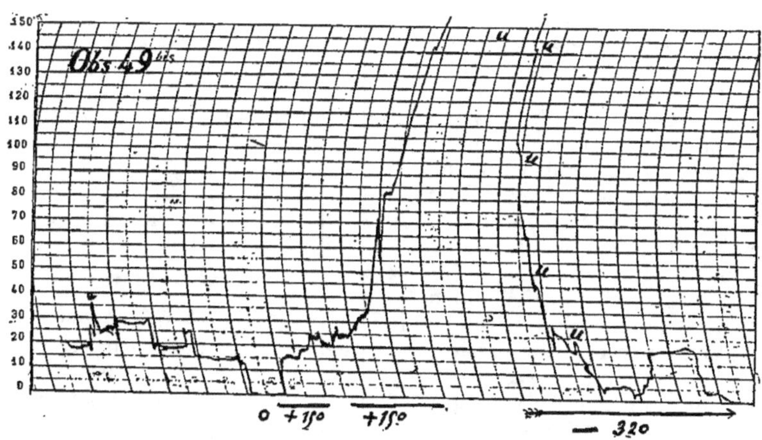

absolue, des réflexes patellaires exagérés, mais pas de troubles de la sensibilité cutanée. Il n'a pas uriné au lit dans son enfance.

Au point de vue génital, rien à noter jusqu'à ces derniers temps : depuis un mois seulement il s'abstient du coït parce qu'il ressent ensuite des douleurs plus vives dans les efforts qu'il fait pour uriner.

En somme, le malade est un névropathe, et, comme nous le montre bien l'examen de sa contractilité, un névropathe de la variété excitable, intéressant à rapprocher du malade de l'observation 49.

Examen manométrique (23 janvier 94). 1° Le malade a *légère envie* d'uriner : sa vessie contient 175 grammes d'urine à la pression + 20. On laisse écouler les 175 grammes d'urine, et l'envie décroît graduellement pendant que la pression décrit des crochets très accentués et surtout très brusques, dus évidemment à la contraction des muscles abdominaux, très vigoureux chez ce gymnaste.

2° La vessie étant vide, la pression 0 et l'envie nulle, on injecte une seringue de 150 grammes en 1'20". La pression monte d'abord brusquement en même temps que survient une *envie légère*. Puis elle monte plus doucement, tandis que l'envie devient rapidement *très forte*.

Une deuxième seringue de 150 grammes est injectée : l'envie continue à monter : elle devient *atroce*, pendant que la pression s'élève au delà des limites de notre cylindre enregistreur : elle monte aux environs de + 225 centimètres (autant qu'on peut en juger par la hauteur de l'aiguille au-dessus du cylindre).

3° En présence de cette pression inusitée, nous nous hâtons de commencer l'évacuation de la vessie : l'évacuation des 300 grammes se fait en 6'. L'envie décroît graduellement : la pression décroît d'abord très vite, puis beaucoup moins rapidement : l'aiguille remonte plusieurs fois, entr'autres quand la vessie est presque vidée.

Observation 50 (*Névropathie*).

P., 37 ans, mineur. 4 blennorrhagies. La première il y a 15 ans, la deuxième il y a 7 ans, la troisième il y a 4 mois. Tout écoulement a disparu depuis plus de 2 mois.

Actuellement, le malade accuse une douleur siégeant à l'anus, au périnée et à la base de la verge, quand il urine, et cela, dit-il, depuis la première blennorrhagie.

Il est venu l'an dernier à la consultation, où on lui a ordonné des suppositoires belladonnés et des bains.

Pas de polyurie ni de pollakiurie.

Le canal est libre (olive 20). La région membraneuse est peu sensible.

Prostate très légèrement douloureuse à la pression. L'épididyme présente un noyau à la tête (orchite ancienne). Canal déférent rien.

Urines claires, sauf quelques filaments dans le premier jet.

La vessie se vide complètement.

Rien n'expliquerait les troubles fonctionnels accusés par le malade s'il n'avait en outre de l'anesthésie pharyngée, un bégaiement urinaire absolu, un caractère inquiet, préoccupé, revenant chaque matin insister sur un détail insignifiant et cela malgré toutes les apparences de la vigueur et de la santé. C'est un névropathe.

Examen manométrique. — 1° La vessie contenait

15 grammes............... Pression....... (13 sans envie).

2° La vessie étant vidée et le manomètre à 0, on injecte

Grammes.	Pression.		Grammes.	Pression.
50	16		350	24
100	18		400	28 (E. forte.)
150	20		—	25 »
200	20,5 (E. légère.)		450	27 »
225	21 (E. faible.)		500	29 »
—	20		—	64 » (avec effort.)
250	21,5		—	41 »
300	23 (E. moyenne.)		—	26 (couché.)

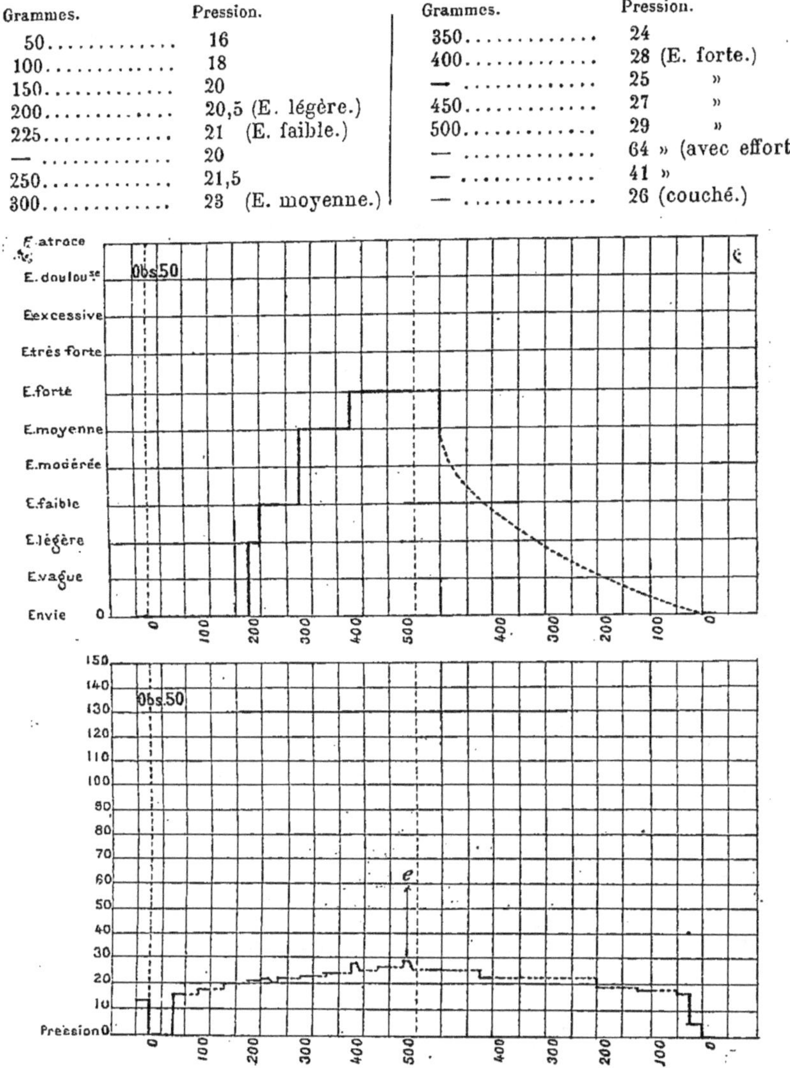

3º La vessie est vidée graduellement. Après écoulement de

Grammes.	Pression.		Grammes.	Pression.
95	22		450	16,5
300	19		515	5
380	18		—	0

Observation 51 (*Névropathie*).

L. Émile, 29 ans, épicier. Se plaint de pesanteur et même quelquefois de douleurs dans les bourses. L'examen physique montre l'existence d'un

varicocèle gauche assez développé, ét qui, d'après l'interrogatoire, semble
remonter comme début à 4 ans, mais gêne surtout le malade depuis 2 ans.
Le testicule gauche est atrophié.

L..., n'a jamais eu de blennorrhagie. C'est un homme robuste, épais,
lourd, mais qui paraît sans énergie.

Il lui arrive quelquefois de présenter de la pollakiurie. Les urines sont
claires.

EXAMEN MANOMÉTRIQUE. — Pratiqué à deux reprises; la première fois avant

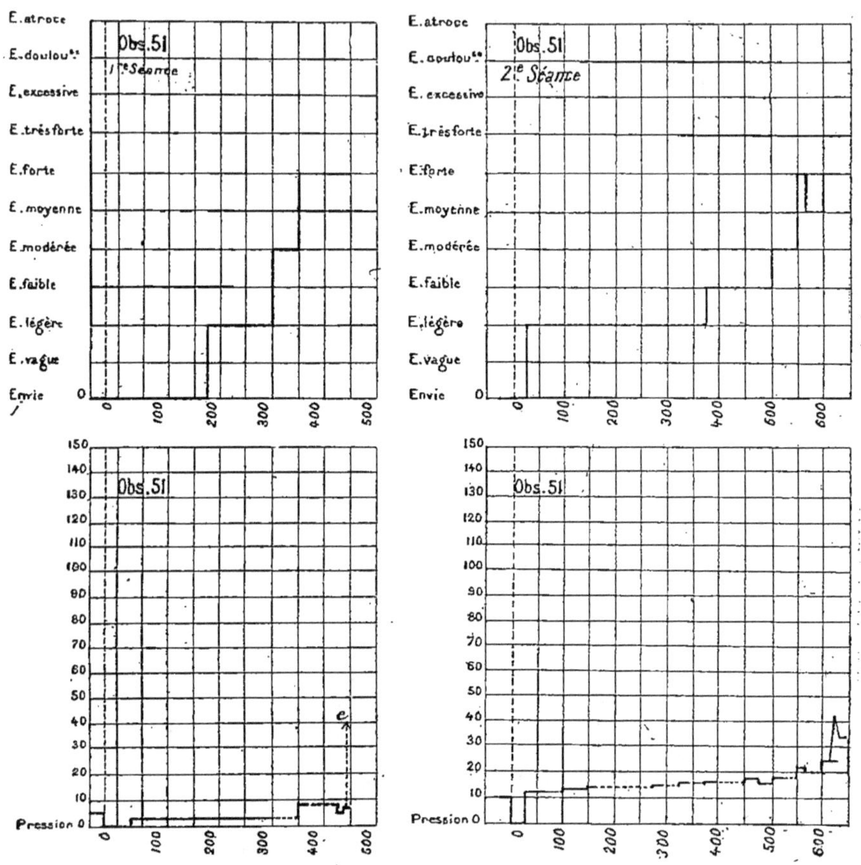

son entrée à l'hôpital, la seconde fois après un repos à l'hôpital de six
jours.

Première séance. — 1° Le malade ayant uriné peu de temps auparavant, la
vessie contient

25 grammes.................. Pression.................. 5

La vessie est vidée, le manomètre ramené au 0
2° Après injection de

Grammes.		Pression.
40		2 (légère envie d'uriner.)
100		2 »
150		2 »
300		2 »
380		9 »
450	1°	6 »
—	2°	8 »
—		40 (E. avec effort.)

3° La vessie est vidée d'eau boriquée : après écoulement de

Grammes.	Pression.	Grammes.	Pression.
25	15	120	11
50	13	450	0

Deuxième séance. — 1° Le malade ayant uriné peu de temps auparavant la vessie contient

20 grammes	Pression	10

La vessie est vidée, le manomètre ramené au 0.
2° Après injection de

Grammes.	Pression.
30	11 (légère envie.)
40	11 »
100	12 »
130	12 »
150	13 »
280	14 »
320	15 »
370	15,5 (Envie augmente légèrement.)
380	15,5 »
440	17 »
450	15,5
—	22 » (assis.)
—	31 » (assis et effort.)
—	15,5 » (recouché, sans effort.)
500	18 (E. modérée.)
550 ... 1°	22 (E. forte).
— ... 2°	20 (E. calmée.)
600	25 (E. forte.)
— ... 1°	43 »
— ... 2°	35 »

3° La vessie est alors vidée graduellement : après écoulement de

Grammes.		Pression.	Grammes.		Pression.
30	1°	20 (assis.)	250	1°	30 (assis.)
—	2°	19 (couché.)	—	2°	15 (couché.)
130	1°	17 »	290		14 »
—	2°	33 (assis.)			

Puis la sonde est retirée, et le malade urine debout 340 gr. en 25 secondes. soit en tout 290 + 340 = 630 grammes.

Observation 52 (*Hémiplégie hystérique*).

G., Charles, 29 ans, jardinier. (Cette observation m'a été donnée par mon excellent Maître M. le Professeur agrégé Rendu.).

Le malade entre à l'hôpital pour une paralysie du bras et de la jambe gauches.

Antécédents héréditaires. — Pas d'antécédents remarquables, tout le monde est bien portant dans sa famille, sa mère est nerveuse mais n'a jamais eu d'attaque. Au dire du malade : « ils sont tous très vifs dans sa famille », mais pas d'attaques de nerfs, ni de maladies nerveuses.

Antécédents personnels. — Aucun antécédent pathologique — très bonne

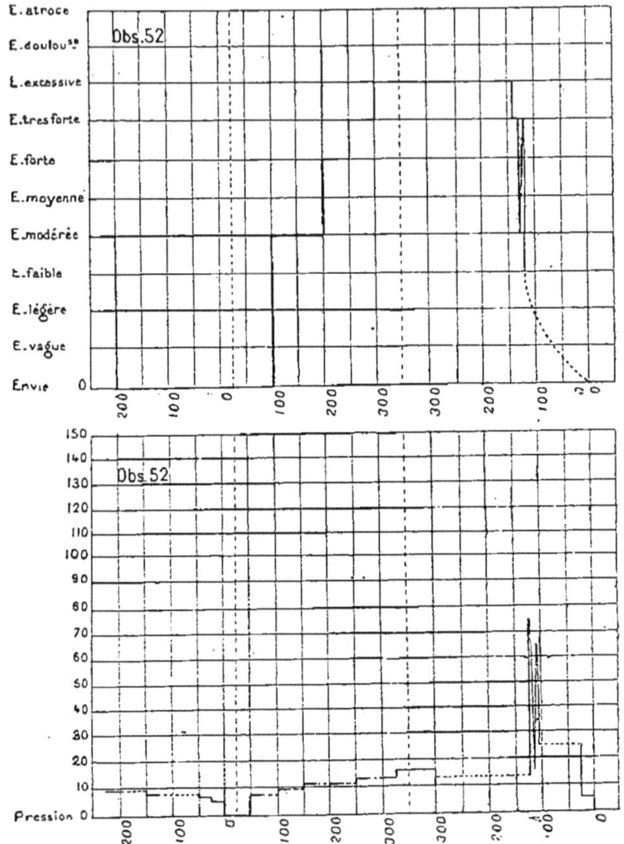

santé jusqu'alors — pas de troubles nerveux — pas d'incontinence d'urine dans son enfance.

Début de la maladie. — Au milieu d'une parfaite santé, le malade était en train de travailler lorsque survint un énorme chien qui sauta sur lui, le renversa et le mordit légèrement à la cuisse gauche.

Le malade se relève, va se faire panser et termine sa journée très-bien portant.

Le lendemain en se réveillant, il remarque un sentiment particulier d'engourdissement et de lourdeur dans le membre supérieur et le membre inférieur gauches.

Les jours suivants l'engourdissement augmente, et enfin le 4e jour l'impotence du côté gauche était complète il ne peut ni se lever, ni s'habiller. Il entre alors à l'hôpital; *à son entrée :* Hémiplégie motrice incomplète du bras et de la jambe gauches.

— La jambe a conservé encore quelques mouvements. Néanmoins, pour marcher, le malade est obligé de s'appuyer sur une béquille. — Dans la station verticale il se hanche fortement et se tient sur l'autre jambe.

— Le bras est encore plus impotent que la jambe — il ne possède plus que quelques mouvements de latéralité, il est notamment impossible au malade de soulever son bras dans l'abduction : la main ne fournit aucune pression.

— Hémiplégie faciale — peu accentuée mais certaine cependant; surtout visible lorsqu'on lui fait exécuter des mouvements; la paralysie intéresse seulement le facial inférieur; la possibilité de cligner de l'œil est conservée.

Hémianesthésie complète dans toute la moitié gauche du corps.

Le malade est absolument insensible au contact, à la piqûre, à la température, à la pression.

Lorsqu'on lui commande de serrer la main, non seulement il ne produit aucune pression — mais encore il ne se rend pas compte s'il serre ou non.

Perte du sens articulaire : on peut tordre les doigts les uns sur les autres; le malade ayant les yeux fermés, ne se rend pas compte de leur position réciproque.

Œil gauche rétrécissement considérable du champ visuel, diminution très notable de l'acuité visuelle.

Pas de polyopsie, ni de micropsie.

Perte de la notion des couleurs surtout pour le rouge.

Œil droit normal.

Réflexe pharyngien très diminué. Réflexe cornéen aboli. *Rien* à l'appareil digestif, à l'appareil circulatoire, à l'appareil urinaire.

— Contractilité électrique conservée dans les régions paralysées.

Traitement. — Électrisation ; peu à peu le malade guérit de sa paralysie.

J'eus l'occasion d'examiner la contractilité vésicale de ce malade, alors qu'il commençait déjà à marcher. Voici le résultat de cet examen.

Examen manométrique. — 1° La vessie contenait avec envie d'uriner modérée

225 grammes.................. Pression.................... 9

Après écoulement de

Grammes.	Pression.	Grammes.	Pression.
80	7	200	4,5
165	6,5	225	0

2° La vessie étant vidée et le manomètre à 0, on injecte

Grammes.	Pression.	
50	7	
100	9	(Envie modérée.)
150	11	
200	11	(E. forte, aussi forte que lorsqu'on lui a introduit la sonde, tout à l'heure, quand il avait 225 gr. dans la vessie.)
250	13	(Envie très forte.)
300	15	(E. extrêmement forte).

3° La vessie est vidée graduellement. Après écoulement de

Grammes.		Pression.	
220............		75	(Envie extrêmement forte, l'urine coule le long de la sonde en un jet vigoureux.)
—		16	(E. calmée.)
—		65	(E. très forte.)
—		25	(E. calmée.)
340............		5,5	
350............		5	
380............		0	

Observation 53 *(Névropathie).*

Fr., 28 ans, emballeur. Blennorrhagie il y a 6 ans, avec quatre orchites droites et une gauche. Pas de syphilis.

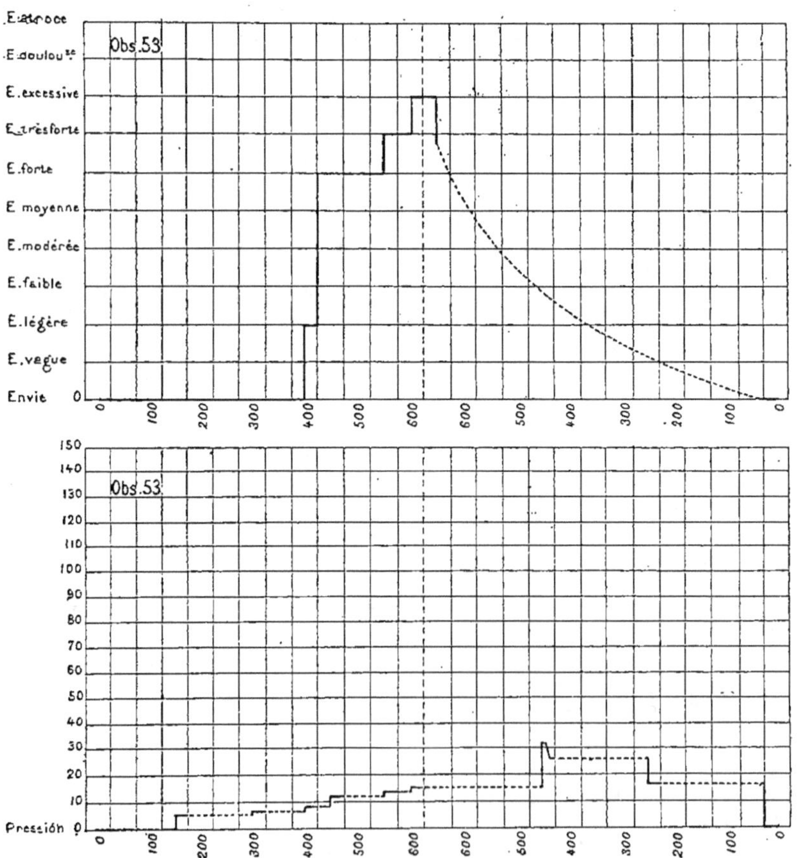

Le malade se plaint d'uriner souvent et peu à la fois (pollakiurie).
La fréquence est, le jour, de onze à douze fois; la nuit jamais.
Pas de douleurs, jamais d'hématurie. Canal libre (olive 20). Sur les épidi-

dymes on retrouve les vestiges des orchites. Rien au canal déférent, ni à la prostate et aux vésicules. Urines très claires.

Le malade n'a pas pissé au lit, ses réflexes patellaires sont normaux, mais il a de l'anesthésie pharyngée.

Quelquefois il se plaint de maux de reins (rien aux reins).

Examen manométrique. — Le malade vient d'uriner.

1° La vessie étant vide et le manomètre à 0, on injecte

Grammes.	Pression.	Grammes.	Pression.
150	5,5	450	11 (E. forte.)
300	7,5	550	13 (E. très forte.)
400	9 (E. légère.)	600	15 (E. extrêmement forte.)

2° La vessie est vidée graduellement. Après écoulement de

Grammes.	Pression.	Grammes.	Pression.
220	31	430	16,5
—	26	650	0

Observation 54 (*Névropathie*).

Ti., 32 ans, rentier. A 25 ans, première blennorrhagie ; depuis, il reste une

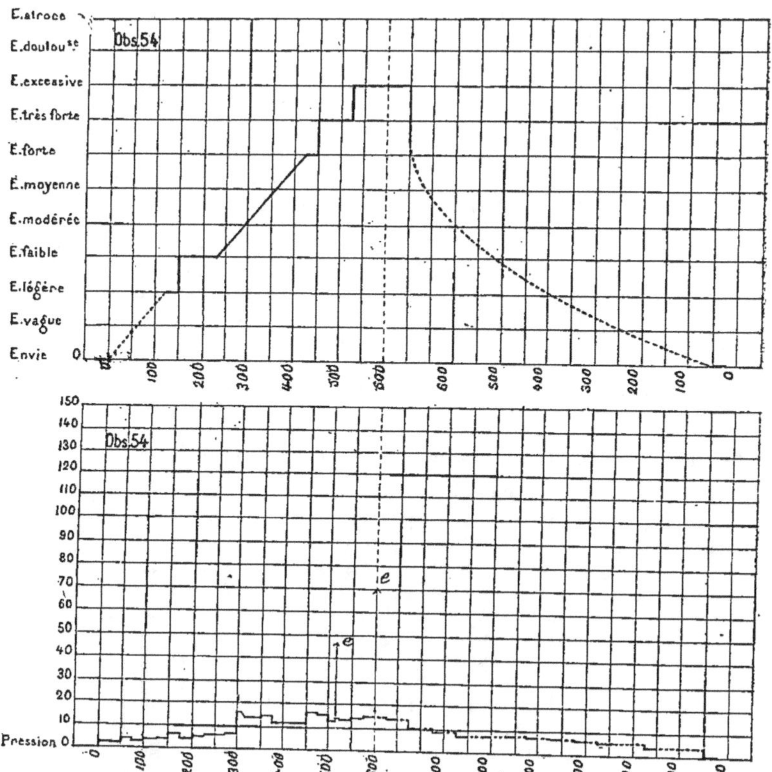

goutte qui, ordinairement peu apparente, revient au moindre excès. Le malade urine facilement.

Les urines sont claires, sauf quelques filaments dans le premier verre (microbes multiples mais pas de gonocoques). La vessie se vide.

Le canal est libre; spasme notable et grande sensibilité membraneuse, également déterminée par pression rectale.

Rien à la prostate.

Le malade se plaint que ses érections sont fugitives, incomplètes et ne peuvent aboutir.

Il a des pollutions nocturnes, même après le coït, et surtout de la spermatorrhée de défécation.

Le réflexe patellaire est diminué, le pharyngien presque aboli, et le crématérien conservé.

Nous n'avons pas demandé au malade s'il avait de la gêne de la miction. Mais il serait possible qu'il en eût, car c'est un type de nerveux, il en a le facies l'habitus timide et inquiet; enfin, détail typique, il est venu avec un papier sur lequel sont inscrites ses différentes maladies, entr'autres une soi-disant affection du cœur, une mauvaise circulation du sang, et « *une tendance à la rêverie* ».

Examen manométrique. — 1° Le malade n'a pas uriné depuis 4 heures et néanmoins n'a pas d'urine dans la vessie.

2° La vessie étant vide, le manomètre à 0, on injecte

Grammes.	Pression.		Grammes.	Pression.	
25	4	(Envie vague.)	375	14,5	(Envie forte.)
50	4	»	400	11,5	»
75	5,5	»	425	11	»
100	4.5	»	450	11	»
125	5	»	475	16	(E. très forte.)
150	5,5	(E. légère.)	500	15,5	
175	7,5	(E. faible.)	525	13	
200	5,5	»	—	41	(avec effort.)
225	6,5	»	—	14	
250	7,5	(E. modérée.)	550	13,5	(E. excessive.)
275	7.5	(E. moyenne.)	575	14	
300	8	(E. forte.)	600	14,5	
325	16	»	—	90	(avec effort.)
—	14	»	—	14,5	
350	14	»	—	13	

3° La vessie est vidée graduellement. Après écoulement de

Grammes.	Pression.	Grammes.	Pression.
50	10,5	350	6
100	9	400	5,5
150	7,5	450	5,5
200	7,5	500	5
250	7	600	3
300	6,5	975	0

Observation 55 (*Névropathie*).

G., 26 ans, forgeron. Blennorrhagie il y a dix mois, jamais guérie; orchite droite il y a 4 mois.

Il y a huit jours, cystite avec hématurie, ayant duré six jours.

Actuellement la fréquence des mictions est normale : le jour, trois fois, la nuit trois fois. Les douleurs ont cessé.

L'examen de la goutte qui suinte au méat montre qu'elle ne contient pas de gonocoques mais des microorganismes multiples.
Rien à la prostate.

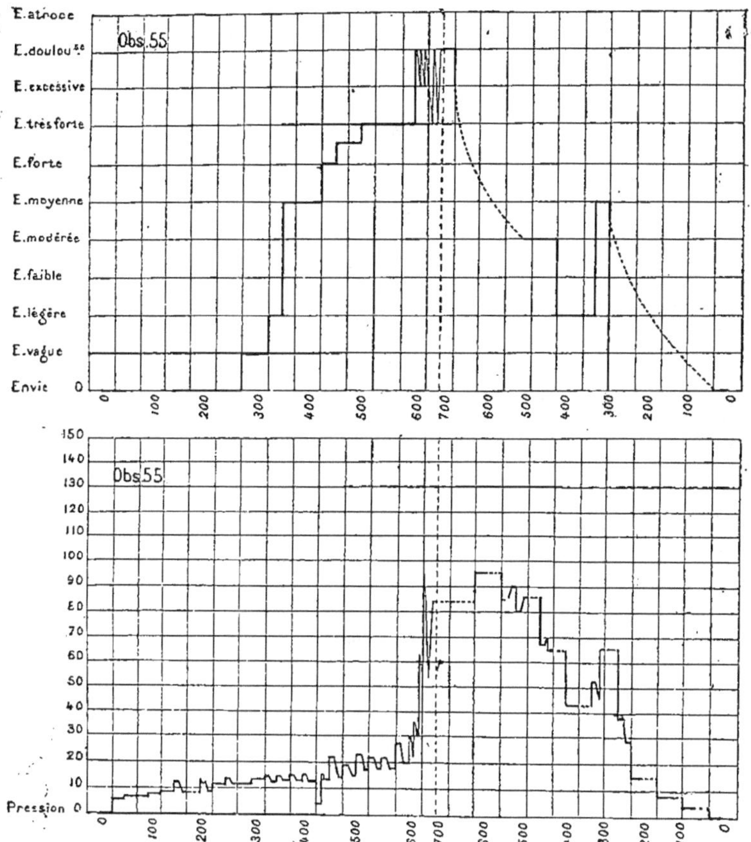

Rien aux épididymes, sauf les vestiges de l'orchite droite récente.
EXAMEN MANOMÉTRIQUE. — 1° La vessie est vide
2° Le manomètre est à 0. On injecte

Grammes.	Pression.
25	5,5
50	7
75	7
100	8
125	8,5
150	11,5
—	8,5
200	13
—	11
—	12

(oscillations beaucoup plus lentes que celles de la respiration.)

Grammes.	Pression.	
—	9	
225	11	
250	13	
—	11	
275	11	(Envie vague.)
300	13	
325	15	
—	12	(E. légère.)
350	15	(E. moyenne.)
—	12	
375	14	
—	13	
400	16,5	
—	13	
425	6,5	
—	16,5	(E. forte.)
450	22	
—	14	(E. plus forte.)
475	19	
—	15	
500	22	(E. très forte.)
525	17	
550	21	
—	16,5	
575	27	
—	20	

Injection vigoureuse

Grammes.	Pression.		
600	30	24	33 (1)
—	23,5	27,5	24,5
—	33	26	37
—	28	36	28
—	38	26	34
—	26	44	30
—	45	33	44
—	30	39	30
—	40	46	37
—	49	63	53
—	95	—	— (Envie douloureuse.)
—	54		urine le long de la sonde.
—	83		

3º La vessie est vidée graduellement. Après écoulement de

Grammes.	Pression.		Grammes.	Pression.	
100	95	(E. douloureuse.)	400	52	
150	85	»	—	46	
—	90	»	—	65	(E. reparaît.)
200	80	»	450	38	
—	86	(E. calmée.)	—	29	
300	67		500	15	
—	70		550	8,5	
—	65	(E. légère.)	650	3	
350	42		700	0	

(1) En raison des faibles dimensions de nos tracés, nous n'avons pu reproduire cette variation des pressions pour la quantité 600 grammes. Nous n'avons indiqué que les principales.

Observation 56 (*Névropathie*).

O., 48 ans, rentier. Calculeux urinant avec difficulté.

Lithotritié par M. le professeur Guyon le 10 mai 1893.

Le malade ne vide pas sa vessie, il urine difficilement, et conserve toujours un résidu qui n'a pas été mesuré (environ 200 grammes). L'examen du système nerveux, tant au point de vue médullaire qu'au point de vue névropathique, a été fait avec le plus grand soin par notre excellent ami le Dr J. Janet

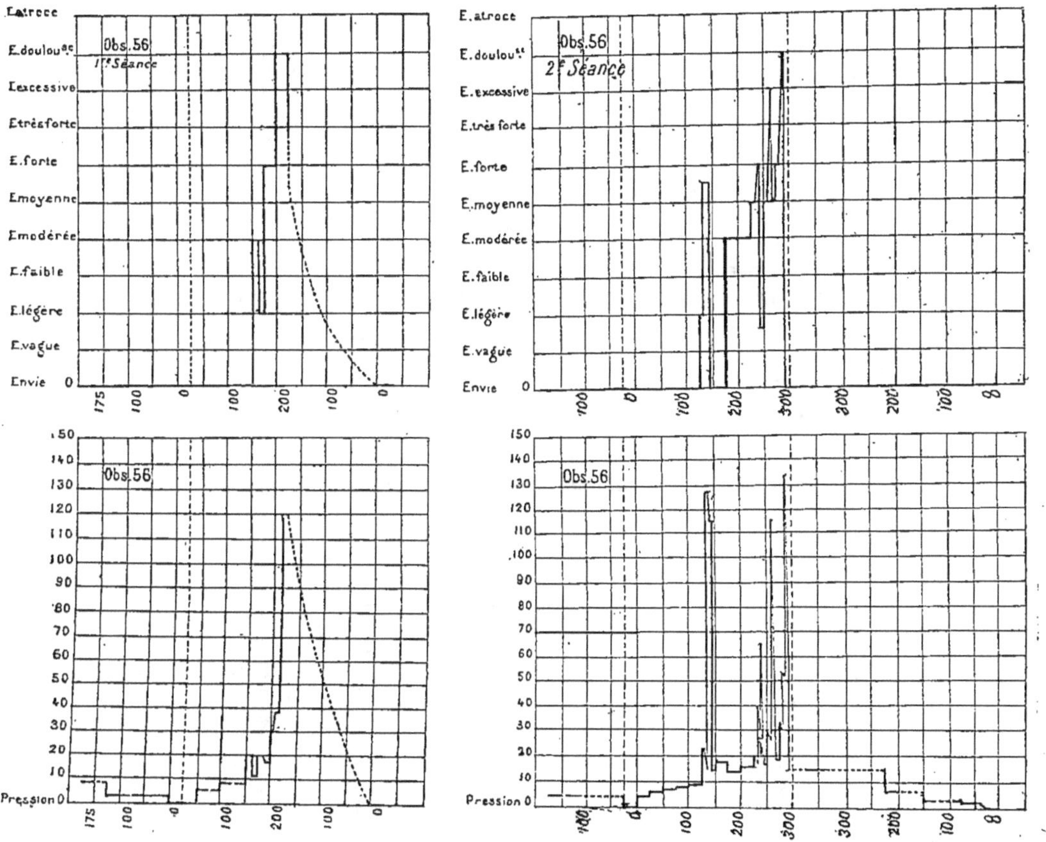

(communication orale). Cet examen a été absolument négatif ; néanmoins le malade ne vide pas toujours sa vessie. Nous le rangeons donc dans la catégorie des névropathes, provisoirement.

Examen manométrique. — *Première séance.* — Dix jours après la lithotritie, le 20 mai 1893 (eau simple stérilisée).

1° Le malade n'a pas uriné depuis trois heures. Il essaie d'uriner sans résultat.

La vessie contient

175 grammes................ Pression.................. 8

Après écoulement de

Grammes.	Pression.
50	2,5
175	0

2° La vessie étant vide et le manomètre à 0, on injecte

Grammes.	Pression.
50	5
100	8
150	20 (Envie modérée et subite.)
—	11 (E. calmée.)
175	20 (E. forte.)
—	17
200	30 (E. douloureuse.)
—	38
—	120

3° La vessie est vidée graduellement

Deuxième séance (*eau boriquée*). — Le 20 juillet, la miction est toujours défectueuse.

Le malade n'ayant pas uriné depuis quatre heures 1/2

Sa vessie contient

150 grammes.............. Pression.................. 3,5

2° La vessie étant vidée et le manomètre à 0, on injecte

Grammes.	Pression.	Grammes.	Pression.
25	4	250	28 (E. forte.)
50	6	—	66 »
75	7,5	—	21 »
100	8	—	25 »
125	9	—	29 »
150	20,5 (E. légère.)	—	16 (E. calmée.)
—	15	275	30 (E. reparaît.)
—	127 (E. forte et subite.)	—	25 (E. excessive.)
—	115	—	117
—	18 (E. disparue.)	—	15,5
—	15 »	300	34 (E. moyenne.)
—	13,5 »	—	29
175	18 »	—	55
200	14 (E. modérée.)	—	52
225	16 »	—	133 (E. douloureuse.)
250	20 (E. moyenne.)	—	15 (E. disparue.)
—	18	—	55 » (avec effort.)
—	38 (E. forte.)	—	15 » (sans effort.)

3° La vessie est vidée graduellement. Après écoulement de

Grammes.	Pression.	Grammes.	Pression
150	6	300	1,5
225	3,5	350	0

Observation 57 (*Névropathie*).

R., Martin 27 ans. L'observation de ce malade a été égarée ; les détails nous échappent : nous avons seulement le souvenir très net que c'était un névropathe, urinant avec difficulté, et présentant de l'anesthésie pharyngée.

Examen manométrique. — 1° La vessie contient

125 grammes.................. Pression................. 5

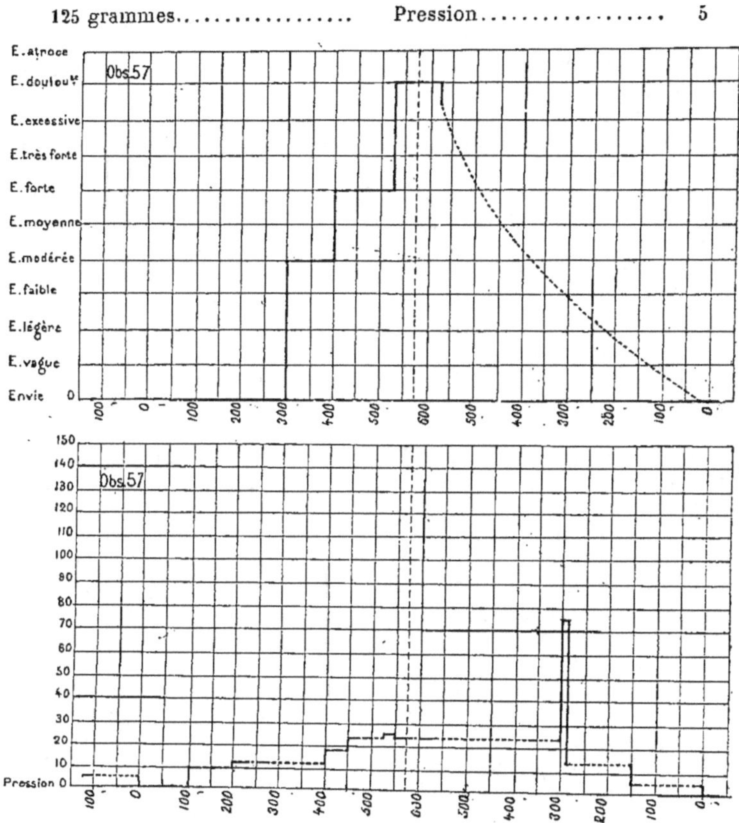

2° La vessie étant vidée et le manomètre à 0, on injecte

Grammes.	Pression.		Grammes.	Pression.	
100........	10		450........	23	(E. forte.)
150........	10		525........	25	(E. douloureuse.)
300........	11,5	(E. moyenne.)	550........	21	»
400........	19	(E. forte.)			

3° La vessie est vidée graduellement. Après écoulement de

Grammes.	Pression.
300..	75
—	13
450..	5

Observation 58 (*Épilepsie*).

D., Louis, 32 ans, ferblantier (salle Velpeau n° 37). Observation rédigée par M. Luys, externe du service.

Antécédents héréditaires. Père mort d'un accident, était alcoolique.

Mère encore vivante a 62 ans, est nerveuse, emportée, sans avoir eu de crises.

A eu 17 frères ou sœurs, dont 9 sont encore vivants.

Une sœur morte à 22 ans avait des crises de nerfs sans caractères épileptiques.

Les autres frères ou sœurs sont morts en bas âge, atteints de convulsions ou de méningite.

Une sœur encore vivante a 25 ans. Urine encore au lit.

Lui-même est marié. Sa femme est probablement tuberculeuse depuis sa deuxième couche.

A perdu 4 enfants en bas âge atteints de convulsions ou de méningite.

A 3 enfants encore vivants. L'aîné bien portant, les deux autres chétifs.

Antécédents personnels. N'a pas pissé au lit dans son enfance.

Jamais de blennorrhagie. Pas de syphilis.

A l'âge de 39 ans. Première chute du haut d'une maison. Chute accidentelle. Pas de vertiges et pas de perte de connaissance.

Un mois après, dans les mêmes conditions, deuxième chute du haut d'une échelle. Le malade tombe sur le ventre et l'échelle tombe sur lui. A la suite de cet accident, pas d'hématurie, pas de plaie périnéale. Quatre jours après l'accident, le malade ne peut plus uriner du tout.

Entré à l'hôpital de Châlons-sur-Marne, le malade est uréthrotomisé (Uréthrotomie interne). En même temps, étant atteint d'une hernie inguinale, il subit l'opération de la cure radicale.

A la suite de l'uréthrotomie interne, le malade se sonde jusqu'en novembre 1892. Il est obligé de se sonder deux fois par semaine; s'il évite de le faire, le calibre de son canal se rétrécit et il n'urine plus que par un jet filiforme. A ce moment aussi, fréquence de la miction, le jour toutes les cinq minutes, la nuit 7 ou 8 fois. En même temps aussi, douleur de la miction, au commencement et pendant.

En novembre 1892. Le malade à ce moment était albuminurique. Sur le conseil de médecins, il ne se sonde plus. Il urinait alors goutte à goutte seulement et quelquefois il ne pouvait plus uriner du tout.

Déjà depuis longtemps (depuis l'année 1885) le malade ressentait dans tout le côté gauche une sorte de tremblement et de parésie passagère dans le bras gauche. Ce tremblement et cette parésie apparaissaient par crises qui duraient dix minutes en moyenne.

A ce moment jamais de perte de connaissance. Les crises qui se produisaient à des intervalles de temps très éloignés se rapprochent et deviennent de plus en plus nombreuses.

Le 30 décembre 1892. Le malade après avoir eu des crampes dans tout le côté gauche est atteint pour la première fois d'une attaque qui semble être une attaque d'épilepsie.

Il a eu le cri initial, l'écume et le sang à la bouche mais pas de convulsions. La perte de connaissance a été complète et a duré, au dire des assistants, près de 25 minutes.

Le 20 avril 1893. Le malade présente des urines très claires. Il urine par un jet filiforme. Il a de grandes inégalités dans ses mictions, quelquefois il ne peut plus uriner du tout, d'autres fois au contraire il a un jet normal.

GENOUVILLE.   20

L'explorateur à boule est arrêté en arrière des bourses en un point qui paraît être le commencement de la région membraneuse. On essaye à plusieurs reprises de passer une bougie filiforme mais sans résultat. On introduit alors dans l'urèthre antérieur une sonde à bout coupé, puis serrant le méat dans la sonde, on introduit du liquide. Ce liquide à un moment donné passe dans la vessie. On parvient alors seulement à introduire dans l'urèthre une bougie conductrice qui permet ensuite de passer facilement un béniqué n° 42.

Bégaiement urinaire absolu. Le réflexe pharyngien est aboli. Les réflexes

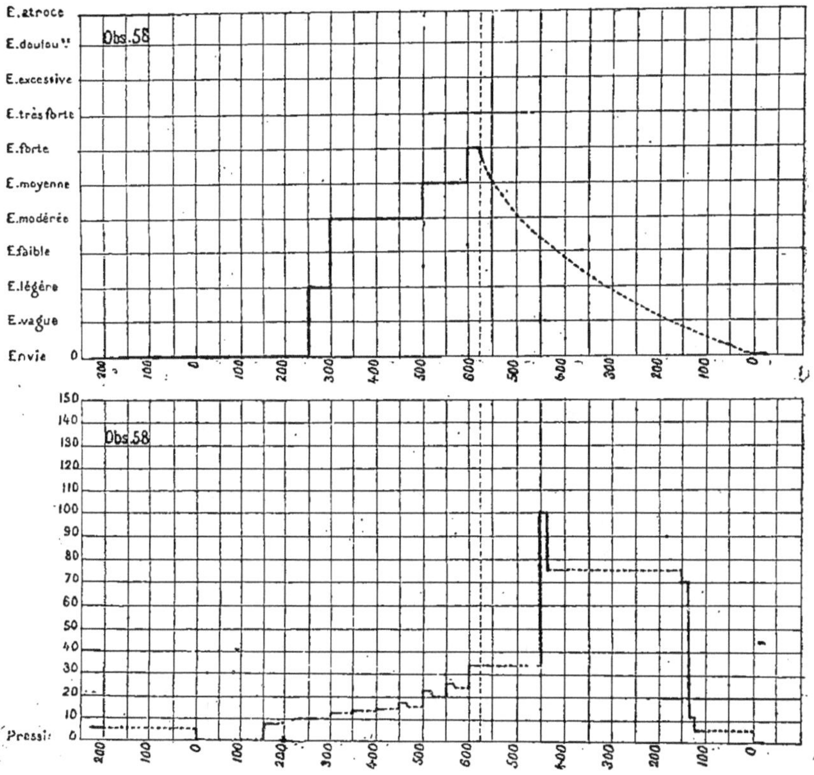

rotuliens sont plutôt exagérés. Le champ visuel est diminué à gauche. Légère surdité du côté de l'oreille gauche. Jamais de sensation de boule hystérique. Pas de zones hystérogènes. On constate quelques troubles trophiques du côté de la peau de l'abdomen qui présente de l'ichtyose. Pas d'hémianesthésie. Légère diminution de la sensibilité du côté droit. L'activité génitale n'est pas diminuée.

Le 22 avril. M. le professeur Guyon faisant l'exploration du canal constate dans la région spongieuse plusieurs anneaux durs.

Le 24 avril. On commence le traitement du malade par l'électricité.

EXAMEN MANOMÉTRIQUE. — 1° La vessie contenait

Grammes.............. 225   Pression.. 4,5

2° La vessie étant vidée et le manomètre à 0, on injecte

Grammes.	Pression.		Grammes.	Pression.
50	0		450	17 (E. modérée.)
100	0,5		—	16 »
150	7,5		500	22 (E. moyenne.)
250	10 (E. légère.)		—	20 »
300	12,5 (E. modérée.)		550	26 »
350	13 »		—	23,5 »
400	13,5 «		600	34 (E. forte.)

3° La vessie est vidée graduellement. Après écoulement de

Grammes.	Pression.		Grammes.	Pression.
150	100		450	11
—	75		475	5,5
450	70		520	0

Observation 59 (*Chorée*).

Georges C., 8 ans. Cet enfant, atteint, depuis trois ans de chorée, est amené à l'hôpital pour des troubles de la miction : il n'urine qu'une fois par jour.

Né de parents bien portants (mère un peu nerveuse mais n'ayant jamais eu d'attaques de nerfs ; père calme et bien portant ; trois frères et une sœur, plus jeunes que lui et de très bonne santé), l'enfant a été bien portant lui-même pendant ses premières années ; il marchait à l'âge ordinaire vers un an, et on ne remarquait rien d'anormal dans sa manière d'être quand, vers l'âge de 4 ans 1/2, on remarqua qu'il tombait fréquemment : on notait une certaine faiblesse des membres inférieurs, faiblesse qui alla toujours en augmentant. A 6 ans 1/2, il ne marchait plus, et ne pouvait plus se tenir sur ses jambes.

Jamais il n'a uriné au lit, et les mictions ont toujours été rares. Jamais de convulsions ; seulement quelque difficulté et une certaine hésitation dans les mouvements du membre supérieur.

L'intelligence n'a jamais été atteinte.

Actuellement, l'enfant ne peut se tenir seul sur ses jambes ; il présente encore des convulsions cloniques, surtout dans les membres inférieurs.

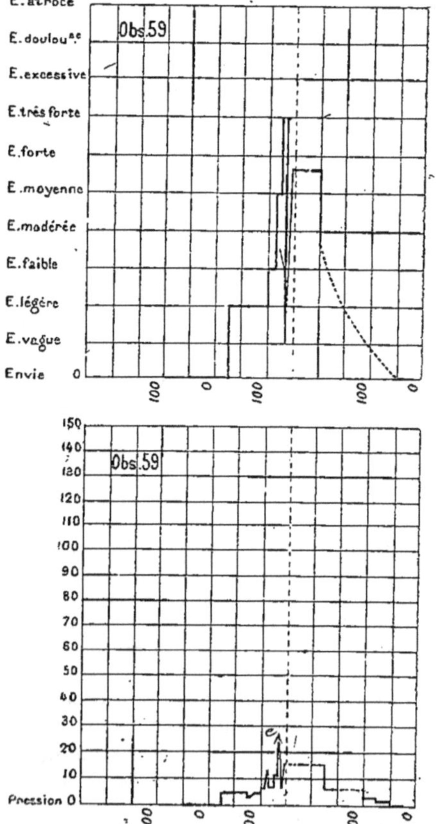

On ne remarque point, chez lui, d'anesthésie, seulement la sensibilité est un peu diminuée ; les réflexes rotuliens semblent abolis : cependant l'examen est gêné par les convulsions cloniques dépendant de la chorée. La pupille droite est un peu plus petite que la gauche.

Examen manométrique. — A un premier examen, l'enfant n'ayant point envie d'uriner, et ayant uriné 3 heures auparavant nous le sondons : sa vessie contient 70 grammes d'urine.

A un 2ᵉ examen (10 h. du matin) l'enfant, n'ayant pas uriné depuis la veille 6 h. du soir, urine 300 gr., accroupi, après de grands efforts et au bout de 5 minutes d'attente.

Nous le sondons aussitôt après, la vessie est vide.

Nous injectons alors de l'eau boriquée tiède dans la vessie. L'introduction de cette eau dans la vessie est sentie par le petit malade (fait anormal).

Après injection de

Grammes.	Pression.	
80............................	4,5	(E. légère.)
—........................ 2⁰	3	»
125.................... 1⁰	2,5	»
—...................... 2⁰	4	»
150..........................	7	(E. faible.)
—............................	13	(E. moyenne.)
—............................	7,5	
175..........................	11)	(E. forte, plus intense que quand il urine
—........... (avec effort).	24)	le matin à son réveil.)
—............................	6,5	(E. disparaît.)
—............................	15	(E. revient.)
—............................	18	

2° La vessie est vidée graduellement. Après écoulement de

Grammes.	Pression.	Grammes.	Pression.
40........................	6	130......................	1
110........................	2	175......................	0

Remarquons que, pendant toute l'expérience, le malade a remué, que ses parois abdominales étaient constamment secouées et tendues, et que, évidemment les chiffres trouvés sont supérieurs à la véritable pression vésicale.

Observation 59 bis
(Méningite tuberculeuse à forme chronique chez un enfant de 9 ans.)
(Observation recueillie par M. Hernette, externe du service.)

A., 9 ans, entre à l'hôpital Necker, salle Laugier n° 11, pour des troubles de la miction qui semblent en rapport avec un état infectieux mal défini.

Pas de maladie grave dans l'enfance, sauf quelques manifestations strumeuses (adénite cervicale). Pas de convulsions.

Il y a deux ans, il eut la scarlatine. L'éruption ne dura que 48 heures. Depuis cette époque l'enfant a dépéri peu à peu, et s'est toujours plaint de lassitude générale et de douleurs dans le dos et les côtés. Les urines ne furent pas analysées à ce moment. Il y a neuf mois il se heurta fortement la tête, de bas en haut, à un lustre. Il saigna abondamment à la suite de ce choc, il devint pâle mais ne perdit pas connaissance. Aussitôt après il se replaignit de douleurs dans les membres, principalement aux genoux ; celles-ci l'empêchaient de marcher.

Quinze jours après ce choc, il eut une attaque d'influenza infectieuse (Brissaud). Après trois jours, une fièvre cérébrale se déclara, accompagnée de phénomènes méningés, et, en plus, de la congestion pulmonaire et rénale. L'urine analysée dès le début contenait de l'albumine, elle était fort trouble.

Pendant les 40 jours qui suivirent, la fièvre reste stationnaire, sans rémissions (40° à 41°). L'enfant dépérissait et était arrivé à un degré de maigreur extrême. Il était traité par les bains froids, les ventouses et les sinapismes.

Ces 40 jours écoulés, la température présenta des rémissions irrégulières pendant lesquelles le thermomètre indiquait 35° ou 37°. Depuis cette époque, les accès de fièvre se reproduisirent toujours espacés par des intervalles de 1, 2 et quelquefois 5 jours. L'accès débute brusquemment par un frisson, a une durée variable, et cesse insensiblement, sans transpiration. Pendant ces accès, l'enfant se plaint de violents maux de tête, au-dessus des yeux, surtout à droite. Dans l'intervalle des accès, l'appétit est satisfaisant, l'enfant est gai. Pas de constipation.

Depuis 5 mois, l'enfant ne peut uriner seul. Tous les deux jours il est nécessaire de le sonder, et encore l'urine s'écoule en bavant. Jusqu'à ce moment il avait toujours uriné normalement, 2 à 5 fois par jour. L'urine émise pendant les accès était très claire; celle émise pendant les périodes de calme était trouble et dégageait une forte odeur ammoniacale. Depuis six semaines il n'y a plus d'albumine. Cet état a toujours duré jusqu'à il y a trois semaines environ. A ce moment, il a commencé à uriner seul. Les accès de fièvre n'ont pas changé. L'enfant a un aspect chétif mais paraît plutôt délicat qu'amaigri. L'appétit est bon habituellement; l'enfant joue avec assez d'entrain.

L'enfant reste à l'hôpital une quinzaine de jours, pendant lesquels on observe ces poussées fébriles élevées et subites, s'accompagnant de rétention d'urine, preuve évidente d'une infection dont on ne peut déterminer la cause. Il urine une ou deux fois par jour, puis reste deux jours sans uriner, sans ressentir le besoin d'uriner, et cependant quand on le sonde on trouve de l'urine dans sa vessie.

En présence de ces troubles urinaires que rien ne semble pouvoir expliquer, en présence des maux de tête, des antécédents strumeux, M. le professeur Guyon porte le diagnostic de méningite tuberculeuse à forme chronique et insidieuse.

Nous l'examinons deux fois, et les deux fois nous constatons une absence à peu près complète de contractilité.

Examen manométrique. — *Première séance*, le 21 novembre 1894.

1° Le petit malade a uriné une heure et demie auparavant. La vessie contient 250 gr, d'urine à la pression + 18, avec envie faible. L'écoulement de liquide étant très lent, et la pression ne variant pas, nous interrompons la communication avec le manomètre, nous débarrassons l'embouchure de sonde du tuyau de caoutchouc et nous pressons sur l'hypogastre pour hâter la sortie de l'urine, qui malgré ces précautions, est encore très lente.

2° La vessie étant vidée des 250 gr., le manomètre à 0, nous voyons tout d'abord le manomètre monter à + 3. A ce moment nous injectons 20 gr, de liquide, et la pression monte à + 17, avec envie *faible*. Dans cette expérience, en raison du faible calibre de l'urèthre de cet enfant de 9 ans, peu développé pour son âge, nous ne pouvons employer de sonde à double courant et nous nous servons d'une petite sonde conique n° 12. Au pavillon de cette sonde, nous fixons un tube de caoutchouc qui aboutit à un robinet à trois voies. Une autre tubulure va au manomètre. La troisième s'ouvre à l'extérieur, pour remplir ou vider la vessie. Pour remplir cette vessie, nous tournons le robinet pour faire communiquer seulement la seringue avec la vessie, et nous injectons, doucement, 20 gr. Puis nous tour-

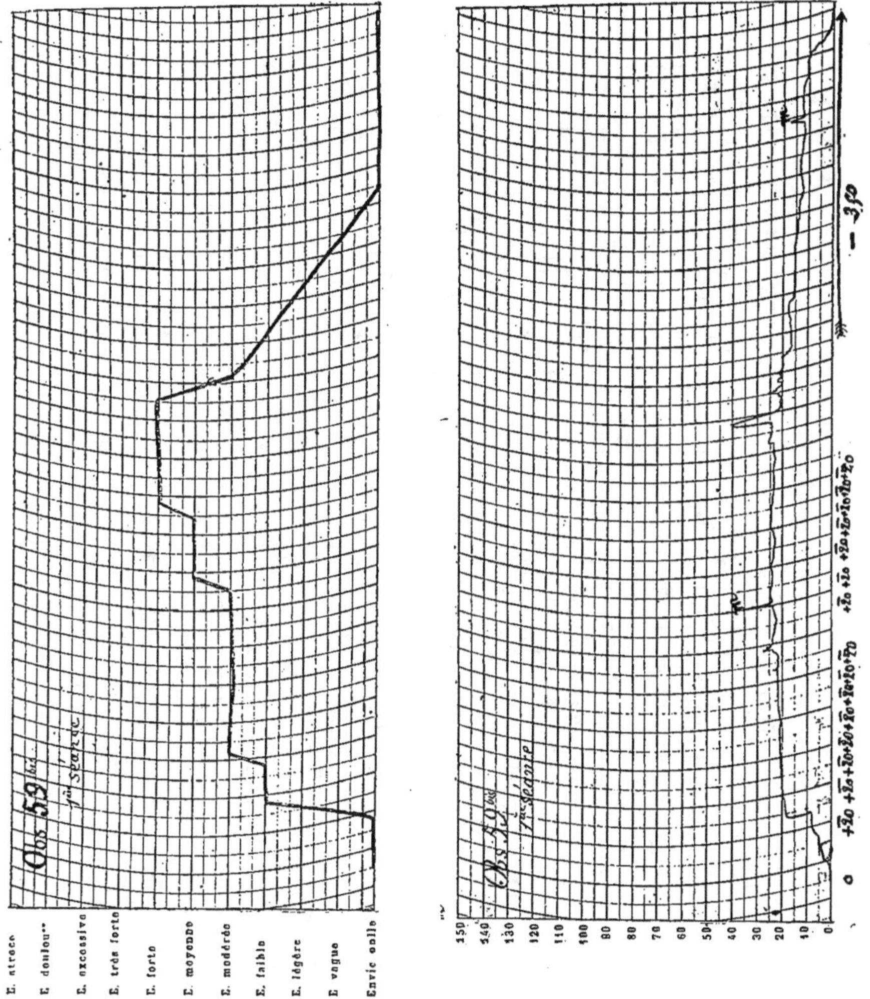

nons le robinet pour faire communiquer seulement la vessie et le manomètre enregistreur. Après avoir laissé un instant cette communication, vessie-manomètre, nous rétablissons la communication seringue-vessie et nous injectons encore 20 gr. et ainsi de suite. Les injections successives de 20 gr. sont notées au bas des abcisses correspondantes. La faible contractilité de cette vessie est telle que la courbe graphique ne s'en est point ressentie, et qu'on ne se douterait point en la considérant, du manuel opératoire qui a été employé. Nous injectons ainsi 2 seringues de 160 gr. L'envie, d'abord faible, est devenue *modérée*, la pression monte à + 20, puis + 22. Avec un effort elle atteint + 26 et l'envie est *moyenne*. Puis la pression redescend à + 22 et l'envie est *modérée*. Un crochet (m) indique une pression modérée de notre main sur l'hypogastre, pour nous assurer que la vessie communique bien avec le manomètre. L'envie augmente un peu ; elle devient

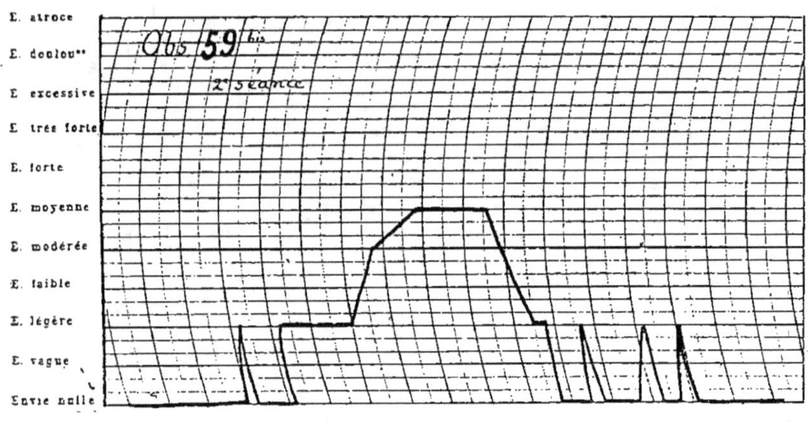

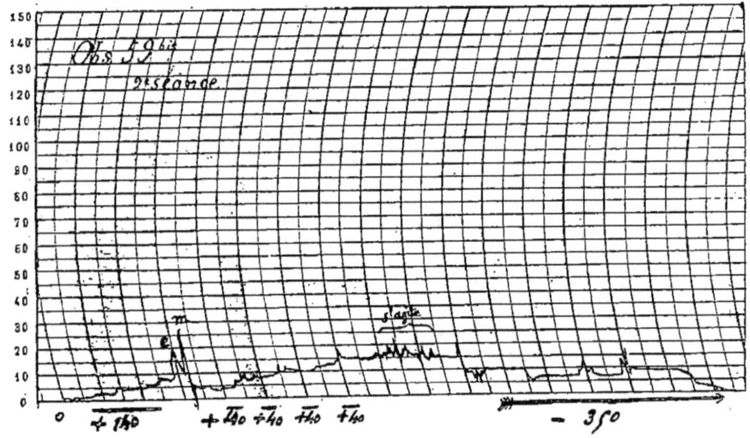

moyenne, puis *forte* et la pression s'élève à + 23. Un effort la fait monter à + 40. Puis la pression retombe à + 20, envie modérée. On voit quelques crochets dus à ce que le petit malade pleure, croyant que nous voulons lui injecter une troisième seringue.

3° La vessie est vidée graduellement et la pression baisse, mais lentement, de + 20 à + 13. L'envie disparaît. Pour hâter l'évacuation du liquide, nous interrompons la communication vessie-manomètre pour presser sur l'hypogastre ; puis nous la rétablissons, et ainsi de suite. Un crochet (m) indique une pression de la main sur l'hypogastre.

C'est seulement à la fin que la pression, qui restait à + 10, descend et revient à 0.

Il s'écoule ainsi 350 grammes.

Deuxième séance, le 28 novembre 1894.

1° La vessie est vidée et le manomètre au 0 ; toujours avec le même manuel opératoire qu'à la première séance, nous injectons 140 gr. de liquide, ouvrant et fermant tour à tour le robinet à trois voies. Pas d'envie : la pression monte lentement à six, puis, l'injection cessée, à 8. Il fait effort, le manomètre monte à 18. Une pression de la main sur l'hypogastre fait monter à 27, et détermine une envie *légère*, qui disparaît. La pression était à 4 nous injectons 40 gr. : le manomètre donne 7 puis 9, envie *légère*. Nouvelle injection de 40 gr., pression 11, envie *légère*. Injection de 40 gr., pression 12, envie *modérée*. Injection de 40 gr. pression 14, envie *moyenne*. Le petit malade s'agite alors et la partie tourmentée du tracé est due à ses mouvements. L'envie est toujours *moyenne*, pression 14.

Nous évacuons la vessie, en 4 reprises, interrompant chaque fois la communication avec le manomètre pour presser sur la vessie, puis rétablissant la communication : chaque fois que nous rétablissons cette communication le petit malade se plaint d'avoir envie d'uriner ; la pression sur l'hypogastre le soulage et calme son envie. Cela nous semble extraordinaire, et nous croyons que le gamin désire voir l'expérience finir au plus vite. Cependant nous faisons semblant de tourner le robinet sans le faire, et le soulagement ne se produit pas. La pression a d'abord un peu monté, de 6 à 8, puis elle revient à 0. Nous évacuons ainsi 330 gr. Les crochets que l'on voit sur le tracé pendant cette évacuation ne sont pas dus à des contractions vésicales, mais aux mouvements qu'a fait le petit malade. Sans ces mouvements et cette agitation qui dénaturent ce second tracé, la courbe est absolument comparable à celle du premier examen.

Observation 60 (*Myélite*, de nature probablement syphilitique).

Bois., 33 ans, garçon de restaurant. Blennorrhagie il y a 6 ans, sans orchite. Syphilis il a 4 ans.

Il y a 3 ans, soigné pour une myélite par M. le Dr Raymond à Saint-Antoine, et guéri par le traitement spécifique.

Depuis 3 ans aussi, il urine difficilement et ressent des besoins impérieux de miction, et même de défécation. Sa puissance génésique est abolie.

Il ne peut se retenir d'uriner (besoins impérieux), et d'autre part il ne peut uriner volontairement.

L'urine est claire, le canal libre, la prostate et les vésicules normales.

Les testicules sont remarquablement petits et mous, surtout à gauche. A droite, on y trouve un noyau à la tête de l'épididyme.

Examen manométrique. — La contractilité vésicale a été recherchée chez ce malade (Voyez pour explications l'observation 62) concurremment avec la pression abdominale.

1° Le malade essaie d'uriner sans résultat, sa vessie contient

Grammes.	Pression vésicale.	Pression abdominale.
165	7	20
—	15 ⎞	
—	45 ⎟	
—	84 ⎟	30 (E. légère.)
—	91 ⎠	

Grammes.	Pression vésicale.	Pression abdominale.
—	68	
—	78	
—	74	
—	89	
—	80	22 (E. légère.)
—	85	
—	66	
—	57	
—	67	
—	29	(E. disparait.)
—	13	21 } fortes inspirations.
—	18	30 }
—	10	20 (Pression de la main sur l'hypogastre.)

Après écoulement de

Grammes.	Pression vésicale.	Pression abdominale.
125	6	23
165	0	23
		47 (avec effort.)

2° La vessie étant vide et le manomètre vésical à 0, on injecte

Grammes.	Pression vésicale.	Pression abdominale.
50	5	19
—	10	21
—	7	25
		20,5
90	43	26
—	32	24
—	38	33
—	33	23
—	43	22
—	45	25
—	20	23 (E. vague.)
—	15	22 »
—	12	20 »
		19 »
125	11	19 »
150	17	21,5 (E. vague.)
—	12	20 »
—	19,5	21 »
—	9	19 »
200	36	21 (E. légère.)
—	106	22
—	65	25
—	43	23
—	51	23
—	37	24 (E. forte, urine le long de la sonde.)
—	106	26
—	45	28
—	19	25 (E. disparue.)
—	15	24
—	11	22
250	17	23
—	16	21
—	15,5	20
300	14	21
—	78	21 (E. moyenne.)

Grammes.	Pression vésicale.	Pression abdominale.
300	50	21 (Urine le long de la sonde.)
—	100	25
—	95	22
—	45	32
—	25	26
—	18,5	21,5
—	16	29
—	13	22
—	11	23
—	11	21
375	14	21
—	15	21
450	67	25 (E. moyenne.)
—	36	28
—	75	25
—	35	36
—	26	28
—	110	35
—	20	28 / 31
—	16	22
—	66	49 (avec effort.)
—	15	22
—	66	45 (avec effort.)
—	29	29 (assis.)
—	31	32 »
—	98	55 » (avec effort.)
	60	15 (debout (1). E. moyenne.)
	119	17
	94	10
	65	15
	56	16
	45	15
	48	18 (E. diminue.)
	43	21
	36	16
450	55	21
	34	25
	29	16
	26	16
	26	14
	85	46 (avec effort.)
	98	46,5
	126	50
	140	51
	147	56 (Urine à côté de la sonde.)
—	19	25 (Couché sans effort.)
—	18	24,5
—	16	24

3° La vessie est vidée graduellement. Après écoulement de

(1) Le malade étant debout, le niveau de la vessie avait baissé d'environ 8 centimètres par rapport à ce qu'il était le malade étant couché. En conséquence, tous les chiffres compris dans l'accolade doivent être baissés de 8 centimètres.

Obs. 60.

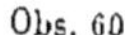

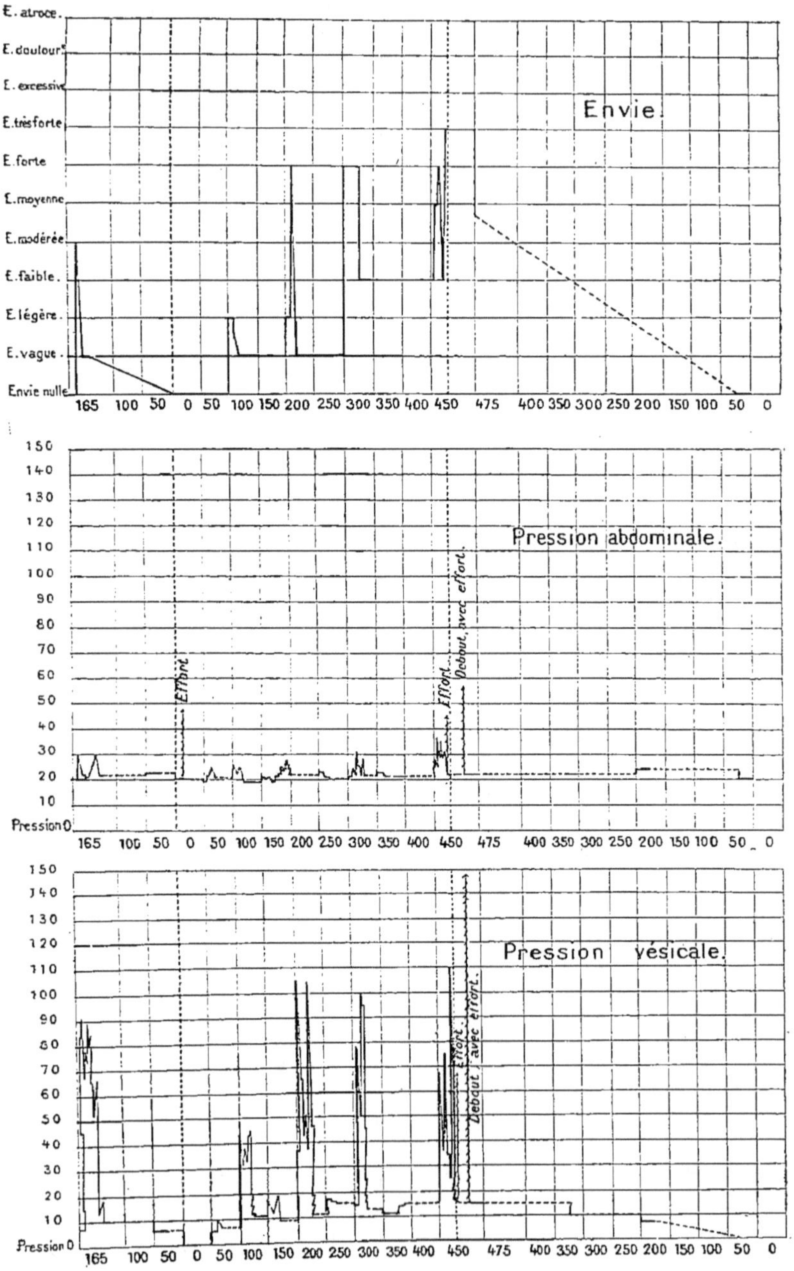
E. atroce.
E. douloureuse
E. excessive
E. très forte
E. forte
E. moyenne
E. modérée
E. faible.
E. légère.
E. vague.
Envie nulle
Envie.
165 100 50 0 50 100 150 200 250 300 350 400 450 475 400 350 300 250 200 150 100 50 0
150 140 130 120 110 100 90 80 70 60 50 40 30 20 10 Pression 0
Pression abdominale.
Effort
Effort.
Debout, avec effort.
165 100 50 0 50 100 150 200 250 300 350 400 450 475 400 350 300 250 200 150 100 50 0
150 140 130 120 110 100 90 80 70 60 50 40 30 20 10 Pression 0
Pression vésicale.
Effort.
Debout avec effort.
165 100 50 0 50 100 150 200 250 300 350 400 450 475 400 350 300 250 200 150 100 50 0

Grammes.	Pression vésicale.	Pression abdominale.
180	10	22
300	7,5	24
475	3	20
—	0	42 / 43 (avec effort.)

Observation 61 (*Névropathie*).

Del., 20 ans, serrurier. Jamais malade, pas de blennorrhagie. Tousse un peu, mais n'a jamais craché de sang. Souffre en urinant et ressent comme une secousse quand il a fini.

Le jet est faible, la miction retardée.

Il y a bégaiment urinaire, fréquence des mictions, qui se font 9 fois par jour et une fois par nuit. Enfin il accuse des pollutions nocturnes. Canal libre, pas de spasme, mais région membraneuse sensible.

Urines claires.

Anesthésie pharyngée; réflexe patellaire exagéré à droite, ouïe très diminuée à gauche. Céphalée.

EXAMEN MANOMÉTRIQUE. — La contractilité vésicale a été recherchée chez ce malade comme chez le précédent, c'est-à-dire concurremment avec la pression abdominale.

1° Le malade a uriné il y a un quart d'heure. Sa vessie contient

Grammes...... 30   Pression vésicale..... 1,5   Pression abdominale..... 18

2° La vessie étant vidée et le manomètre à 0, on injecte

Grammes.	Pression vésicale.	Pression abdominale.
50	4	19
100	6	20 (E. légère.)
150	7	21 (E. moyenne.)
200	8	21 (E. forte.)
250	10	21 (E. très forte.)
—	7	20 »
300	8,5	21 »
350	10	22
—	9	21
400	10	23
—	10,5	22
450	15	25
—	13	24 (E. excessive.)
500	16,5	28
—	14	25
—	12	23,5
525	16	27 (E. douloureuse.)
—	14	25
550	16	25
—	14	25
—	13,5	24,5
600	20	30
—	19,5	29
—	17,5	26 (E. très forte.)
—	32	40 » (avec effort.)
—	34	37
—	19	25 (E. très forte) (sans effort.)

ENVIE

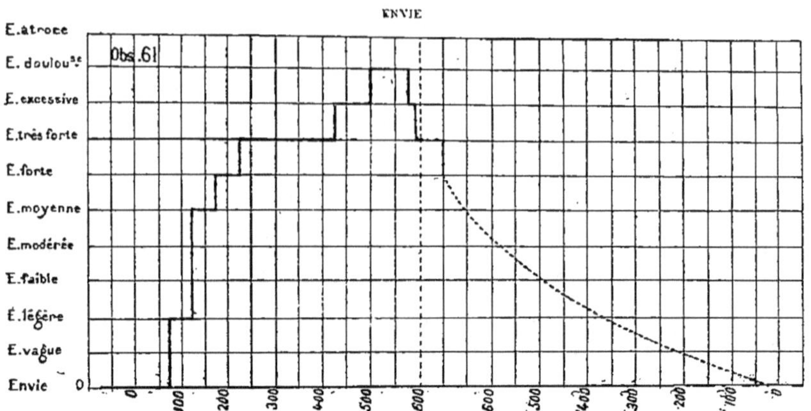

PRESSION ABDOMINALE

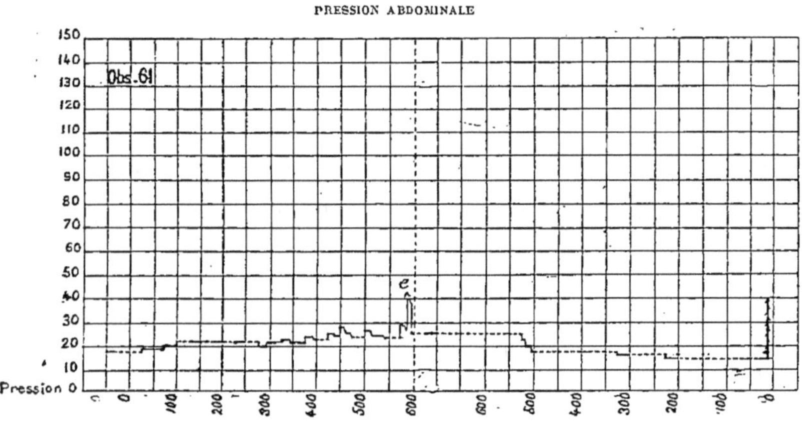

PRESSION VÉSICALE

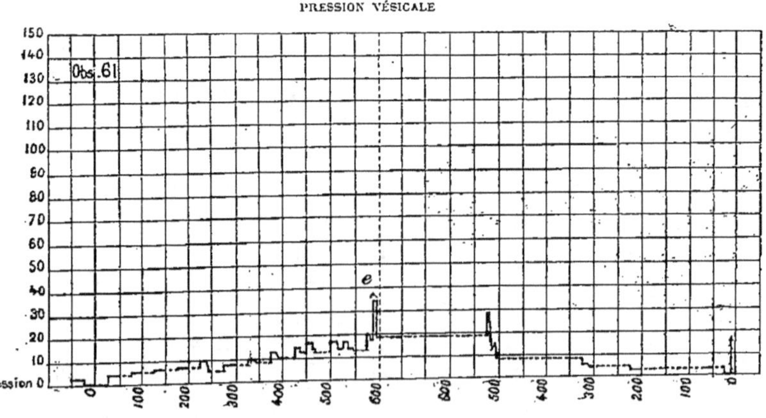

3° La vessie est vidée graduellement. Après écoulement de

Grammes.	Pression vésicale.	Pression abdominale.
200	29	22
—	11	20
—	15	20
—	8,5	18
400	5,5	17
—	5	17
500	3	15,5
700	3	15
—	3	25 (avec effort.)

Observation 62 (*Névropathie*).

Pass., 39 ans, journalier. Chancre induré à 27 ans, sans accidents consécutifs. Pas de blennorrhagie.

Il y a 2 ans, pendant 6 mois, mictions fréquentes (4 fois par nuit), et le jour toutes les heures.

Le malade accuse, en dehors des mictions, une vive cuisson dans le canal calmée par les mictions.

La miction n'est pas difficile, et le malade ne fait pas effort.

Urines claires, le premier jet contient des filaments, le second non. Le canal admet l'olive 15, qui rencontre un rétrécissement bulbaire; il est sensible surtout au niveau du col vésical; l'olive poussée jusqu'au col ramène quelques gouttes de liquide.

Prostate normale.

Anesthésie pharyngée absolue.

Réflexe patellaire aboli à droite. Réflexe pupillaire conservé. On ne relève ni le signe de Romberg, ni ceux de Fournier.

Varicocèle depuis 2 ans; depuis lors, cette affection le gêne un peu pour marcher.

Le malade a le facies du névropathe : il en a la ténacité à revenir à toutes les consultations, et la docilité aux examens. C'est sur lui que nous avons pu faire notre première expérience sur la part que prend la pression abdominale dans la pression accusée par le manomètre communiquant avec la vessie.

Examen manométrique. — La contractilité de ce malade a été examinée exactement d'après la même méthode que les autres, mais en outre on lui introduit dans le rectum une sonde en gomme coiffée d'une ampoule de caoutchouc qui sert à déterminer la pression rectale, c'est-à-dire la pression abdominale.

1° A cet effet, nous commençons par introduire dans le rectum cette sonde garnie de l'ampoule, nous y injectons de l'eau et nous la mettons en rapport avec notre second manomètre à eau : nous trouvons ainsi comme pression initiale + 37.

2° Nous introduisons comme à l'ordinaire la sonde dans la vessie et nous trouvons que le réservoir urinaire contient

Grammes.......... 400   Pression.......... 3 (E. légère).

Après écoulement de

Grammes.	Pression vésicale.	Pression abdominale.
200	7	41
300	7	40
—	6	39
400	0	35 ⎫ (oscillations.)
		40 ⎭

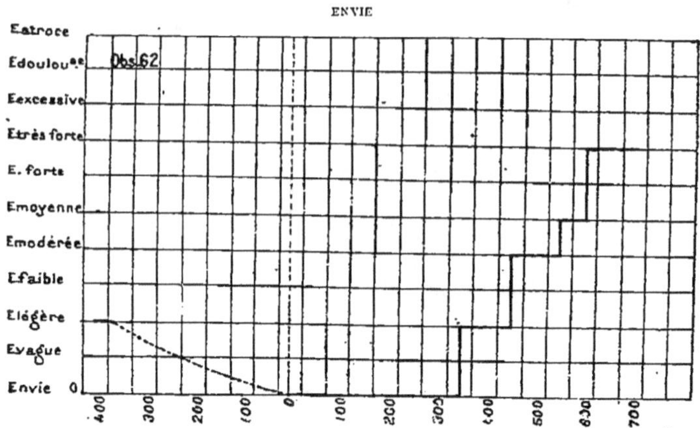
ENVIE
Obs.62
Eatroce
Edouloue
Eexcessive
Etrès forte
E. forte
Emoyenne
Emodérée
Efaible
Elégère
Evague
Envie 0
400 300 200 100 0 100 200 300 400 500 600 700

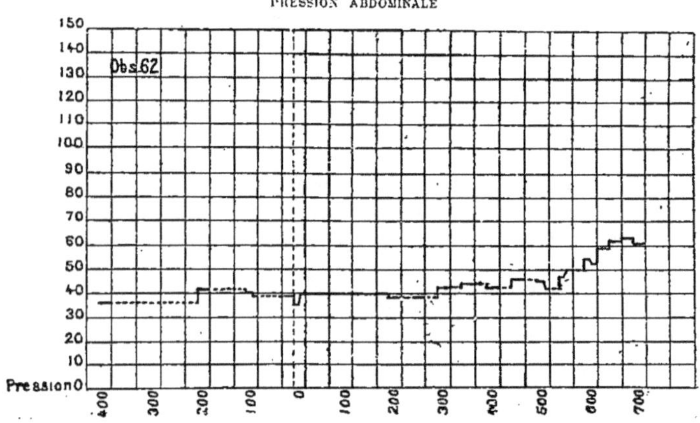
PRESSION ABDOMINALE
Obs.62
150 140 130 120 110 100 90 80 70 60 50 40 30 20 10
Pression 0
400 300 200 100 0 100 200 300 400 500 600 700

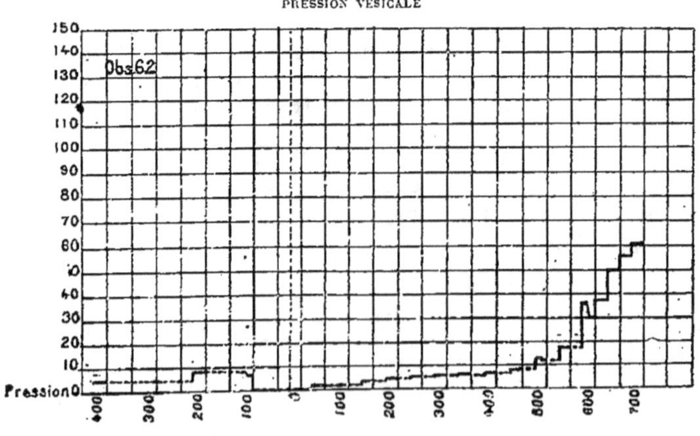
PRESSION VÉSICALE
Obs.62
150 140 130 120 110 100 90 80 70 60 50 40 30 20 10
Pression 0
400 300 200 100 0 100 200 300 400 500 600 700

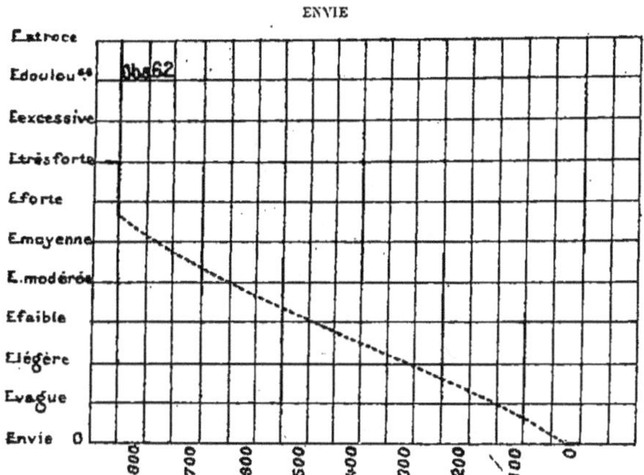
ENVIE
Eatroce
Edoulou**
Eexcessive
Etrèsforte
Eforte
Emoyenne
E.modérée
Efaible
Elégère
Evague
Envie 0
Obs 62
800 700 600 500 400 300 200 100 0

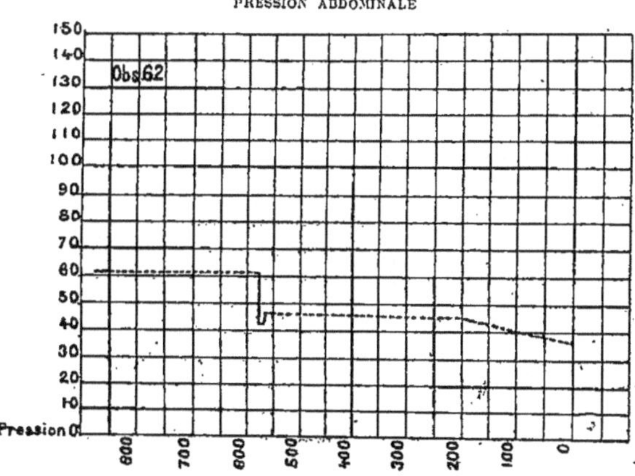
PRESSION ABDOMINALE
Obs.62
150 140 130 120 110 100 90 80 70 60 50 40 30 20 10
Pression 0
800 700 600 500 400 300 200 100 0

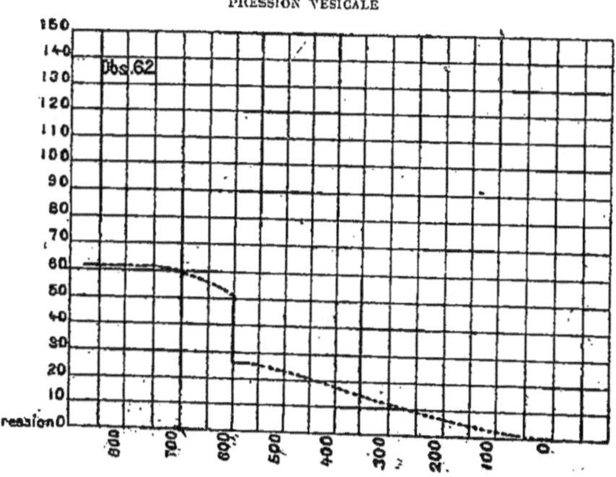
PRESSION VÉSICALE
Obs.62
150 140 130 120 110 100 90 80 70 60 50 40 30 20 10
Pression 0
800 700 600 500 400 300 200 100 0

3º La vessie étant vide et le manomètre vésical à 0, nous injectons

Grammes.	Pression vésicale.	Pression abdominale.
50	1	40
100	1	40
150	0	40
200	1	39
250	1,5	39
300	2	42
350	3	43 (E. légère).
400	5	41,5 »
450	7	46 (E. modérée).
500	11,5	45 »
—	11	42 »
550	17,5	47 (E. moyenne).
		50
600	37	54 (E. très forte).
—	30	52 »
625	38	59 »
650	50	62 »
675	56	63 »
700	61	61 »

4º La vessie est vidée graduellement. Après écoulement de

Grammes.	Pression vésicale.	Pression abdominale.
300	27	42
760	0	46

CONCLUSIONS GÉNÉRALES [1]

De cette étude expérimentale et clinique sur la contractilité de la vessie à l'état normal et chez les urinaires, nous croyons pouvoir conclure :

1° La *miction* s'effectue grâce à la contraction du muscle vésical.

Quand l'urèthre présente sa perméabilité normale, la vessie se vide normalement si la contractilité du detrusor est normale ; elle se vide plus difficilement mais peut encore se vider quand la contractilité, quoique diminuée, est encore suffisante : très rarement alors on observe de la rétention incomplète ; la miction devient impossible (rétention complète) quand la contractilité est abolie.

A mesure que la perméabilité de l'urèthre diminue, la *quotité de l'effort vésical* que nécessite la miction devient plus élevée : une vessie normale et bien musclée triomphe de presque tous les obstacles : une vessie qui serait suffisante pour un urèthre normal devient insuffisante pour un urèthre dont la perméabilité est diminuée (rétrécissement, spasme, congestion). Dans ces cas on observe fréquemment de la rétention incomplète ; on observe enfin, si la contractilité est très diminuée, de la rétention complète.

2° La *contractilité* du muscle vésical est fréquemment diminuée chez les urinaires et surtout chez les faux urinaires. Très rarement nous avons rencontré une légère augmentation de contractilité chez quelques rétrécis jeunes, et dans un seul cas chez un

(1) Voir les *conclusions partielles*, pages 78, 96, 121, 135 et 160. Nous rappelons également que nous avons placé, en tête de nos chapitres, un *sommaire* qui en résume le contenu.

névropathe excitable. Il ne faut point regarder comme jouissant d'une contractilité supérieure à la normale, une vessie qui réagit à la moindre excitation : la sensibilité vésicale, anormalement développée dans certains cas, en particulier dans la cystite, peut alors déterminer des contractions violentes (produisant des pressions élevées) mais brusques et de courte durée ; ces contractions ne sont pas utilisables pour la miction, on peut en effet les observer chez des malades qui font de la rétention complète chronique.

3° La *sensibilité à la tension* donne la mesure de la *capacité physiologique* de la vessie : cette sensibilité, déjà variable chez les sujets normaux, est très variable chez les urinaires et les faux urinaires. Sans parler de la cystite, qui peut réduire à quelques grammes la capacité du réservoir urinaire ; sans parler de la rétention incomplète, qui met la vessie dans des conditions particulières au point de vue de la capacité, on peut observer tous les intermédiaires entre la pollakiurie névropathique avec mictions de 40 grammes toutes les vingt minutes, — et la rareté des mictions présentée par les médullaires, plus marquée encore chez quelques névropathes, qui urinent deux fois par jour, sans en ressentir l'envie.

A l'état normal, la sensibilité à la tension augmente et diminue parallèlement à la contractilité : toutes deux, légèrement augmentées chez les rétrécis jeunes, sont fortement diminuées chez les médullaires. Chez tous les névropathes dont la contractilité était diminuée, nous avons trouvé la sensibilité à la tension plus ou moins exagérée : rarement elle était normale : plus la contractilité était affaiblie, plus la sensibilité à la tension s'exagérait ; nous avons insisté sur cette *dissociation* des deux propriétés maîtresses de la vessie dans nos conclusions partielles du chapitre IV, de la seconde partie (page 160).

4° La *pression* à laquelle s'éveille la sensibilité à la tension sous forme de besoin d'uriner est ce que nous avons appelé la *pression-type :* dans une vessie normale, la pression-type est

égale à + 15 (entre + 10 et + 20). La quantité de liquide susceptible d'amener cette pression-type varie normalement avec la
rapidité de l'arrivée (physiologique ou expérimentale) du liquide
dans la vessie. Cette quantité varie très largement aussi chez
les urinaires ; mais la pression-type oscille également chez eux,
et tandis qu'elle est sensiblement normale chez les rétrécis, elle
paraît augmentée chez les prostatiques aux trois périodes, et
diminuée chez les faux urinaires.

5° La *pression abdominale*, qui, dans le phénomène de l'*effort*,
vient s'ajouter à la pression vésicale, est utile et utilisée, mais
superflue et non indispensable à l'état normal, même au début
de la miction. Elle peut devenir un aide utile et même nécessaire
dans les cas où la miction est difficile : mais tandis que tous les
malades, instinctivement, font des efforts pour uriner, tous ne
mettent pas à profit l'augmentation de pression créée par cet
effort : seuls les malades ayant une contractilité vésicale normale
ou au moins suffisante peuvent utiliser ce renfort de pression ;
chez les autres, l'effort abdominal se perd et s'éparpille sur un
globe vésical non tendu, et n'aboutit à rien. En d'autres termes,
quand la miction est difficile, si cette difficulté tient seulement
à un défaut de perméabilité de l'urèthre, l'effort est utile — si
cette difficulté tient à un défaut de contractilité vésicale, l'effort
n'est que peu ou point utilisé. Dans tous les cas, le renfort ap-
porté par la pression abdominale n'est jamais très élevé ; ainsi
que nous l'ont démontré nos expériences, il fait à peine monter
le manomètre de 50 centimètres, alors que le muscle vésical peut
monter à 2 mètres.

*Nos expériences manométriques nous semblent donc confirmer
pleinement les opinions émises et enseignées par M. le professeur
Guyon, opinions basées sur l'observation clinique seule, et pour
lesquelles notre Maître désirait le contrôle de l'expérimentation.*

Nous devons ajouter, car en conscience le fait est pour nous
d'une importance très grande, que nos *examens manométriques*
étaient absolument *inoffensifs* pour les malades (1) ; pratiqués

(1) Quelques névropathes pollakiuriques ont même été soulagés par le fait de
cette distension toute mécanique.

avec une antisepsie rigoureuse et toujours avec prudence, ils n'ont causé, sur cent cinq expériences, qu'un seul incident : un névropathe pollakiurique (obs. 48) a fait de la rétention pendant deux ou trois jours à la suite d'un de nos examens ; cette rétention a d'ailleurs parfaitement guéri.

INDEX BIBLIOGRAPHIQUE

Albarran : Les rétrécissements larges de l'urèthre (Leçon clinique) in Annales génito-urinaires, 1893, p. 721.

Albarran et Guyon : Voy. Guyon et Albarran.

Arnozan (X.) : Rétention d'urine chez un enfant de 6 mois. Journal médical de Bordeaux, 1885, p. 287.

Barkow : Anat. Untersuch über die Harnblase des Menschen. Breslau, 1858.

Beaunis : Nouveaux éléments de physiologie humaine. Paris, 1888, t. II, 344.

J. Béclard : Traité élémentaire de physiologie, 7° éd. Paris, 1884.

Bernard (Cl.) : Pathologie expérimentale, Paris, 1872. Introduction à la médecine expérimentale. Paris, 1865.

Bohdanowicz (A.) : Contribution à l'étude de la pathologie du muscle vésical. Thèse de Paris, 1892.

Born : Contribution à la critique de l'état actuel de la question des fonctions de la vessie. Deutsche Zeitschrift für Chirurgie, 1886. T. XXV, p. 118-192.

Bouley : Taille hypogastrique. Th. Paris, 1883.

Budge : Physiologie du sphincter vésical. Archiv. für die gesämmte. Physiologie, 1872. Résumé *in* Revue des sc. med., 1873 (t. I, p. 42).

Camescasse (Jean) : De la rétention médicale des urines, en dehors des affections du système nerveux. Th. Paris, 1887.

Chevalier (Edg.) : Prostatisme vésical chez la femme. Annales G. U. 1891, p. 49.

Courtade (Denis) et Guyon (J.-F.) : Sur le reflux du contenu vésical dans les uretères. — Annales G. U. août 1894.

Cruveilhier : Anatomie descriptive.

Debierre : Anatomie humaine.

Déjerine : Poliomyélite aiguë infantile ancienne accompagnée d'une myopathie à type scapulo-huméral. Médecine moderne, 23 sept. 1893.

De la Calle : Des rétrécissements larges de l'urèthre. Th. Paris, 1893.

Delbet (Pierre) : Quelques recherches anatomiques et expérimentales sur la vessie et sur l'urèthre. Ann. G. U. Mars 1892.

Desnos : Article *Prostate* in Dict. encyclopédique.

— Thèse, Paris, 1881. — De la lithotritie.

Dubois : Sur la pression vésicale. Deutsch. Archiv. für klinische Medizin, 1876. 17 volumes, p. 148.

Ducamp (Th.). : Traité des rétentions d'urine. Paris, 1823 (p. 67).

Duchastelet : Capacité et tension de la vessie. Th. Paris, 18°6.

Duval (Mathias) : Cours de Physiologie (Paris, 1893).

Duponchel : Vessie à capacité exceptionnelle chez un sujet polyurique et polydipsique. Soc. méd. hôpitaux, 1890 (28 nov., p. 911).

Englisch : Atrophie de la prostate. Centralb. f. Chirurgie, 1890, n° 48, p. 931 (Résumé *in* Ann. G. U. 1891).

Étienne : Les paraplégies urinaires. Revue générale de clinique et de thérapeutique, 1887, p. 696 (déc.).

Falck : Contribution à la physiologie de la vessie. Archiv. für die gesämmte. Physiologie, t. XIX, p. 431.

Féré : Troubles urinaires dans les maladies du système nerveux. Archiv. neurologie, n° 20, 1884.

Fournier : Ataxie locomotrice syphilitique, 1882 et période préataxique du tabes.

Franck (Fr.) : Art. *Sympathique (g⁴)* du Dict. encyclopédique.

Geffrier : Troubles de la miction dans les maladies du système nerveux. Th. Paris, 1884.

Gem : Rétention d'urine précédant des attaques apoplectiques. Lancet, 1887 (19 nov.).

Genouville : Du rétrécissement blennorrhagique de l'urèthre chez la femme.
— Étude comparative des organes de la miction dans les deux sexes. Ann. G. U. 1892 (nov. et déc.).
— Du rôle de la contractilité vésicale dans la miction normale. Archives de physiologie, avril 1894.

Gervais de Rouville (Gaz. Hôp. 1893) : De l'intervention chirurgicale dans l'hypertrophie prostatique.

Giannuzzi et Nawrocki : Influence des nerfs sur les sphincters de la vessie et de l'anus. Comptes rendus Acad. des sciences, 1863, p. 1101.

Guépin : Innervation vésicale. Journ. Anat. 1893, p. 322.

Guiard : La pollakiurie psychopathique et son traitement. Annales G. U. 1890.

Guyon : Leçons cliniques sur les maladies des voies urinaires, 1881, 1885, 1894.
— Les faux urinaires. Semaine médicale, 1884.
— De la sensibilité de la vessie au contact et à la distension dans l'état physiologique et pathologique. — Annales G. U. 1884 et Gaz hebd. 1884 (n° 52) et 1885 (n°s 1 et 2).
— Les prostatiques. Annales G. U. 1885.
— Sensibilité de la vessie à l'état normal et pathologique. Ann. G. U. 1887, p. 193.
— Physiologie de la vessie. Gaz hebd. 1887.
— Traité des maladies de la vessie et de la prostate. Paris, 1888.
— Physiologie pathologique de la rétention d'urine. Annales G. U. 1889 et C.R. Acad. sc., 1890.
— Rétentions d'urine de cause nerveuse et neurasthénie vésicale. *Clinique* publiée *in* Annales G. U. 1891, p. 129.
— Conditions de santé de la vessie et traitement des prostatiques. Annal. G. U. 1893 (mars).
— Les neurasthéniques urinaires (clinique). Annales génito-urinaires, sept. 1893.
— L'esprit clinique (leçon clinique). Annales G. U. 1894 (nov.).

Guyon et Albarran : Anat. et physiol. pathologiques de la rétention d'urine. Archiv. méd. expér. 1890 (mars).

Guyon (J.-F.) et Courtade (Denis) : Voy. Denis Courtade et J. F. Guyon.

HEDDAEUS et JESOS CHICO : Expression manuelle de la vessie. Berlin, Klin. Woch. 1888, n° 43, et 1893, n°ˢ 34 et 35.

HELFERICH KUMMET : Traitement chirurgical de la rétention d'urine chez les prostatiques. Ann. G. U. 1889.

HERMANN (G.-E). — Rétrécissement de l'urèthre chez la femme. — Transactions of the obstetrical Society of London. — 1887, vol. XXIX, p. 27.

HEYDENREICH : Prostatotomie et prostatectomie. Semaine médicale, 1892, p. 409.

HOFFMANN : Capacité vésicale. Corresp. blatt. f. Schweiz. Aerzte 1878 (15 janvier n° 2, p. 48).

JAMIN : Article *Vessie* du Dict. de médecine et de chirurgie pratiques.

J. JANET : Les troubles psychopathiques de la miction. Th.Paris, 1890.

JEAN : De la rétention incomplète d'urine au point de vue anatomique et clinique dans les cas de lésions prostatiques et de rétrécissement de l'urèthre. Th. Paris,1879.

KUMMET : Voy. Helferich.

KUSS et DUVAL : Cours de physiologie (1ʳᵉ édit. 1872, p. 502).

LANDOIS : Traité de physiologie humaine (traduction de Moquin-Tandon, 1892, fascic. II et III, p. 509, 513).

LAUNOIS : L'appareil urinaire des vieillards. Th. Paris, 1885.

LE DENTU et VOILLEMIER : Maladies de la prostate et de la vessie. T. II, p. 308 et 770.

LE GROS-CLARK : Some remarks on the anatomy and physiology of the urinary bladder, and of the sphincter of the rectum. Journ. of Anat. and Phys., 1883, p. 442.

LEROY D'ÉTIOLLES : De la paraplégie produite par les désordres des organes génito-urinaires. Th. Paris, 1850.

MOLLIÈRE (Daniel) : Dysurie sénile. Lyon médical, 1890 (16 mars).

MOSSO et PELLACANI : Archiv. italiennes de biologie, 1882. T. I, p. 123

NAWROCKI. Voy. Giannuzzi.

NAWROCKI et SKALITSCHEWSKY : Contraction réflexe de la vessie. Pflüger's Archiv. T. XLIX et Centralbl. f. med. Wissensch., 1891.

OTIS : Distension temporaire de la vessie amenant une rétention d'urine chronique. Boston medical Journal, 1887, 4 juin, p. 558.

PAJET (Sir James) : Clinical lectures and Essays.

PAULI : Dysurie et strangurie de la vieillesse. Deutsche med. Woch. 1887, n° 24, p. 523.

PELLACANI : De l'action physiologique de quelques substances sur les muscles de la vessie de l'homme et des animaux. Archiv. ital. biologie, 1882 (t. II. p. 302).

POSNER (Société de médecine interne de Berlin) : Paralysie vésicale dans la myélite aiguë. Mai 1891.

RAYER : Maladies des reins. T. III, p. 168.

RELIQUET : Leçons sur les maladies des voies urinaires, 1868-1878.

SAPPEY : Anatomie descriptive.

SCHATZ : Archiv. f. Gynaek, 1872.

SCHWARTZ (de Stuttgart) (Zeitschrift für Geburtsh. und Gynaëk., 1886) : Ischurie après l'accouchement et les opérations abdominales, et remarques sur le mécanisme de la miction.

SÉGALAS : Traité des rétentions d'urine. Paris, 1828.

Soupault (M.) : Les dyspepsies nerveuses. Th. Paris, 1893.

Testut : Traité d'anatomie humaine, Paris, 1889.

Tuffier : Du rôle de la congestion dans les maladies des voies urinaires. Th. Paris, 1885.

— Maladies de la vessie. Traité de chirurgie (Duplay et Reclus). T. VII.

Tourneux et Hermann : Article *Vessie* (Anatomie) du Dict. encyclopédique.

Van de Varker : Rétrécissement de l'urèthre chez la femme. Journal of the American medical Association, 1890, p. 490.

Viault et Jolyet : Traité élément. de physiologie humaine. Paris, 1889, p. 248.

Vignard : Prostatotomie et prostatectomie. Th. Paris, 1890.

— Des opérations palliatives chez les prostatiques. Annales G. U. 1890.

Vigneron : Les rétrécissements larges de l'urèthre. Annales G. U. 1891.

Vincent (M.-H.) : Cinq observations de rétention d'urine à la suite de lésions traumatiques ou chirurgicales. Journal médical de Bordeaux, 1886, p. 89.

Zambianchi : Contribution à l'étude de l'hypertrophie de la prostate. Th. Paris, 1875.

Von Zeissl : Recherches expérimentales sur l'innervation de la vessie (traduit *in extenso* in Annales G. U. 1892).

Wertheimer : Article *Vessie* (physiologie) du Dict. encyclopédique.

TABLE ANALYTIQUE DES MATIÈRES

DEUXIÈME PARTIE

LA CONTRACTILITÉ VÉSICALE CHEZ LES URINAIRES ET LES FAUX URINAIRES

1º La contractilité chez les urinaires.

2º La contractilité vésicale chez les faux urinaires.

8975-94. — CORBEIL. Imprimerie CRÉTÉ.

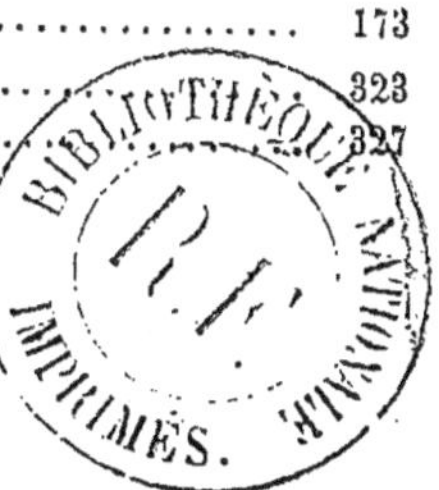